计算机系列教材

袁贞明 汪旦华 陈康 孙晓燕 俞凯 周炯 王培科 编著

医学信息技术
基础教程

U0286845

清华大学出版社
北 京

内 容 简 介

本书是专门为没有先行课程要求的医学以及与医学相关专业本科生开设医学信息技术课程而编写的教材,全书共 10 章,前 3 章介绍医学信息、医学信息系统和医学决策支持系统的相关基础知识;后 7 章通过 Access 构建一个药品进、销、存管理系统实例,讲解数据库和表、查询、窗体和报表、宏等数据库对象的创建及应用方法,介绍 VBA 程序设计和模块的基本知识和应用技术。为了帮助读者更好地理解和掌握教材的内容,本书在相应章节中含有实验项目和指导,每章后面附有习题,书末提供参考文献。

本书结构合理、通俗易懂,可作为普通高等院校医学以及与医学相关专业医学信息技术课程的教学用书,也适合从事医学信息系统建设的科技人员参考。

图书在版编目(CIP)数据

医学信息技术基础教程/袁贞明等编著. —3 版. —北京:清华大学出版社,2022.7
计算机系列教材
ISBN 978-7-302-60668-0

Ⅰ.①医… Ⅱ.①袁… Ⅲ.①计算机应用－医学－高等学校－教材 Ⅳ.①R319

中国版本图书馆 CIP 数据核字(2022)第 068419 号

责任编辑:白立军
封面设计:常雪影
责任校对:焦丽丽
责任印制:朱雨萌

出版发行:清华大学出版社
   网 址:http://www.tup.com.cn,http://www.wqbook.com
   地 址:北京清华大学学研大厦 A 座   邮 编:100084
   社 总 机:010-83470000   邮 购:010-62786544
   投稿与读者服务:010-62776969,c-service@tup.tsinghua.edu.cn
   质量反馈:010-62772015,zhiliang@tup.tsinghua.edu.cn
   课件下载:http://www.tup.com.cn,010-83470236
印 装 者:三河市龙大印装有限公司
经 销:全国新华书店
开 本:185mm×260mm 印 张:26 字 数:600 千字
版 次:2011 年 2 月第 1 版 2022 年 7 月第 3 版 印 次:2022 年 7 月第 1 次印刷
定 价:79.00 元

产品编号:094442-01

前　言

本书第 1 版出版于 2011 年,第 2 版出版于 2015 年。本书出版的初衷是:"我国医疗卫生信息化的快速发展,对医学以及与医学相关专业学生的计算机应用能力提出了更高的要求。作为综合性院校中的医学以及与医学相关专业的学生,在公共计算机基础教学平台之上如何进一步学习面向专业的计算机课程、提升与专业紧密结合的计算机信息处理能力和素养,是面向医学专业的计算机基础课程教学改革的重要课题,本书的编写就是为了满足这方面的教学需求。"应该说,这个初衷十年来没有变化,与专业结合的计算机基础课程教学改革的相关课题仍然是需要与时俱进、不断深入的重要课题。

本书作为公共计算机基础教学平台上的平台课程,不需要先行课程基础。通过将医学信息相关知识与数据库技术相结合,适合医学以及与医学相关专业的学生作为面向专业的医学信息技术基础课程的教材。

全书共 10 章,由前 3 章组成的第一部分作为理论基础,主要介绍医学信息、医学信息系统和医学决策支持系统的相关知识;由后 7 章组成的第二部分作为实现技术,通过 Access 构建一个药品进、销、存管理系统实例,讲解创建表、查询、窗体、报表、宏等数据库对象的方法和应用技术,介绍 VBA 程序设计和模块的基本知识和应用方法,使读者通过建立构成信息系统核心的数据库应用系统,了解建立一个信息系统的基本知识、基本流程和实现方法。

本书在第 1 版和第 2 版的基础上,为适应医学信息技术的快速发展,对前 3 章进行了全面改写,力图反映医学信息的相关进展;对后 7 章,按 MS Access 2019 要求进行了全面修订,较之前两版更加完善,仍然保留了本书的主要特色。

(1) 以医学信息的获取为核心,通过医学信息系统和决策支持的介绍,理解医学信息的产生、处理和决策,向读者提供一个医学计算机应用的新视角。

(2) 以构建一个药品进、销、存管理系统为主线,由浅入深地介绍数据库系统从总体设计、各个组成部分的构建到整个系统实现的全过程。

(3) 为了便于教学,本书提供教学 PPT,在含有实践训练任务的各章中都附有配套的实验项目和指导内容。

本书由袁贞明、汪旦华、陈康、孙晓燕、俞凯、周炯和王培科编写,其中孙晓燕承担第1、3 章,俞凯承担第 2 章,袁贞明承担第 4 章,汪旦华、王培科承担第 5～7 章,周炯承担第8 章,陈康承担第 9、10 章的编撰工作,全书由王培科、汪旦华统稿,袁贞明审订。

参加本书前两版的编撰人员除王培科、陈康外,还有祝建中、吴平、曾红月、黄艳娟、潘红、蒋秀芳等,在此特向他们表示感谢。

由于受书稿撰写时间和作者水平所限,书中难免存在疏漏和错误,恳请读者批评指正。

编　者
2022 年 1 月

目　　录

第1章 医学信息概述

随着信息社会的来临,信息作为与物质和能量一样重要的资源,在社会生产和日常生活中起着愈来愈重要的作用。以开发和利用信息资源为目的的信息技术广泛应用于社会生活的各个领域,成为信息化社会的主要推动力。信息技术在医学研究和医疗卫生服务领域的应用,从交叉学科——医学信息学——的产生和发展到先进的数字诊疗技术的应用,乃至数字化医院的建设,推动着医学研究和医疗卫生信息化的进程。对医学信息的研究是医学研究和医疗卫生信息化的基础工作。本章在介绍信息及其相关概念的基础上,重点介绍与医学信息相关的基础知识。

1.1 信息和医学信息

信息与人类的生产、生活息息相关。从古代人类以结绳记事存储信息、以烽火狼烟传递信息,到今天广泛使用的因特网,人类对信息的认识和利用源远流长。对信息的认识和理解,是开发利用信息资源的前提。

1.1.1 信息的概念

在信息社会中,信息是如此普遍和多样,由日常生活到科学研究,信息无处不在。人类从来没有像今天这样面对信息的海洋,如此重视和研究信息。信息的本质不断被揭示,并应用于社会科学、自然科学直至社会服务等各个领域。

1. 信息的概念

信息的广泛应用,导致人们对信息的认识和定义存在差别。例如,控制论的创始人美国数学家维纳(N. Wiener)认为:信息是人们在适应外部世界、感知外部世界的过程中与外部世界进行交换的内容;信息论创始人美国数学家香农(C. E. Shannon)认为:信息是能够用来消除不确定性的东西,信息的功能是消除不确定性。不同学者从不同学科角度去认识信息、解释信息,对信息给出了不同的定义。

目前,比较一致的看法是:信息作为与物质、能量并列的人类历史上最重要的3个基本概念之一,是普遍的、客观的存在。从这种观点出发可以得出信息的一般概念,即本体论层次的信息概念:信息是物质运动的状态和存在方式的表现形式,是物质的一种普遍属性。另一方面,人是认识的主体,信息只有被人感知和认识,才能作为资源被开发利用,从这种观点出发产生了认识论层次的信息概念:信息是认识主体所感知或认识的事物运动的状态和存在方式的表现形式;是人脑关于事物的运动状态和存在方式的描述和反映。需要指出的是,这里所说的"事物"泛指一切物质客体和精神现象,"运动"则泛指一切意义的变化。

由于设定了认识主体这一约束条件，认识论层次的信息概念比本体论层次的信息概念更为具体和全面。在现实世界中，人们只有感知事物存在的方式和运动状态的形式，理解其内容，认识其作用，才能更好地把握该事物的信息。而人对事物的认识是一个发展变化的过程。因此，在不同时期、不同阶段，对信息的认识和理解，取决于人的认识能力和水平。

2. 信息的分类

信息存在的普遍性和多样性，使得人们可以根据研究需要从不同角度、不同层次对信息进行类型划分，由此产生了不同类型信息所具有的特征。比较重要的两种信息划分方法如下。

（1）按主体认识层次，信息可划分为语法信息、语义信息和语用信息。语法信息指关于"事物运动表现形式"本身的结构，不涉及这些形式的含义和效用，是最基本、最客观的层次。它是迄今为止在理论上研究最多的层次。语义信息指"事物运动表现形式"的含义。它与主体的知识结构及其理解能力密切相关。语用信息指"事物运动表现形式"的效用。它与主体要解决的问题及其运用能力密切相关。例如，对于"某高烧病人服药一小时后，经体温计测量，目前体温是 36.9℃。"这样一条信息：从语法信息层次理解，只要保证承载该信息的语句符合语法规范即可解读；而从语义信息层次理解，则包含"病人目前体温正常"这一信息；从语用信息层次理解，则要求医生结合专业知识和经验进行解读。

（2）按所描述事物的方式，信息可划分为定性信息和定量信息。定性信息是指用非计量形式来描述各种事物变化特征的信息，主要用于揭示事物的本质和特征；定量信息是指用计量形式来描述各种事物变化和特征的信息，主要用于揭示事物量的特性。例如，对于像"目前该病人的体温是很高"和"目前该病人的体温是 39℃"两条信息：前者属于定性信息；后者属于定量信息。

3. 信息的主要特征

与信息的分类类似，信息的特征呈现出多样性和多面性，其主要特征也可以从不同角度进行分析。

（1）从基本属性角度分析，信息具有普遍性、客观性、主观性和价值性。

世界是物质的，物质是运动的，物质及其运动的普遍性决定了信息的普遍性。信息的普遍性特征表明信息无处不在、无时不有。由于事物及其状态、特征和变化是不以人们的意志为转移的客观存在，所以反映这种客观存在的信息，同样具有客观性。信息的客观性特征要求信息必须真实、准确地反映客观实际。信息既是人们认识的来源，又是认识的结果，必然受到人类认识能力的限制。信息的主观性特征表明信息可以从不同角度、不同方面进行分析探讨；在现实中人们根据使用目的来确定信息的范围、信息的评价、信息的处理等问题。信息又与其他物质商品一样，是商品，具有商品的特性，其价值性是价值和使用价值的统一。信息的使用价值是指信息对人们的有用性，即特定的信息能够满足人类特定需要的属性；信息的价值是信息商品的社会属性，体现出信息生产者和信息需求者之间的联系。信息的价值性有助于对信息进行正确的选择、理解和使用。

（2）从系统角度分析，信息具有完整性、层次性、不完全性。

信息的完整性又称为系统性。作为客观事物的属性，信息是多方面的、相互补充的。信息只有在作为表达客观系统的完整描述中的一个环节时才有意义。根据对信息所施加的约束条件不同，信息可以被划分为多个层次。信息的层次是系统层次性的反映。不同层次的系统，产生不同层次的信息。实践中，只有合理确定信息的层次，才能正确确定信息需求的范围和信息处理的方法，建立既相互区别，又相互联系，具有不同结构与功能的信息系统来实现相应的功能。信息的不完全性是指由于客观事物的复杂性和动态性决定了信息的无限性和不确定性。在信息处理过程中，信息的完整性是相对的，信息的不完全性是绝对的；要能在信息不完全的情况下，以各种可能的方法，尽量降低其不确定性，以提供比较合理的信息服务与支持。

（3）从信息存在与运动状态分析，信息具有依存性、可传递性、可存储性和可共享性。

信息是无形的，信息的传递交流和信息价值的实现要求信息必须依附于一定的物质载体。人类通过语言、文字、符号、图像等物质载体存储和传播信息。同一信息内容可以采用多种相同或不同的物质载体及其推动形式来完成。信息的依存性表明信息必须依附于一定的载体而存在。信息的传递是指信息从时间、空间上的某一点向其他点移动的过程。信息的传递是通过信道并借助于一定的物质载体来实现的。信息、信源、信道和信宿是信息传递的 4 个基本要素。信息、信源、信道、信宿共同构成信息链。信息的可传递性表明信息可以通过多种渠道、采用多种方式进行传递。信息的客观性和可传递性决定了信息具有可存储性，信息的依存性使信息可以通过各种载体存储。信息的可存储性使信息可以积累，信息经过记忆、记录等存储起来，以便今后使用，因而信息可以被继承。信息的共享性主要表现在信息传递和使用过程中，允许多次和多方共享使用；信息的提供者并不会因信息的提供而失去对信息的拥有和信息量。信息交流更多的是体现多主体对同一信息内容的分享。信息不会因为共享而消失，这也是信息与物质和能量资源的本质区别。

此外，从信息加工和处理的角度分析，信息具有可度量性、可转换性、可继承性、可增值性等。

1.1.2 信息与数据、知识、文献的关系

数据、信息、知识等概念相互关联，常常被不加区分地使用，但事实上具有不同的含义。数据是通过观测得到的数字性的变量或事实。通常将未经加工处理的数据称为"原始数据"。但数据处理通常是分阶段、分层次进行的，来自一个阶段的"处理过的数据"可能被认为是下一阶段的"原始数据"。当数据在以某种方式进行分析后，才成为适合做出决策的"信息"。数据流中，包含的信息量可用其香农熵来表征。而知识则是基于处理某一主题信息的丰富经验的理解。通常认为数据是最不抽象的概念，其次是信息，而知识是最抽象的。信息的概念前面已进行了介绍，下面对其他 3 个概念及相互之间的关系进行介绍。

1. 数据

数据是用于表达现实世界中某种实体（具体对象、事件、状态或活动）特征的、有意义的，可以记录、通信以及能被识别的符号集合。符号则是出于某种目的而开发的一种体现概念的外在形式，是客体的替代物。符号是构成数据的基本单元，是语法信息表达的基础。

数据定义中包含两方面内容。一方面是数据表示方式，即数据的符号集问题。表示数据的符号多种多样，可以是数字、数字序列、字母、文字或其他符号，也可以是声音、图像、图形等形式。另一方面是数据的表达方式，即数据的记录和表达问题。数据需要用具体的载体来记录和表达。载体又称媒体，用来记录和表达数据的媒体是多种多样的，例如现代信息技术中所使用的磁带、磁盘、光盘和半导体存储器等存储媒体。数据只有通过一定的媒体表达后，才能对其进行存取、加工、传递和处理。数据的表示方式和表达方式不同，处理方式也不同。

数据是信息的载体，信息必须通过数据来表达。信息是对数据的解释，是一种被加工的特定形式的数据，是从数据中提取的有意义的或有用的事实。例如，测量病人张某的体温，获得"37℃"这样一个数据，由于人体正常体温不高于 37℃，经比较，可获得"病人张某目前体温正常"这一信息，成为提供医生诊断的依据之一。数据与信息的关系如图 1.1 所示。

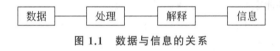

图 1.1　数据与信息的关系

从系统的观点看，信息是有层次性的，在信息处理过程中，较低层次的信息往往会成为较高层次的数据。从这个意义上说，信息由低向高传递的过程也是数据转化为信息的不断综合提炼的过程。数据和信息的传递关系如图 1.2 所示。

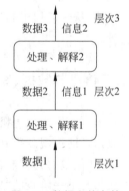

图 1.2　数据和信息的传递关系

2. 知识

知识是人类长期实践经验的结晶，是人类通过信息对自然界、人类社会以及思维方式与运动规律的认识，是人的大脑通过思维重新组合的系统化的信息集合。

知识包含两方面的内容：一方面是人们认识世界的结果；另一方面是人们改造世界的方法。认识世界的结果必然是主体所感知的事物运动的状态和存在方式，改造世界的方法必然是主体再生以及表述出来的事物运动的状态和存在方式，由此可知，知识是认识论层次的信息，是经过加工的信息。

信息不一定是知识，但包含了知识。知识是信息被认识的部分，可分为主观知识和客观知识。信息经过人脑接收、选择、处理而形成并存在于人脑中的知识称为主观知识，主观知识借助语言符号,通过各种物质载体记录下来,就变成可以进行存储、传递和共享的客观知识。

世界经济合作与发展组织(Organization for Economic Cooperation and Development,OECD)在 1996 年发表的题为《以知识为基础的经济》的报告中,对知识经济中的知识进行了分类。

(1) 事实知识(Know-what)。关于事物或者事实方面的知识。例如人体器官的构成、慢性胃炎的临床表现、生物遗传信息的类型、基因芯片和蛋白质芯片的构造等。

(2) 原理知识(Know-why)。关于科学原理、自然规律和生命现象的知识。例如物理、化学原理的认识,人类遗传信息的表达、药物对疾病的作用机制、人类疾病诊断和治疗的内在规律等对生命现象的解释。

(3) 技能知识(Know-how)。关于做事的技巧和能力的知识,包括技术、技巧和诀窍等。例如工厂工艺流程的设计、医生对某些疑难病症的诊断或治疗的独特方法和技能、新药研制与生产的方法与流程等。

(4) 人力知识(Know-who)。关于对人的了解和把握方面的知识,包括人力资源管理、对社会关系的认识和运用等。例如如何发现、培养和使用人才,如何建立企业间竞争与合作的关系,如何充分利用智囊组织和个人为管理决策服务等,也就是关于管理的知识和能力。

如图 1.3 显示了临床医生对患者诊断过程中产生的数据,并对这些数据进行解释或推理,得到有利于诊断的信息过程。信息在数据解释和诊断中扮演着关键的角色。图中标有"信息"的箭头表示反馈给临床医生的第一个循环。通过仔细研究大量类似的医学方面解释的过程,或者通过收集来自大量患者的数据解释,最后归纳、推理得到新的知识。然后,这些知识又被增添到医学知识体系中,又可以作为解释其他数据的信息。

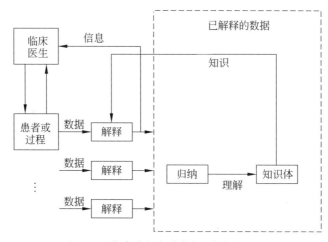

图 1.3 临床诊断中的数据、信息和知识

3. 文献

国际标准化组织《文献情报术语国际标准》(ISO/DIS 5217)对文献的描述是:"在存

储、检索、利用或传递记录信息的过程中，可作为一个单元处理的，在载体内、载体上或依附载体而存储有信息或数据的载体。"可以理解为，文献是将知识、信息用文字、符号、图像、音频等方式记录在一定的物质载体上的结合体。文献是客观知识的载体。

文献由3个基本要素组成，即信息或知识、载体和记录。知识决定文献的内容，载体决定文献的形态，记录则是构成文献的手段。文献所具有的主要功能——信息与知识的存储、传递和交流，为人类文化和科学知识的积累和传承提供了物质基础。

值得注意的是，按照信息内容的加工程度可以划分出不同的文献级次，也称为信息级次，在实际应用中有着不同的功能。

（1）零次文献，指未经公开交流的最原始的文献，如私人笔记、论文手稿、书信、新闻稿、工程图纸、实验记录、会议记录、技术档案等。这是一种零星的、分散的、完全未经加工的信息资源。它具有内容新颖、来源真实但不成熟、获得较困难等特点。近年来，零次文献逐步受到了人们的重视和认识。

（2）一次文献，是以作者本人的研究成果为依据创作而成，并在社会上公开交流或发表的文献。其加工程度很浅，亦称原始文献，如期刊论文、研究报告、预印本、会议论文、专利说明书、学位论文、技术标准等。一次文献是文献检索和利用的主要对象，一切以文献形态存储、传递的信息都取自于一次文献。因此，它也是获取可靠数据的依据。其特点是内容新颖丰富，论述详细、系统，有较高参考价值。但数量庞大、分散，不易直接查找利用。

（3）二次文献，是对大量分散无序的一次文献进行收集、加工、整理而产生的报道性、提供查找线索的文献，如目录、题录、文摘、索引等。它以不同的深度揭示一次文献，是查找一次文献的工具。二次文献具有浓缩性、汇集性、有序性等特点。

（4）三次文献，是利用二次文献并在其基础上对大量一次文献进行综合、归纳和分析而形成的述评性或综述性文献，也叫参考工具书，如手册、百科全书、年鉴、辞典、综述、专题述评等。三次文献源于一次、二次文献，又高于一次、二次文献，是一种再生性文献。

4. 信息与数据、知识、文献的关系

数据是信息的载体；知识是人的大脑通过思维重新组合的系统化的信息，是信息的一部分；文献是记录知识的载体。关于信息与数据、知识、文献之间的关系如图1.4所示。

1.1.3　医学信息

医学信息（Medical Information）是指以医学、医疗卫生和公众健康或药学、药物为信息内容和应用领域的各种信息。医学信息是信息的一部分，是面向医学领域的专门化的、有针对性的一类信息。

1. 医学信息的分类

医学信息涉及医学科学和医疗服务的所有领域，内容广泛而复杂。与信息类型的划分类似，可以根据不同的划分原则，从不同的角度对医学信息分类。例如，根据存在方式可将医学信息划分为人体内信息和人体外信息，根据信息来源可将医学信息划分为系统

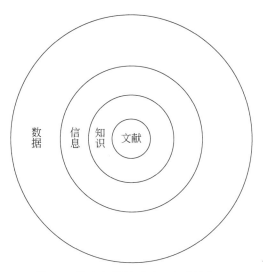

图 1.4　信息与数据、知识、文献的关系

内部信息和系统外部信息,根据应用领域则可将医学信息划分如下。

(1)医学研究信息,是与医学和药学研究有关的信息。主要包括与医学和药学各学科科研现状和研究进展有关的信息以及与临床药学研究有关的信息。医学研究信息是医学信息服务与管理的核心。

(2)临床医疗信息,是与疾病诊治有关的信息。主要包括诊断信息、治疗信息、医学影像检查信息、护理信息、营养信息、病案信息、药物监测信息、重症监护信息、临床用药信息、药品质量信息等。临床医疗信息内容庞杂,数量巨大,是医学信息的重要来源。

(3)医学市场信息,是指与医学产品的开发、生产、经营、销售、反馈等环节有关的信息。主要包括医学产品生产、销售与经营信息以及药物专利信息等。

(4)医学管理信息,是指与卫生事业管理有关的一类信息。主要包括医院管理与决策信息、药事管理信息、医学教育信息以及科研管理信息等。

(5)公共卫生信息,是指与疾病预防、防疫,公共卫生服务有关的信息。主要包括疾病预防报告与监测、调查、干预、评价信息,卫生检测和监测信息,涉及公共卫生的政策、资源、合作信息等。

2. 医学信息的特征

由于医学信息来自以人为本的医学科学和医疗卫生服务领域,除了具备信息的普遍特征外,还呈现出其自身的特征,主要表现在如下方面。

(1)医学信息数量庞大,复杂性高。医学信息在信息来源、信息内容、信息载体和信息利用等方面表现多种多样,数据量呈现出海量的特征,涉及的数据表达在类型、属性、方式上错综复杂。

(2)医学信息应用广泛,与人密切相关。医学信息无论对个人、对社会都具有很大的作用和意义。如流行病、公共卫生等信息的采集、处理、监控和发布涉及千家万户,对提高卫生和医疗工作的水平也具有指导意义。

（3）医学信息具有私密性和公开性。医学信息涉及个人、家庭、民族、地方甚至国家的相关信息。个人的诊疗信息作为个人隐私，受法律的保护。而解决医疗纠纷、疫情防控、流行病学调查、司法鉴定等很多方面则要求真实可靠的医学信息来佐证。因此，对医学信息的安全保密工作显得尤其重要。另一方面，医学信息又属于社会信息，在学术研究、临床实践、医学教育、公共卫生、大众健康、政府政务等方面有针对性地满足社会的合理需求说明医学信息具有公开性的特征。

（4）医学信息的连续性和时效性显著。就个人医学信息来说，它是伴随每个人终身的健康档案，几十年甚至上百年连续而完整的医学记录尤其显示出生命信息的珍贵。同时，在抢救生命的危急关头，准确实时地传递医学信息，又突显了医学信息时效的重要性。

（5）标准化程度低。虽然国家对卫生信息化建设和标准化工作非常重视，并由卫生部组织制定了两部卫生信息化标准，但是长期在非标准化下的建设，如信息分类、编码不统一等，严重制约着医学信息的共享交流。

（6）医学信息的处理难度大。医学信息系统处理的信息对象种类繁多、流程复杂。仅以医院信息系统（HIS）中的信息流来说，就包括了临床诊疗信息流、财会信息流、药品和卫生材料信息流、综合管理与分析统计信息流、办公管理信息流等许多种。因此，医院信息系统是世界上公认的最复杂、最难开发、最难管理、最难维护的信息系统。

1.1.4　医学信息学

医学信息学（Medical Informatics）形成于 20 世纪 50 年代，是计算机在医学领域应用的产物，曾被称为生物医学计算、计算生物学和生物信息学等。随着信息技术的发展，医学信息化的不断推进，医学信息学成为融合信息科学、信息技术和医学科学的交叉学科，是进行医学信息研究的重要学科，在医学研究和医疗服务领域得到了广泛应用。

1. 医学信息学的概念

医学信息学既是一个发展中的新兴学科，又是一个交叉学科。多年来，国内外的学者从不同的角度或基于不同的认识对医学信息学的本质进行了概括，于是形成了众多的定义和解释。

20 世纪 70 年代，美国学者 David B. Shire 指出："医学信息学是研究信息的本质、规律及其在疾病的诊断、治疗、康复和预防的科学技术中作用的学科。"Allan H. Levy 认为：医学信息学的研究范围包括"处理与医疗卫生服务过程中的信息及其获取、分析和传播有关的问题"。而 Morris F. Collen 认为："医学信息学是计算机技术在医疗保健、医学教育和医学科研各医学领域中的应用。"20 世纪 80 年代，Morris F. Collen 进一步提出"医学信息学是包括科研、教育、实践在内的医学卫生所有领域中的计算机和信息科学、工程学和技术"。而德国学者 Peter L. Reichertz 认为：医学信息学的应用领域是以"信息的获取、检索、评价、存储以及流程控制和人机对话"为特色的。21 世纪初，美国学者 J. C. Wyatt 和 J. Y. Liu 提出："医学信息学是通过对信息规律的研究来改善对患者数据、医学知识、人口数据、与患者护理相关信息以及社区卫生的管理。"英国医学信息学会则在

2003 年提出,医学信息学是"一个科学学科的名称,是医疗卫生、信息与计算机科学、心理学、流行病学和工程学交叉的领域"。

随着科学技术的发展,医学信息学的定义也随着对医学信息学的不断研究而拓展。目前对医学信息学比较完整的定义是:探讨生物学医学的或者更为广泛的健康数据的采集、存储、交互和展现过程的科学;探讨如何利用信息科技来优化这些过程的科学;探讨如何利用这些数据实现信息和知识层次的各种应用的科学。

根据以上学者的观点和医学信息学的定义,可以从 3 个方面理解医学信息学:第一,医学信息学是一个发展中的交叉学科领域;这个学科的研究对象和研究内容是医学领域中的信息现象和信息规律,包括数据、信息和知识 3 个层面的问题;第二,医学信息学与现代信息技术密切相关,现代信息技术的发展以及在医疗卫生领域中的应用是医学信息学发展的强大推动力,也是医学信息学交叉学科特点的最直接的体现;第三,医学信息学的任务是通过对医学信息的有效管理实现医学信息(知识)的充分利用和共享,提高医学决策与管理的效率和质量。

2. 医学信息学的应用领域

医学信息学作为新兴学科和交叉学科,其研究和应用领域非常广泛,涵盖如下方面。

(1) 分子水平:基因组分析、基因芯片和药物开发等。

(2) 细胞水平:生物信号处理和分析。

(3) 器官水平:图像分析和处理,如磁共振及 CT。

(4) 个人水平:电子病历。

(5) 机构水平:医院信息系统。

(6) 社会群体水平:公共卫生信息系统等各个层次。

应用范围遍及医院管理和临床应用、远程医学、医学研究应用、医学知识库应用、医学教育、医学信息检索、医学决策支持、公共卫生、疾病预警监视、防范生物恐怖袭击等诸多领域。

1.2 医学信息的获取

随着医疗卫生领域信息化的推进,在疾病的预防、诊断和治疗的医学信息的处理过程中,如何及时、准确地获取并正确地分析和使用这些信息是保证医疗质量的关键。本节主要介绍医学信息的获取流程、获取来源,以及其发展趋势。

1.2.1 医学信息源

医学信息的来源多种多样,根据信息内容可划分如下。

(1) 临床诊疗信息源。临床诊疗信息源是指临床医生在诊断和治疗患者的过程中所需要的所有信息,是疾病诊断和治疗的基础及依据。因此,在患者的临床诊治过程中具有重大意义和利用价值。诊疗数据包括患者对自己病情的描述、各种实验室诊断数据、图像以及各种治疗的方案等。其存储形式称为病案或病历，是对人们由于健康的需要在医疗卫生机构进行检查、诊断、治疗和康复整个过程的原始记录。随着病案管理工作的不断改善，病案信息源在医学科研和工作中发挥越来越大的作用。

（2）医学统计信息源。主要是指以日常诊疗为基础的，以诊断、治疗的计划和效果的评定等医学本身的研究为目的的统计资料，有关医学的动物实验、特殊实验研究的统计资料，以及医学科学研究和人员分布状况等医学统计为内容的信息资料。根据统计范围，医学统计信息源分为国际性、国家性、区域性和地方性统计信息。国际统计信息是由世界卫生组织（WHO）对全世界医疗统计信息的汇总，以定期的形式向全球公布医学状况。国家统计信息一般由一个国家的最高级卫生管理机构对全国范围内医学统计数据进行汇总分析及处理，大多以年鉴的形式公布数据和结果。医院统计信息是医学统计信息生产的最小单位，它是各种医学统计信息正确与否的基础。从医学统计信息的内容上看，它包括传染病统计、卫生统计、中毒统计、死亡及其原因统计等。医学统计信息大部分是根据定期的统计报告汇编而成的。

（3）医学产品信息源。广泛分散在医学、药学及其他有关学科领域的信息之中。近年来，随着生活水平和健康意识的提高，医学产品的安全性和有效性问题成为公众关注的热点。因此，医学产品信息的收集、分析、评价、检索等已成为制药、医疗和医学管理人员的重要工作之一。医学产品信息包括制药厂的产品说明、医学产品的动物实验及其他实验数据、医学产品的临床使用评价以及医学产品的毒理、药理学研究结果等。医学产品信息源在临床药物治疗、医学产品研制、新药品评价等方面具有重要的信息价值。

（4）医学成果信息源。主要是指通过各种途径传递医学科学研究成果和医疗技术改进等方面的医学信息，其成果主要包括队列研究的数据、结果相关的结论报告等。后者一般以正式出版的文献信息源为主。这类信息主要是由医学图书馆、医学信息研究所和信息中心等专业信息机构来收集、整理并提供各种服务。医学成果信息源对医学科学研究和医疗工作的改进和提高起着重要的作用。医学研究人员利用医学成果信息源，可以指导其创造科研新成果，而新生产出的科研成果又成为新的信息源再被人们利用。这样不断循环，创造新成果，使信息源的数量不断增加，质量不断提高，促进医学研究工作的深入开展。

1.2.2　医学数据的类型

医学数据除了根据其来源划分，还可以根据数据类型进行划分。

1. 根据数据的对象尺度划分

医学问题研究的对象主要是人，也包括为了得到临床知识而覆盖的分子生物及动物实验、人群的统计学信息等。简单来说，医学数据的对象具有从分子到人群的跨尺度特性。根据医学数据的不同采集目的，可根据生物学的层次划分为如图 1.5 所示的多种类型。

细胞尺度，包括人体的各种基因组学、蛋白质组学、代谢组学等信息，从生物体本质阐

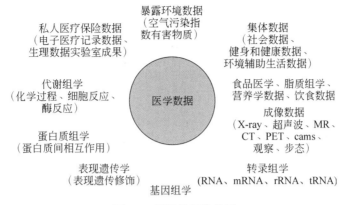

图 1.5 医学数据的类型

释人体的个体差异及疾病风险;组织尺度,主要包括人体组织切片,可用于病理分析;器官尺度,包括各种医学成像方式获取的各器官的影像信息,可用于结构或功能状态的评价;生物个体尺度,既包括人体的生理数据、病历数据等临床信息,又包括个人的饮食习惯、生活方式等与健康相关的信息;人群或社会性尺度,则包括流行病扩散数据、气象环境数据、医疗保险信息等。

2. 根据数据的维度划分

数据的维度,即与感兴趣事物相关的属性的维度。医学数据的维度属性差异较大,覆盖 0 维到 n 维即高维的多种维度,大致可分为如表 1.1 所示。

表 1.1 医学数据按维度划分

数 据 维 度	典 型 数 据
0	身高、体重、体温、血压及多种生化检查数据等
1	心电图、脑电图、肌电图等波形数据
2	眼底照相、X 光、CT、MRI、超声、放射性核素及病理形态等医学影像数据
2.5	蛋白结构数据
3	三维解剖模型、电子密度图数据等
n	空间对齐后的多种模态的影像数据、治疗前和治疗后同一患者的影像数据等

3. 根据数据的格式划分

医学数据根据其数据不同,可以用多种不同的存储格式表示,主要包括数值型数据、波形数据、图像数据、文本数据等。数值型指不包含额外的时间或空间等辅助信息的单一数值,包括连续和离散两种数据类型。连续数值如采集的身高、体重、血糖数据等;离散数据如将体重信息划分为偏瘦、正常、偏胖等类型数据,或是将性别以 M、F 表示等。波形数据主要描绘随时间变化的时间序列数据,如记录某一导联的心电数据在一定时间内的变化,构成的波形即是心电图。图像数据即各种医学成像的方式得到的图像,根据图像的采集原理可分为 B 超、X 光、CT、MRI、病理切片数据等。一方面,其直观形式即二维图像,可采用与普通图像类似的处理方法;另一方面,由于医学影像从原理上包含人体的生理病理信息,医学图像在存储、分析等方面相较于其他领域的图像又都有其特殊性。此外,医学领域存在大量以文本形式存储的数据,如患者病历、药品说明书、医学文献等。

1.3　医学信息的标准化

信息标准是指在信息的产生、传输、交换和处理时采用统一的规则、概念、名词术语、传输和表达的格式与代码等。信息的标准化问题具有普遍性。狭义的信息标准化是指信息表达上的标准化,实质上就是在一定范围内人们能共同使用的对某类、某些、某个客体抽象的描述与表达。广义的信息标准化不仅涉及信息元素的表达,而且涉及整个信息处理,包括信息传递与通信、数据流程、信息处理的技术与方法、信息处理设备等。医学信息的标准化是特指信息标准化在医学领域的具体应用。

1.3.1　国内外卫生信息标准体系

医学信息标准化是一个需要国际合作研究的问题,发达国家对此投入了大量人力、物力。许多医学信息标准已被广泛承认和应用,对标准进行论证、批准和推广的大都是非政府性的专业学术组织或机构,这些公认的、具有权威性的组织或机构主要如下。

(1) 国际标准化组织(International Organization for Standardization,ISO)。全球最大、最具权威的国际标准化专门机构,是非政府性国际组织,成立于 1947 年 2 月 23 日,总部设在瑞士日内瓦。中国是 ISO 创始成员国之一。ISO 的主要任务是制定、发布和推广除电工电子以外的其他领域的国际标准,协调相关工作,组织各成员国和技术委员会进行信息交流,并与其他国际组织共同研究有关标准化问题。

ISO 下设技术委员会(Technical Committees,TC)和分技术委员会(Subcommittees,SC)。TC215 是负责卫生信息领域标准的技术委员会,专门致力于医疗卫生领域内不同卫生信息系统之间的通信技术的标准化,以实现各独立系统之间数据的兼容性和交互性,减少重复开发。

TC215 又分设了 5 个工作组(Working Group,WG),它们关注的内容分别是WGl——健康文档(病案)和模型,WG2——信息与通信,WG3——卫生概念表达,WG4——保密,WG5——保健卡(管理)。

(2) 世界卫生组织(World Health Organization,WHO)。联合国属下的专门机构,国际最大的公共卫生组织,总部设在瑞士日内瓦。世界卫生组织的宗旨是使全世界人民获得尽可能高水平的健康。主要职能包括:促进流行病和地方病的防治;提供和改进公共卫生、疾病医疗和有关事项的教学与训练;推动确定生物制品的国际标准。世界卫生组织在医学信息标准化方面的工作主要是负责组织修订国际疾病分类编码系统(ICD)。

(3) 美国国家标准学会(American National Standards Institute,ANSI)。一个非营

利性的民间标准化组织，成立于 1918 年。ANSI 不制定标准，但它协助标准开发和利用，提供论坛解决分歧，对来自私营机构和政府的标准要求，进行协调、达成一致意见，以避免重复的工作。HL7(Health Level 7)就是由 ANSI 认证组织的范例。

卫生部信息化领导小组是我国卫生信息标准化的工作的领导和组织机构，负责从国家卫生信息标准化框架研究到医院信息系统最小数据集标准的制定。目前，我国除翻译出版了 ICD-9 和 ICD-10 中文版，并作为国家标准统一执行外，发布了《卫生信息数据元标准化规则》《卫生信息数据模式描述指南》《卫生信息数据集元数据规范》和《卫生信息数据集分类与编码规则》等卫生行业标准。在医院信息系统方面，出版发行了《中国医院信息基本数据集标准 1.0 版》草案(Basic Data Set Standard of Chines Hospital Information，BDSS)、《医院信息系统功能规范》等。

1.3.2 医学术语标准

按标准的应用层次划分，信息标准有信息表达标准、信息交换标准和信息处理与流程标准。信息表达标准是整个信息标准化的基础，它包括分类编码、名称和内涵的标准化和代码化等。在医学领域中，ICD、SNOMED 等属于此类标准，它们给出了信息的数据元素定义、分类、术语与表达规则。

1. 国际疾病分类

国际疾病分类(International Classification of Diseases，ICD)是世界卫生组织(WHO)负责组织修订的一项对病历抽象概念的原型编码系统。1900 年出版了第一版，以后每隔约十年修订一次。ICD-9 是 WHO 在欧洲早期制定的标准的基础上拓展、细化、补充、修订而成；ICD-10 在 1992 年修订而成，是 ICD 最新版，它增加了疾病分类数量，并使疾病分类细致程度增强，并且适应流行病学及保健评估的需求，编码方式亦更加科学实用；目前在欧洲已广泛应用。

ICD 依据疾病的病因、部位、病理和临床表现 4 个主要特征来分类疾病，并用编码的方法来表示。ICD 以每个特征构成一个分类标准，标识为一个分类轴心，从而形成一个多轴心的分类系统。

ICD 采用的分类的编码方法是四轴三层。三层是类目、亚目和细目，下一层分类从属于上一层，是上一层的细分。通常在同一个层次的分类都是围绕疾病的一个特性，即围绕一个轴心展开的。其中类目用 1 个字母和 2 位数字编码，例如 S82 表示小腿骨骨折；亚目用 1 个字母 3 位数字和一个小数点编码，例如 S82.0 表示髌骨骨折；细目用 1 个字母 4 位数字和 1 个小数点编码，例如 S82.01 表示髌骨开放性骨折。ICD 还使用双重分类系统(星号 * 和箭头 ↑ 分类)，其中箭头表示疾病的原因，星号表明疾病的临床表现。例如结核性心包病变编码是 A18.8↑132.0 *，其中 A18.8↑表示疾病由结核杆菌所致，132.0 * 表示疾病部位在心包。

ICD 将疾病名称标准化、编码化，使得疾病信息在最大范围共享具备可能性。这是我国卫生、医疗信息化和医院信息管理的基础，也是电子病历等临床信息系统建设的基础。

目前全世界各大医院建立的 HIS，其疾病分类纪录大多采用 ICD-9 或 ICD-10 国际疾病分类编码。

2. 人类与兽类医学系统术语

人类与兽类医学系统术语（the Systematized Nomenclature of Human and Veterinary Medicine，SNOMED）也称为《国际系统医学术语集》，是以疾病的病变部位、病理变化及功能障碍为核心，结合病因学、症候学、诊断学、治疗学等临床重要组成部分，按照医学本身的逻辑系统进行分类，分成 11 个大模块。每个模块再分成若干层次，按其自然状态进行排列。SNOMED 为每个术语指定一个 5 或 6 位字符（包括字母和数字在内）组成的编码，每个代码即为医学的信息单元。

SNOMED 将人、兽医学术语进行结构化的分类和编码，使得原有的医学术语标准化，为计算机处理奠定了基础。标准化地、规范地应用医学术语有利于医学信息共享和提高医疗质量。更重要的是，由于这些术语代码拥有医学知识表达的许多特征，又具备开放式的数据结构，可以灵活地进行搭配、组装，故可以表达复杂的概念和关系，乃至合成新的术语。

3. 统一医学语言系统

统一医学语言系统（Unified Medical Language System，UMLS）是美国国立医学图书馆（National Library of Medicine，NLM）在 1986 年启动的迄今规模最大的医学信息标准化项目之一。UMLS 试图建立一个可持续发展的生物医学语言集成系统和计算机化的信息资源指南系统。目前已应用于电子病历、书目数据库、影像数据库、全文数据库、专家系统等各种联机信息源中的检索并获取特定的信息。

UMLS 由 4 个部分构成一个有机的整体，即：①超级叙词表（Meta-Thesaurus）；②语义网络（Semantic Network）；③信息源图谱（Information Source Map，Ism）；④专家词典（Specialist Lexicon）。

UMLS 本身不是标准，但提供了标准与其他知识资源之间的交叉参照，可以解决类似概念的不同表达及交换中的难题，克服不同系统语言的差异性，解决许多医学信息交换的问题，具有极大的使用价值。

4. 医学主题词表

医学主题词表（Medical Subject Headings，MeSH）是由美国国家医学图书馆 NLM 编制的主题词表（https://www.nlm.nih.gov/mesh/meshhome.html）。它将医学中的主题词整理为分层组织的词汇表，用于生物医学和健康相关信息的索引、编目和搜索。MeSH 包括出现在 MEDLINE/PubMed、NLM 目录和其他 NLM 数据库中的主题标题。

1.3.3　医学信息标准

信息交换标准，是要解决不同的系统之间或不同的部门、企业之间对信息共享的问题。信息交换的标准往往比信息的表达要复杂。信息交换标准更注意信息的格式,而忽略信息的内容,即结构化数据表达与传输问题。随着远程医疗和区域卫生信息系统的建立和发展,信息交换标准也变得越来越重要。从信息交换的角度看,应同时包括信息表达的标准化和信息内容的可相互理解性。HL7、DICOM 标准都是一些关于信息交换的标准。信息处理和流程标准,是面向信息系统的开发和推广的,是规范一个系统或不同系统之间信息的处理流程。例如,数据流协调一致与互操作性的标准有:IHE 医疗企业集成规范,支持互操作的 SOA 体系架构等。

1. 医学信息交换标准

医学信息交换标准(Health Level Seven,HL7)是美国一个非营利性的、被 ANSI 认可的标准化开发组织。1987 年开始开发了专门规范医疗机构医学信息交换标准,即 HL7 标准。HL7 不仅实现了不同医疗机构之间、各医疗机构内不同系统之间大多数信息的通信,而且实现了不同厂商设计应用软件之间接口的标准格式,是目前应用最广、最重要的医学信息标准之一。正式使用的是 V2.4 版。2002 年推出的 V3.0 版,不但提供医疗信息交换标准,更提供了一种开发标准的方法。

HL7 是基于 OSI 的网络开放系统互连参考模型(Open System Interconnect Reference Model,OSI)第 7 层协议上的医学信息交换标准,全面系统地规定了医疗机构可能使用的临床信息和管理信息的交换格式、触发事件、信息形态及交换规则。

HL7 的主要内容包括:①病人个人信息管理;②病人入、出院,转院信息;③各类医疗服务,如手术、检查、化验、用药、医用材料及饮食等服务项目的管理;④财务管理信息,病人账户管理,收费管理,医疗保险理赔、支付;⑤检查、化验结果回报;⑥档案管理;⑦病案管理;⑧医疗服务预约管理。

HL7 目前已有 1500 多个会员,该标准已在包括我国在内的全球几十个国家的数千家医疗机构得到应用。

2. 医学数字成像和通信标准

医学数字成像和通信标准(Digital Imaging and Communication in Medicine,DICOM)是美国放射协会(ACR)和国家电子制造商协会(NEMA)为主制定的一个专门用于数字化医学影像传输、显示和存储的标准。1985 年出了 1.0 版,经过不断改进、完善,在 2000 年推出 3.0 版。目前,DICOM 3.0 已经被大多数医疗影像设备生产厂商采用,成为实际使用的工业标准。DICOM 3.0 标准规定了各种医学影像的格式、内容、存储方法及交换医学影像信息的协议,任何医疗设备或软件,只要符合此标准,就能相互自由交换信息。

DICOM 3.0 标准的内容为:①给出标准的设计原则,定义标准中使用的一些术语,对标准的其他部分做了简要概述。②介绍 DICOM 标准的一致性概念,如何制定并描述DICOM 产品,包括选择什么样的信息对象(Information Object)、服务类(Service Class)以及消息传递(Message Transfer)等。一致性是指遵守 DICOM 标准的设备能够互相连接、互相操作的能力。③描述信息对象的定义方法,对数字医学图像存储和通信方面的信息对象提供了抽象的定义。④服务类的说明。服务类可简单地理解为 DICOM 提供的命令或提供给应用程序使用的内部调用函数。⑤数据结构及语义。描述怎样对信息对象和服务类进行构造和编码。⑥数据字典。在 DICOM 设备之间进行消息交换时，消息中的内容具有明确的无歧义的编号和意义，可以相互理解和解释。⑦消息（Message）交换。消息是两个符合 DICOM 标准的应用实体之间进行通信的基本单元。该部分定义了 DICOM 命令的结构（该命令若结合相关数据即组成了一个 DICOM 消息），同时也定义了在医学图像环境中的应用实体用于交换消息的联合协议握手（Association Negotiation）方式。⑧消息交换的网络通信支持。说明了在网络环境下的通信服务和支持 DICOM 应用、进行消息交换的上层协议。⑨说明 DICOM 如何支持点对点消息通信和服务的协议。⑩、⑪、⑫定义 DICOM 文件的存储方式，包括可移动存储介质、DICOM 文件集、文件存储格式等。⑬ DICOM 打印管理的点对点通信支持。⑭说明灰度图像的标准显示功能。⑮说明应用需遵循的安全策略。⑯介绍相关资源。

3. 医疗信息系统集成框架

医疗信息系统集成框架（Integrating the Healthcare Enterprise，IHE）是北美放射医学协会（RSNA）和美国医疗卫生信息与管理系统协会（HIMSS）于 1998 年成立的组织，其目标是促进医疗信息系统的集成，为不同子系统之间的互连提供集成方案。需要注意的是，IHE 并不是定义新的集成标准，而是基于现有成熟的标准（例如 DICOM、HL7 和其他一些系统集成的行业标准）制定的一套集成方案。

1.3.4　隐私与安全法规和标准

随着大数据时代的到来，越来越多的个人数据被用于精准医学等科学研究，为医学的发展以及个体的便捷化服务提供了新的可能。但如何安全、合理、规范地使用医学数据也成为研究中的一大挑战，各国纷纷提出了关于隐私与安全的法规和标准。

1. 健康保险可携性和责任法案

健康保险可携性和责任法案（The Health Insurance Portability and Accountability Act，HIPAA）是 1996 年美国政府签署的一项联邦法案，用于保护敏感的病人健康信息在未经患者同意或知情的情况下不被披露（https://www.cdc.gov/phlp/publications/topic/hipaa.html）。美国卫生与公众服务部（HHS）发布了 HIPAA 隐私规则，以实施 HIPAA 的要求。隐私规则标准涉及受隐私规则约束的实体使用和披露个人健康信息（称为"受保护的健康信息"）的问题，还包含个人了解和控制其健康信息使用方式的权利标准。隐私规则的一个主要目标是确保个人的健康信息得到适当保护，同时允许提供和促进高质量保健以及保护公众健康和福祉所需的健康信息的流动。隐私规则在保护寻求护理和治疗的人的隐私的同时，允许重要信息的使用。该法案制定了一系列安全标准，就保健计划、供应商以及结算中心如何以电子文件的形式来传送、访问和存储受保护的健康信息做出详细的规定，从管理、物理和技术 3 个角度针对医疗健康数据明确了安全规则的要求。法案规定在确保私密性的情况下保存病人信息档案 6 年,还详细规定了医疗机构处理病人信息规范,以及违法保密原则、通过电子邮件或未授权的网络注销病人档案的处罚方案。

2. 通用数据保护条例

通用数据保护条例(General Data Protection Regulation,GDPR)是对所有欧盟个人关于数据保护和隐私的规范,涉及了欧洲境外的个人数据出口,包括向欧盟成员提供产品、服务或监测欧盟境内公民网络行为的境外企业在内。该法案于 2018 年 5 月 25 日正式实施。GDPR 规定个人数据必须以结构化的、通用的和机器可读的格式提供给个人,必须使用假名化或匿名化进行存储,并且默认使用尽可能最高的隐私设置。GDPR 加强了个人控制自己数据的权利,其中最重要的一个例子是授予个人的新权利:数据可携的权利(Portability),即个人有权利把他的个人数据从一个组织转移到下一个组织。条例还规定,当技术上可行时,组织应根据个人要求在组织间用电子的方式传输其个人信息。任何个人数据除非在法规规定的合法基础上完成,否则数据控制者或处理者必须从数据所有者那里获得明确同意,且数据所有者有权随时撤销此权限。这些规范的实施,有望解决医疗资料碎片化的问题,为未来数字化医院及人工智能在医疗领域的应用提供基础。需要注意的是,GDPR 不止针对医疗数据。

3. 我国的国家标准

《信息安全技术个人信息安全规范》(GB/T 35273—2017)是由国家市场监督管理总局、国家标准化管理委员会发布的中华人民共和国国家标准公告,最新版于 2020 年 10 月 1 日实施。国标中将"个人信息"定义为"以电子或者其他方式记录的能够单独或者与其他信息结合识别特定自然人身份或者反映特定自然人活动情况的各种信息。""个人敏感信息"定义为"一旦泄露、非法提供或滥用可能危害人身和财产安全,极易导致个人名誉、身心健康受到损害或歧视性待遇等的个人信息。"国标明确个人有权获得、修改或删除自己的个人信息,清晰知晓个人健康医疗信息被披露和使用的内容、目的及主体,不受阻碍地向另一个医疗机构传输个人健康医疗信息的权利。

此外,为了更好地保护健康医疗数据安全,规范和推动健康医疗数据的融合共享、开放应用,促进健康医疗事业发展,《信息安全技术 健康医疗数据安全指南》(GB/T 39725—2020)于 2021 年 7 月 1 日起正式实施。该标准主要描述了保护个人健康医疗信息的安全目标、使用或披露原则、实施方法、可使用的安全措施及各典型场景下医疗信息安全健康医疗信息控制者可使用的重点安全措施。

1.4　网络医学信息的应用

计算机网络的普及,特别是因特网的广泛应用,改变了人们获取信息的方式,网络信息资源与人类的生活越来越密切,成为信息资源最重要的一种形式。用户通过移动网络可以随时、随地获取生物医学信息。大量的生物医学信息通过网络快速传播、交流和共享,网络成为获取生物医学信息的主要来源。从信息检索的角度看,网络医学信息资源具有存储数字化、载体形式多样化、以网络为传播媒介、数量巨大且增长迅速、传播方式的动态性、信息来源的复杂性 6 个特点。

1.4.1 医学公共数据集

为了实现医学信息的共享,使得全世界的医学研究者能够更好地获取知识,许多研究机构或组织将医学数据集在网上公布,即医学公告数据集。以下介绍一些典型的数据集。

1. 重症监护数据集

重症监护数据集(Medical Information Mark for Intensive Care,MIMIC)是麻省理工学院计算生理学实验室发布的重症监护数据集(https://mimic.physionet.org/),是目前对全球研究者免费开放的院内监测的真实世界数据库。其中包括 MIMIC-II、MIMIC-III、MIMIC-IV、eICU、PIC、HIRID 等多个数据集,主要包含两类基础数据:第一类是从电子病历中提取的临床数据,包括患者的人口统计学特征信息、诊断信息、实验室检测信息、医学影像信息、生命体征等;第二类数据是床旁监护设备采集的波形数据及相关生命体征参数和事件记录,资源非常丰富。该数据集既可以用传统的统计学方法研究治疗与预后的关系,也可以用数据挖掘和机器学习算法进行相应课题的研究。最新的 MIMIC-IV 包含 2008—2019 年的数据。MIMIC 的不足之处在于是单中心的数据库,在病人的代表性上有一定欠缺。

2. PhysioNet 数据集

PhysioNet 是集合了复杂生理信号的研究资源平台(https://physionet.org/)。它于 1999 年由美国国家卫生研究院(National Institutes of Health,NIH)主持成立,由麻省理工学院计算生理学实验室维护。它提供大量生理和临床数据集合以及相关的开源软件的免费下载,包括生理信号的数据集 PhysioBank、用于生理信号处理和分析的工具 PhysioToolkit,以及许多教育教学资料。此外,PhysioNet 平台还举办一系列挑战赛,重点研究临床和基础科学中未解决的问题。

3. 美国 CDC 数据集

美国疾病预防控制中心(Center for Disease Control and Prevention,CDC)提供丰富的数据资源,例如,NCHS (National Center of Health Statistics,国家健康统计中心)提供的大量全美健康调查统计数据、出生及死亡数据;CDC BRFSS (Behavioral Risk Factor Surveillance System,https://www.cdc.gov/brfss/index.html)的行为与健康调查数据;CDC WONDER (Wide-ranging Online Data for Epidemiologic Research,https://wonder.cdc.gov) 提供诸多公共卫生相关数据。CDC 的很多数据集都免费向公众开放下载。这些数据多为美国全国性多年连续的横断面调查数据,具有较好的代表性。但分析时应注意中美两国公共卫生和医疗体系的差别。

4. CHNS 数据库

中国居民健康与营养调查(China Health and Nutrition Survey,CHNS)项目是北卡罗来纳大学与中国疾病预防控制中心营养和健康中心联合开展的国际合作项目(https://www.cpc.unc.edu/projects/china)。项目始于 1989 年,旨在探索中国社会经济转型和计划生育政策在过去 30 年里如何影响国家的健康和营养状况。研究内容包括社区组织、家庭和个人经济、人口和社会因素的现状和变化。调查采用多阶段分层整群随机抽样方式,收集了中国东中西部 15 个省、自治区、直辖市的数据。调查数据包括社区调查、家庭调查和个人调查数据。个人和家庭调查数据包括基本人口统计数据、健康状况、营养和饮食状况、健康指标以及医疗保险。这些数据在 CHNS 的官方网站上免费向公众提供。社区数据可通过社区级数据使用协议获取并在线填写数据联动申请表。

1.4.2　医学文献资源数据库

本节介绍医学领域常用的一些文献资源数据库以及检索方式。

1. Medline/PubMed

Medline 是美国国立医学图书馆生产的国际性综合生物医学信息书目数据库,是当前国际上最权威的生物医学文献数据库。内容涉及基础医学、临床医学、环境医学、营养卫生、职业病学、卫生管理、医疗保健、微生物、药学、社会医学等领域。收录 1966 年以来世界 70 多个国家和地区出版的 3400 余种生物医学期刊的文献,近 960 万条记录。目前每年递增 30 万～35 万条记录,以题录和文摘形式进行报道。

PubMed 是以 Medline 为主要数据源的检索平台。其数据来源除了 Medline 还包括生命科学期刊和在线书籍等。PubMed 库中包含 3200 多万篇生物医学文献引文,数据类型包括期刊、综述、与提供期刊全文的出版商网址的链接,以及来自第三方的生物学数据。

网址:https://pubmed.ncbi.nlm.nih.gov/。

2. Cochrane Library

Cochrane Library 是一个数据库集合,其中包含不同类型的高质量的为医疗保健决策提供信息的独立研究证据。它是研究者进行 Meta 分析时常用的数据库,提供大量循证医学的客观信息。Cochrane Library 由 Wiley 出版。其内容包括系统评价、临床对照实验数据库、实验方法注册、卫生技术评估、经济评估等内容。Cochrane Library 具有信息资源丰富、高度整合、证据等级明确、更新迅速等特点。

网址:https://www.cochranelibrary.com/。

3. Embase

Embase 数据库由荷兰 Elsevier 出版公司建立,包含超过 2800 种 Embase 独有的期刊以及 11500 多个 Medline 所不包含的会议。它关于药物方面的文献收录量占 40% 左右,并设置了与药物、疾病、给药途径相关的大量关键词;设置了许多与药物有关的字段,如药物主题词字段(DR),药物分类名称字段(EL)、药物商品名字段(TN)等。Embase 特别设计适用于系统性综述,引导使用者在搜索中使用循证医学的 PICO(Population,Interventions,Comparisons,Outcomes)信息检索方法,以深入探索索引内容。

网址:https://www.elsevier.com/solutions/embase-biomedical-research。

4. 中国知网全文数据库

CNKI (China National Knowledge Infrastructure,中国知网全文数据库),中国知识基础设施工程,由清华大学、清华同方发起,始建于 1999 年 6 月。CNKI 是中文文献检索中信息量最大、数据最全的数据库,提供包括学术期刊、学位论文、会议、报纸、标准、专利等各大门类文献的检索,同时提供研学平台、大数据研究平台等功能。文献全文可以通过付费或各大高校的包库实现。CNKI 还包括中国医院数字图书馆(http://www.chkd.cnki.net/),提供医疗相关期刊、知识库、国家标准等多项内容。

网址:https://www.cnki.net/。

5. 其他搜索引擎

包括百度、必应(Bing)、谷歌等各大搜索引擎都提供各自的学术搜索功能,网址如下。
百度学术:https://xueshu.baidu.com。
Bing 学术:https://cn.bing.com/academic。
谷歌学术:https://scholar.google.com。
各学术引擎均提供全网整合的文献检索功能,但页面设置及搜索结果略有不同。

1.4.3 医学信息客户端应用程序

移动通信技术与计算机网络技术的结合,导致以平板电脑和智能手机为代表的智能移动终端设备迅速普及。建立在移动终端设备的客户端应用程序得到广泛应用。前面介绍的搜索引擎、网络数据库多数都推出了各自的客户端应用程序,使用户随时、随地获取医学信息成为现实。

由于移动终端设备的操作系统主要有苹果的 iOS 和谷歌的安卓(Android)两大系统,两系统互不兼容,因此同一个客户端应用程序也开发了对应于 iOS 系统和安卓系统的两个不同版本。虽然版本不同,操作方法大同小异。常用的医学信息客户端应用程序如表 1.2 所示。

表 1.2 常用的医学信息客户端应用程序

客户端应用程序图标	客户端应用程序名称
知	CNKI(中国知网)
回	万方医学网

续表

客户端应用程序图标	客户端应用程序名称
	丁香客(丁香园)
	医脉通
	Medscape
	Elsevier CDI Reference
	PubMed Trends

用户可以在苹果 App 商店或安卓应用市场,通过搜索客户端应用程序名称,找到、购买并下载该客户端程序。

1.5 医学信息检索实验

1.5.1 知识概要

在本章实验中,需要用到的相关知识点如下。
(1) 使用搜索引擎。
(2) 使用以文献资料搜索为目标的专业搜索引擎。
(3) 信息标准化的概念和代表性的医学信息标准。
(4) 通过网络检索医学信息的一般方法。

1.5.2 实验目的和实验内容

学习和掌握医学信息搜索的一般方法;学习和了解医学信息学的研究和发展情况;学习和了解常用医学信息标准。

具体实验内容如下。

(1) 使用 CNKI 进行常规检索、文献资料检索,将搜索内容和参考文献目录导出并保存为指定格式的文件。

(2) 以 ICD、MeSH、HL7 和 DICOM 为关键字,使用搜索引擎进行搜索,获取医学信息标准术语解释信息。

1.5.3 实验 1 医学文献检索

1. 实验任务

医学数据库已成为因特网上获取医学信息的重要资源库,它包括医疗卫生领域各个方面的信息。本实验以使用 CNKI 为例,掌握通过文献数据库获取医学信息的一般方法。

2. 操作要点

1）账户注册

多数国内高校及机构都提供 CNKI 的 IP 方式的内网登录。个人用户可以通过免费注册或者通过部分合作网站账户登录：在浏览器地址栏里输入 CKNI 的网址 https://www.cnki.net/；在如图 1.6 所示 CNKI 主页中，单击右上方"个人账户"右侧的下拉菜单，进入"登录"页面；或单击"立即注册"，并根据提示填写注册信息，确认提交后完成注册。

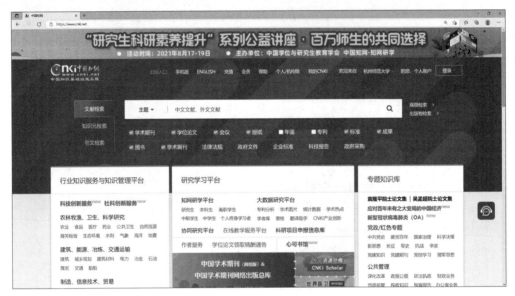

图 1.6　CNKI 主页

2）常规检索

（1）登录后，在首页上方的"文献检索"检索框中，输入检索词 covid-19，按 Enter 键或单击"检索"按钮，显示主题为 covid-19 的文献检索结果的页面如图 1.7 所示，观察该页面的组成。注意：在不同时间进行相同设置的检索操作有可能得到不同结果，这是由于数据库中的信息随时间动态更新的缘故。图中所示检索结果为 2021 年 8 月 24 日下午的截图。

（2）要求从检索结果页面统计文献的分布信息，包括检索到的符合条件的文献总数，按发表年份、学科、文献类型等各子条目统计的文献数。

例如单击"发表年度"后勾选 2021 并单击"确定"，可以得到进一步的分类检索结果。注意检索页面内容的变化，及其与文献数量之间的关系。同样，通过勾选所需的检索条件，可在当前的检索结果中，按指定范围筛选出更准确的检索结果。

（3）浏览检索结果中的文献条目。每一条目包括题名、作者、来源、发表时间、数据库（文献类型）等信息。注意，当筛选不同的数据库，如图 1.7 中所示上方的学术期刊、学位论文、会议等选项时，条目的数据列有所不同。

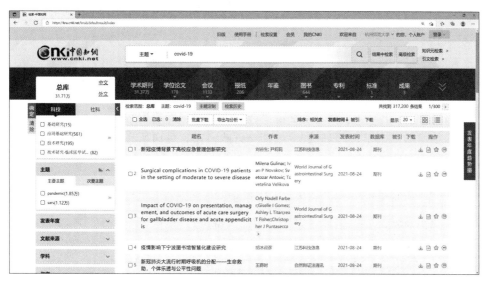

图 1.7 文献检索结果页面

3）查看论文

当找到目标或感兴趣的文献，可以单击该条目展开内容。如图 1.8 所示，展示了其中一篇期刊论文的详情页面。观察论文页面，应了解的信息有：论文在什么时间（图中为2020 年 40 卷 07 期）发表于什么期刊（图中为中国医院管理）、期刊的级别（图中为北大核心）；论文的题目、作者、摘要、关键词、基金资助（如果有）；以及与该论文相关的研究分支、其他论文的引用信息等。

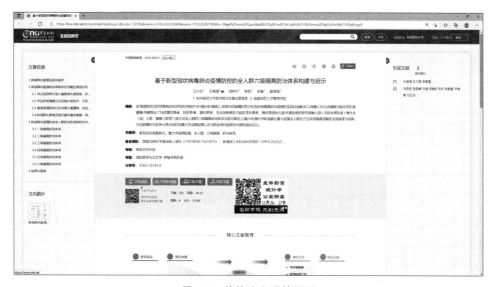

图 1.8 单篇论文详情页面

4）导出检索结果

要保存检索结果，可通过单击图 1.8 中的"引用"（图标形如""），选择不同的保存格式,包括 GB/T、MLA、APA、EndNote 等多种导出格式,可根据引文格式的要求自行选取。

5) 获取文献全文

要阅读或获取文献全文,CNKI 提供了手机阅读、HTML 阅读(即网页阅读)、CAJ 下载、PDF 下载 4 种阅读全文的方式。其中 CAJ 格式的文件在下载后需要配合 CNKI 提供的阅读软件方能打开。全文资源通常需要缴费后获得一定权限才可以获取。对于 CNKI 系统,国内大学的图书馆、科研机构一般都会订购。读者可向所在学校或科研机构的图书馆咨询。

6) 使用其他文献数据库

登录本书 1.4.2 节或 1.4.3 节中介绍的其他文献资源数据库,利用同一关键词或主题进行检索。比较检索结果,了解它们各自的检索特点。

7) 实验结果报告

按步骤 2)至步骤 6)提供的方法,使用包括 CNKI 在内的不少于两个网络文献数据库查找最近 3 年发表的以"医学信息技术"为主题的论文。选取其中若干篇,以获取摘要的形式导出,保存文件名为"医学信息技术摘要"的 Word 文档。

1.5.4　实验 2　医学信息标准解析

1. 实验任务

在实验 1 的基础上,本实验分别以 ICD、MeSH、HL7 和 DICOM 为关键字,通过搜索引擎(如百度、必应、谷歌等)进行搜索,进一步掌握搜索引擎的使用,学习和了解医学信息标准的概念和研究进展情况。

2. 操作要点

1) 选择关键字

参考实验 1 中使用 CNKI 进行文献检索的方法,进行关键字搜索。注意关键字的英文缩写和中文对应问题:

ICD(International Classification of Diseases)　国际疾病分类标准编码。

MeSH(Medical Subject Headings)　医学主题词表。

HL7(Health Level Seven)　美国卫生信息传输标准。

DICOM(Digital Imaging and Communication in Medicine)　医学数字成像和通信标准。

2) 保存搜索结果

将搜索结果以网页方式保存(注意网页保存的不同格式),也可以保存为 Word 文档,便于将来参考。

根据搜索结果和所得到的资料,选择其中一种医学信息标准,写出一篇关于该标准的内容简介。

练习与思考

一、判断题

1. 符号是构成数据的基本单元,是语义信息表达的基础。　　　　　　　　(　　)
2. 知识可以直接转化为信息,所以知识就是信息。　　　　　　　　　　(　　)
3. 信息交换标准重点是解决信息的格式,也即结构化数据表达与传输问题。(　　)
4. 医学信息仅包含患者的检查、病历等临床数据。　　　　　　　　　　(　　)
5. 网络医学信息资源是一种数字化资源。　　　　　　　　　　　　　　(　　)

二、选择题

1. 以下关于信息的特征(　　)是错误的。
    A. 信息不是物质,信息是可以共享的
    B. 信息没有质量,然而信息的传递需要载体,没有载体的信息是不存在的
    C. 信息不是能量,但它必须遵守能量守恒定律
    D. 信息是可以通过不同的载体进行传输或存储的
2. 世界经济合作与发展组织(OECD)为了便于进行经济分析,把对经济有重要作用的知识分为知事类、(　　)、知能类和知人类4类。
    A. 知物类　　　　　B. 知理类　　　　　C. 知因类　　　　　D. 知道类
3. 医学信息标准化的研究包括3个方面,即信息表达的标准化、(　　)、信息处理与流程的标准化。
    A. 信息交换的标准化　　　　　　　　B. 信息内容标准化
    C. 信息共享标准化　　　　　　　　　D. 信息交流标准化
4. 国际疾病分类(ICD)是依据疾病的病因、(　　)、病理和临床表现4个主要特征来分类疾病,并用编码的方法来表示。
    A. 分期　　　　　B. 诊断　　　　　C. 治疗　　　　　D. 部位
5. 下列选项中,(　　)是中国知识基础设施工程的缩写。
    A. CMCC　　　　　B. SinoMed　　　　　C. CNKI　　　　　D. CDMD

三、思考题

1. 数据、信息、知识三者在层次上具有包容关系,如何理解三者之间的关系?
2. 文献的层次划分依据是什么?各层次之间的关系是什么?
3. 医学信息标准的主要目标是什么?与医疗信息化有怎么样的关系?
4. 检索医学文献,要保存检索结果可以使用哪几种方式?各有哪些特点?
5. 通用搜索引擎与学术搜索引擎在搜索方法和搜索结果方面的主要区别有哪些?

第 2 章 医学信息系统

医学学科古老而年轻。自有人类历史以来,医学就在不断地发展中。其他科学领域的一切发展成果都在某种程度上给医学的发展注入活力,如物理学的 X 射线技术极大地促进了医学诊疗水平。以计算机及其相应技术为代表的信息技术同样推动了现代医学的大发展。

2.1 信息系统概述

基于人工的信息系统在计算机诞生之前就已经存在,但现代信息系统的概念是随着计算机在信息处理领域的广泛应用而出现的。20 世纪 50 年代以后,电子计算机以其极高的处理速度、极大的存储能力和极广阔的应用领域向人们展示了强大的生命力,以电子计算机为基本处理工具的信息处理技术和系统风靡整个世界,各公司纷纷斥巨资购买计算机,并投入大量人力、物力和财力建立基于计算机的信息处理系统,以取代日常的人工信息系统,解决人工情况下想做而又没有能力做的数据处理、信息分析,甚至管理决策工作,以期为企业带来巨大的经济效益。信息系统正是在这样的社会背景下产生和发展起来的。

现代信息系统(Information System,IS)是由计算机硬件、网络和通信设备、计算机软件、信息资源、信息用户和规章制度组成的以处理信息流为目的的人机一体化系统。主要有 5 个基本功能,即对信息的输入、存储、处理、输出和控制。信息系统经历了简单的数据处理信息系统、孤立的业务管理信息系统、集成的智能信息系统 3 个发展阶段。

2.1.1 信息系统的结构与功能

信息系统是一门新兴的科学,其主要任务是最大限度地利用现代计算机及网络通信技术加强组织的信息管理,通过对组织拥有的人力、物力、财力、设备、技术等资源的调查了解,建立正确的数据,加工处理并编制成各种信息资料及时提供给使用人员和管理人员,以便进行正确的决策。

1. 信息系统的结构

从用途上看,信息系统的基本结构一般可分为 4 个层次。

(1) 硬件、操作系统和网络层。它们是开发信息系统的支撑环境。

(2) 数据管理层。数据管理层是信息系统的基础,包括数据的采集、传输、存取和管理,一般以数据库管理系统(DBMS)作为其核心软件。

(3) 应用层。应用层是与应用直接相关的一层,它包括各种应用程序,例如分析、统计、报表、规划、决策等。

（4）用户接口层。这是信息系统提供给用户的界面。信息系统是一个向单位或部门提供全面信息服务的人机交互系统。它的用户包括各级人员，其影响也遍及整个单位或部门。由于信息系统的用户多数是非计算机专业人员，用户接口的友善性十分重要。用户接口在信息系统中所占比重越来越高。

信息系统的开发和运行，不只是一个技术问题，许多非技术因素，如领导的重视、用户的合作和参与等，对其成败往往有决定性影响。由于应用环境和需求的变化，对信息系统常常要做适应性维护。在开发和维护过程中，尽可能采用各种软件开发工具是十分必要的。

2. 信息系统的功能

从功能上看，信息系统分为 5 个基本功能：输入、存储、传输、处理、输出。

（1）输入功能。信息系统收集各种数据和信息，将其整理成信息系统要求的格式和形式，然后输入系统进行处理。根据信息的来源不同，信息收集工作通常分为原始数据收集和二次信息收集两种。原始数据收集是指在信息或数据发生的当时当地，从信息或数据所描述的实体上直接把信息或数据取出，并用某种技术手段在某种介质上记录下来。二次信息收集则是指收集已记录在某种介质上、与所描述的实体在时间与空间上已分开的信息或数据。

原始数据收集的关键是完整、准确、及时地把所需要的信息收集起来、记录下来，做到不漏、不错、不误时。因此，它要求时间性和校验功能强、系统稳定可靠。由于它是信息系统与信息源的直接连接，信息源又具有本身业务的特殊属性，所以在技术手段和实现机制上需要特别对待。

二次信息的收集在不同的信息系统之间进行，其实质是从别的信息系统得到本信息系统所需要的关于某实体的信息，它的关键问题在于两方面：有目的地选取所需信息、正确解释得到的信息。由于这时所得到的信息在时间和空间上已经脱离了所描述的实体，从严格意义上说，已无法进行校验。所谓正确解释是指不同信息系统之间在指标含义、统计口径等方面的统一认识，以防止误解。

在实际工作中，临床工作的许多业务信息系统常常涉及原始信息收集，而其他卫生管理部门的信息收集主要涉及二次信息收集。

（2）存储功能。信息系统将大量经过加工整理的数据保存在适当的外存储器上，以供多个处理过程共享或多次使用，要考虑的主要问题有存储量、信息格式、存储方式、使用方式、存储时间、安全保密等。

（3）传输功能。指实现系统内和系统外的信息传输，即通信功能。由于信息可以脱离母体而相对独立地存在，因此可通过一定的方法使其在空间地理位置上转移，由于空间转移的速度是一个有限值，故信息在空间的转移必定伴随着时间上的转移，此即信息传输的滞后性。

（4）处理功能。为了能够利用信息进行科学决策，多数输入的信息还需要进行各种加工和转换，提炼出更有意义的信息。处理功能主要基于数据仓库技术的联机分析处理

（OLAP）和数据挖掘（DM）技术。

（5）输出功能。将生成的有用信息，以报表、图形、磁盘文件等各种不同的形式和格式输出。一个系统的输出也可以是另一系统的输入。

3. 信息系统的特点

当前信息系统一般具有以下特点。

（1）以数据库为核心，以网络为技术支撑环境。

（2）以经营业务为主线，以提高工作质量与效率和辅助决策为主要目的，可以提高综合管理水平.反映企业全貌，增强企业竞争力，获得更大的社会效益和经济效益。

（3）在系统内部按一定原则划分若干子系统（也可能在子系统之上加一层分系统）。各子系统、分系统之间互有接口，可有效地进行信息交换，真正实现信息资源共享。

（4）处理的对象既有结构化数据，也有半结构化或非结构化数据（有些数据及结构会较多地受到人工干预和社会因素的影响）；既有静态的，又有动态的。

（5）开发的难度高，技术复杂，周期较长。

（6）具有完善的系统管理、监督、运行保障体系以及相应的规章制度和系统安全措施。

总之，信息系统因其具有信息处理量大、传输快、可以共享等优势，可以实现对信息管理思想和管理方法的重大变革，改变管理模式和操作模式。同时，通过人工智能技术，信息系统也能在一定程度上帮助甚至代替人的一部分工作，可以减少差错的发生，提高工作效率。总的来说，信息系统是用技术手段实现管理意图，是经营管理思想和方法的载体。

2.1.2　医学信息系统的特点

医学信息系统是应用信息科学、计算机网络技术，完成数据采集、输入、处理、传输、存储、输出和应用，以全面支持医学研究、临床医疗保健、医学教育、医疗卫生组织的运行管理，使相关用户需要数据时，能在授权范围内，在适当的地点，及时获得完整可靠的数据的技术。

医学信息系统的特殊性在于，除了信息系统的一般性外，其面对的是更为复杂的生命体——人的体内和体外的、正常和非正常的、多种多样的信息。因此，医学信息系统的功能，就能根据人参与的程度和信息科学、计算机技术应用的复杂程度，分成6个层次：信息交换与传输层次、信息存储与检索层次、信息处理与自动化层次、诊断与决策层次、治疗与控制层次、研究与开发层次。

（1）信息交换与传输层次。这个层次是最底层的，几乎不需要人的参与，计算机应用的复杂性最低，数据格式的标准化是信息系统运行的基础。

（2）信息存储与检索层次。由于医学信息具有种类多、数量大、关联复杂以及服务对象和目标多样性的特点，这一层次需要人的干预。

（3）信息处理与自动化层次。医学信息的处理需要医学专业知识的支持，建立在人类对人体、疾病、卫生等对象的研究和理解的基础上，而自动化只能针对可以重复的、一般化的工作,所以在这一层次更多的工作需要由人与计算机结合完成。与前两层次不同之处是这一层大多为医疗卫生应用专门开发的。

(4)诊断与决策层次。这一层次的应用需要将医学知识格式化,设计决策支持模型化和标准化,以便计算机处理,以目前的信息技术水平,不可能由计算机进行诊断和决策,人是这一层次的主导。

(5)治疗与控制层次。这一层次的应用执行是在决策之后发出的指令,由于医学治疗和控制的复杂性,这一层次的应用与工业生产的过程控制完全不同,只有极少部分治疗能够用计算机实现控制。

(6)研究与开发层次。这一层次是人类智慧的体现,研究如何结构化、抽象化,建立各种模型和算法,开发应用系统,提供给其他层次应用。

现代医学信息系统中的数据来源比较广泛。常见的医学信息系统中,数据往往是多源异构的,即数据由不同来源的成分构成,既有结构化数据,又有非结构化数据,数据往往又分布在不同的系统或平台中。其不仅可用于对医疗、护理过程的记录和管理,还可以用于对公共卫生甚至公共事件的侦测和管理。

目前,信息系统已渗透到医学领域的各个方面。医学信息系统根据服务对象或功能做以下分类:医院信息系统、医学影像信息系统、公共卫生信息系统、社区卫生信息系统、医疗保险信息系统、临床决策支持系统、护理信息系统、电子病历、实验室信息系统、远程医疗、区域卫生信息系统、医学信息资源、中医信息处理等。

2.2 个人医学信息系统

2.2.1 电子病历

电子病历(Electronic Medical Record,EMR)也称为计算机化的病案系统或基于计算机的病人记录(Computer-Based Patient Record,CPR)。它是使用计算机为主的电子设备保存、管理、传输和重现的数字化的医疗记录,用以取代传统纸张病历的计算机信息系统。

病历是病人在医院诊断治疗全过程的原始记录,它包含首页、病程记录、检查检验结果、医嘱、手术记录、护理记录等。EMR 不仅指静态病历信息,还包括提供的相关服务,是以电子化方式管理的有关个人终生健康状态和医疗保健行为的信息,涉及病人信息的采集、存储、传输、处理和利用的所有过程信息。美国国立医学研究所将其定义为:EMR是基于一个特定系统的电子化病人记录,该系统提供用户访问完整准确的数据、警示、提示和临床决策支持系统的能力。

为了不断加强电子病历信息化建设,国家卫生健康委员会先后发布了《电子病历系统应用水平分级评价管理办法(试行)》和《电子病历系统应用水平分级评价标准(试行)》等文件,并制定了电子病历评级标准。该标准将电子病历等级分为 0~8 共 9 个级别,并确定了医疗工作中的 10 个角色及 39 个评价项目。电子病历等级要求大致如下。

0 级:未形成电子病历系统。

1 级：独立医疗信息系统建立。

2 级：医疗信息部门内部交换。

3 级：部门间数据交换。

4 级：全院信息共享,初级医疗决策支持。

5 级：统一数据管理,中级医疗决策支持。

6 级：全流程医疗数据闭环管理,高级医疗决策支持。

7 级：医疗安全质量管控,区域医疗信息共享。

8 级：健康信息整合,医疗安全质量持续提升。

2.2.2 电子健康档案

电子健康档案(Electronic Health Record,EHR)是人们在健康相关活动中直接形成的具有保存备查价值的电子化历史记录。它是存储于计算机系统之中、面向个人提供服务、具有安全保密性能的终身个人健康档案。EHR 是以居民个人健康为核心,贯穿整个生命过程,涵盖各种健康相关因素,实现多渠道信息动态收集,满足居民自我保健、健康管理和健康决策需要的信息资源。

电子健康档案中的个人健康信息包括基本信息、主要疾病和健康问题摘要、主要卫生服务记录等内容。健康档案信息主要来源于医疗卫生服务记录、健康体检记录和疾病调查记录,并将其进行数字化存储和管理。今后,居民的电子健康档案中还可增加健康评估、健康指导等功能,跟踪健康状况变化。

2009 年新标准规定的 5 类电子健康档案将会实行标准化,它们分别是：个人基本健康信息档案、疾病控制档案、妇幼保健档案、医疗服务档案、社区卫生档案。此标准化的实行,使我国的个人健康档案更加统一和规范化。统一电子健康档案的建立,可以实现医疗机构间的信息互联互通,健康信息共享,切实解决群众看病就医问题。

中华人民共和国卫生部于 2011 年发布了《城乡居民健康档案基本数据集》(WS 365—2011),涵盖了以上 5 类电子健康档案的标准。在此后的十年中,标准不断补充、细化,形成了由数十个标准文档组成的较为完整规范的标准集。

2.2.3 EMR 和 EHR 的区别

EMR 是病人在诊断和治疗过程中产生的数字医疗信息文档,是"以医疗为中心"的数字化健康档案。EMR 根据医院治疗业务流程和需要设计,满足了医院业务和管理的要求。

EHR 是以医院的电子病历为主体,以信息共享为核心的数字化健康档案。EHR 将跨越不同的机构和系统,在不同的信息提供者和使用者之间实现医疗信息互换和共享。EHR 将为提高病人的安全,提高医疗质量,改善健康护理,推进病人康复和降低医疗费用而做出贡献。

2.3 医院内信息系统

随着信息技术的不断发展,目前医院内各个业务流、物流、财务都在逐渐使用各种信息系统。信息系统成为医院不可或缺的基础资源。一家大中型三级医院的日常运营往往需要依赖上百个甚至数百个信息系统的支持。这些系统有的负责整个医疗机构的运营基础,例如医院信息系统(HIS);有的负责某个特定业务的运行,例如医学检验信息系统(LIS)、药房管理系统等;有的负责某个特定科室的运行,例如 ICU 系统。同时随着医疗信息化区域交互的增加,医院内还有许多系统需要负责与院外机构进行交互,例如医疗保险系统、公共卫生系统、疾病预防控制系统等。

2.3.1 医院信息系统

医院信息系统(Hospital Information System,HIS)是医学信息学在应用领域的一个成功范例,也是在医疗卫生信息化建设中应用最早、发展最快、普及最广的大型管理系统。

医院是实施医疗护理的场所,是通过医务人员的工作,对门诊或住院病人运用各种医疗技术和药品进行科学诊治、促进病人康复的医疗机构。医院的任务是以医疗为中心,兼顾科研、教学和预防等工作。医院管理的水平直接关系医院履行职能的水平。随着全球进入信息化时代,医院的管理模式也逐步从传统经验式管理迈进到现代信息化管理,医院信息系统应运而生。

医院的职能和运行主要包括 3 方面:医疗护理(指对病人的医疗护理工作)、医疗事务(指对医疗护理日常事务的管理工作)和经营管理(指对医院人力、物力、财力的管理工作)。医院运行由医疗护理的提供者(即医务人员)、接受者(即病人)和医疗资源 3 部分构成,医院信息系统担当了对这 3 部分所有信息的采集、传输、处理、存储和输出工作,通过信息流处理医院的人流、物流、财流和业务工作,提高医院管理水平、工作效率、服务质量和经营绩效,从而增强医院的竞争力。

2.3.2 HIS 的定义

1. 医院信息系统的定义

美国学者 Morris Collen 于 1986 年曾为 HIS 做了如下定义:利用电子计算机和通信设备,为医院所属各部门提供病人医疗信息和行政管理信息的采集、存储、处理、提取和数据交换的能力,并满足所有授权用户的功能需求。

《医院信息系统基本功能规范》中给出的定义是:医院信息系统是指利用计算机软硬件技术、网络通信技术等现代化手段,对医院及其所属部门的人、财、物进行综合管理,对医疗活动各阶段中产生的数据进行采集、存储、处理、提取、传输、汇总、加工生成各种信息,从而为医院的整体运行提供全面的、自动化的管理及各种服务的信息系统。

上述定义说明，HIS是现代化医院的基础设施、支撑环境和管理方式。HIS直接服务的对象是医院以及医院的授权用户，如医院的各级管理人员、医疗护理人员、病人等；HIS直接管理的是在医院运转中传递的所有信息。

HIS的基本构成包括：第一层次——用户；第二层次——用户实际使用的终端，可以根据用户的应用作业给以不同形式的终端，如无盘或有盘微机、多媒体微机、图形工作站等；第三层次——应用环境，包括医院信息系统的硬件和系统软件提供给用户应用时的各种装置，如窗口操作、屏幕表格处理、键盘上的功能键、打印工具、辅助设备等；第四层次——应用程序或医院信息系统的子系统，用户在这个层次进入医院信息系统的应用程序，完成相关功能；第五层次——数据库管理系统，实施来自下设层次对数据库的要求，应用层次的所有应用程序都可以与此层通信并访问数据库，数据库中的所有数据也能被各种应用程序访问、共享，并符合一致性要求；第六层次——数据库，其中大量存储着医院各部门有关管理、病人诊疗等各类数据，这些数据来自用户、应用程序并通过第五层次获得。

2. 医院信息系统的范畴

狭义上说，医院信息系统（HIS）就是指"医院管理信息系统"（Hospital Management Information System，HMIS），针对医院人、财、物进行经济管理和医疗事务管理，包括病人的出入院管理、费用管理、药品物资管理、医务人员管理等。其功能类似于企业资源计划系统（ERP），是医院得以正常、持续运行的基础系统。这也往往是医院信息系统建设的起点。

临床信息系统（Clinical Information System，CIS）是指利用计算机软硬件技术、网络通信技术对病人临床医疗信息进行采集、存储、处理、访问和传输，支持医务人员的医疗活动，提供临床决策支持，以病人为中心、以提高医疗质量为目的的信息系统。CIS包含了常见的EMR、LIS、PACS、RIS等业务系统以及CDSS（临床辅助决策系统）等辅助系统。CIS一旦建立，必定会使HMIS的工作更准确、更有效率。

从广义上说，一个完整的医院信息系统（Integrated Hospital Information System，IHIS）包括HMIS和CIS，这两者相互联系、相互依存，HMIS是CIS的基础，CIS是HMIS发展的必由之路。

HIS提供了医院运行中所涉及的各类资源管理。HIS已经历了超过30年的发展和变迁。

（1）从业务角度看，HIS的发展可分为3个阶段。

第一阶段：HIS开始尝试进入医院业务，主要用于门诊收费和少量零散的医嘱处理。在这一阶段中，受限于计算机软硬件条件和操作人员的水平，HIS只在医院少量部门使用。

第二阶段：HIS不断扩展自己的功能，几乎进入了医院运行的各个领域。在这一阶段，院内所有工作人员开始成为HIS的直接用户。通过信息共享，HIS将院内的业务进行了重新梳理，在很多方面重新定义了医院的业务流程，使之更规范化。

第三阶段：随着互联网和移动互联网的发展，广义上的HIS走向了智能化和互联网服务的方向。在这一阶段，HIS已不仅仅是一家厂商的产品。通过院内外信息共享，利用互联网和人工智能技术,HIS 提供了各种智能化医疗辅助功能,同时也出现了大量患者服务的应用。这不仅提高了医院的运行效率,降低了差错率,还在一定程度上提高了患者的满意度。

（2）从技术角度看,HIS 的发展也可以分为 3 个阶段。

第一阶段：单机版 HIS。在这一阶段,HIS 运行在单台计算机上,主要执行费用核算、收支记录等非医疗的任务。

第二阶段：局域网 HIS。在这一阶段,HIS 运行于院内服务器上,一般通过各专业客户端联机使用,主要执行院内各医疗和非医疗的任务,包括日常诊疗等核心业务。

第三阶段：互联网 HIS。在这一阶段,HIS 虽然仍运行于院内服务器或私有云上,但开放了面向患者的互联网服务。从最初的检验检查和体检报告查询,到后期的互联网医院等应用都是这一阶段的代表。

3. 医院信息系统的特性

HIS 是企业级信息系统中最复杂的一类,这是由医院本身的目标、任务和性质决定的。它不仅要同其他所有信息系统一样追踪各种信息流,提高医院的运作效率,而且还应该支持以病人医疗信息记录为中心的整个医疗、教学、科研活动。HIS 的复杂性主要表现如下。

（1）需要具有极其迅速的响应速度及联机事务处理能力。在急诊病人入院抢救时,迅速、及时、准确地获得其既往病史和医疗记录的重要性是显而易见的。每天就诊高峰时间,门诊大厅中拥挤着成百上千的病人与家属,焦急地排队等待挂号、候诊、交款、取药、检查时,HIS 对联机事务处理（Online Transaction Processing,OLTP）能力的要求非常高。

（2）医疗信息复杂性。病人信息是以多种数据类型表达出来的,不仅需要文字与数据,而且时常需要图形、图表、影像等。

（3）信息的安全性、保密性要求高。病人的医疗记录是一种拥有法律效力的文件,它不仅在医疗纠纷案件中,而且在许多其他法律程序中均会发挥重要作用,同时还涉及病人个人隐私。有关人事的、财务的,乃至病人的医疗信息均有严格的保密性要求。

（4）数据量大。任何一个病人的医疗记录都是一部不断增长着的、图文并茂的病案,一个大型综合性医院拥有上百万份病人病案是很常见的。

（5）缺乏医疗信息处理的标准。这是另一个突出地导致医院信息系统开发复杂化的问题。目前医疗卫生界对医学信息表达、医院管理模式与信息系统模式的标准与规范了解甚少。计算机专业人员在开发信息系统的过程中要花费很大精力去处理自己并不熟悉的领域的信息标准化问题,甚至要参与制定医院管理的模式与算法。医学知识表达的规范化,即如何把医学知识翻译成一种适合计算机的形式,是一个世界性的难题。而真正电子病历的实现也有待于这一问题的解决。

（6）高水平的信息共享需求。医生对医学知识（例如某新药品的用法与用量、使用禁忌,某一种特殊病例的文献描述与结论等）、病人医疗记录（包括住院病人和若干年前就已死亡的病人）的需求可能发生在其所进行的全部医、教、研的活动中,可能发生在任何地点;而某住院病人的住院记录摘要（病案首页内容）也可能被全院各有关临床科室、医技科室、行政管理部门（从门卫直至院长）所需要。因此，信息的共享性设计、信息传输的速度与安全性、网络的可靠性等也是 HIS 必须保证的。

（7）医护、管理人员对计算机的心理行为障碍。由于教育背景和计算机普及程度所限，部分终端用户对使用计算机采取抵制态度，这就要求系统设计者付出更大的精力，提供更友善的界面、更方便的帮助信息、更简单的操作方法、更简单快捷的文字录入，这样也就增加了信息系统的成本与复杂程度。

医院的总体目标、体制、组织机构、管理方法、信息流模式的不确定性给分析、设计和实现 HIS 增加了困难。我国正处在大改革时期，医院的性质、体制、机构、制度、管理的概念、方法与手段都在探索和变化中，这就大大增加了 HIS 设计的难度。

2.3.3　HIS 的基本功能

医院信息系统的本质是一个信息管理系统，具有对信息的采集、存储、处理、传输和信息提供 5 个基本功能，满足所有授权用户对信息的需求，满足各种业务处理的功能需求。

1. 信息的采集功能

HIS 中的任何处理、分析、决策都依赖于系统采集到的数据和信息，如果把系统比喻为一座工厂，这些数据和信息就是原材料。

原始数据和信息的采集来自各项业务处理的第一线，在它最初出现的时间、地点一次性地采集。例如在病人第一次来门诊时就采集其姓名、年龄、住址等个人信息，当他再次来门诊或转为住院时不再二次输入，以避免重复和差错。采集信息要方便、准确、完整、及时和安全，以适应医院治病救人的特点。

根据信息的性质和形式不同，采集的方法和手段有多种。最常见的是手工键盘录入、手写录入、鼠标选择、各种形式的卡（磁卡、IC 卡、条码卡等）；借助于实验室系统（LIS）、医学影像存储与传输系统（PACS）等，HIS 可直接从大型仪器的输出端采集病人的化验结果数据、医学图像信息；数码照相、缩微照相的图像也可以直接采集；还可以从互联网和医院局域网上直接下载信息。

2. 信息的存储功能

医院的数据和信息（包括原始资料和对原始资料处理后的结果）是非常宝贵的资源，对医疗、管理、科研和教学有不可估量的价值，需要长期保存。如我国规定病人门诊病历必须保存 15 年，住院病历必须保存 30 年。医院的各项业务每天都在产生大量的数据，这些数据也要保存一定的时间。所以 HIS 的信息量是巨大而且每日剧增的，系统应该有完善的存储功能、措施和制度，保存信息时充分考虑存储量、信息格式、存储方式、使用方式、调用速度、安全保密等问题。

HIS 应当建立两个数据库，分库存放当前数据和历史数据。当前数据一般用硬盘存储，随着数据量的增加，系统运行速度会减慢，这时就由系统提供的自动转移功能，将数据移到历史库，使当前库的数据量保持在一定值，以保证系统的运行速度。历史数据存储于另外的硬盘或磁带。历史数据还要考虑到今后的方便调用。

为保证安全，系统应有数据定时备份、异地存放功能。

3. 信息的处理功能

对数据和信息的加工处理，几乎囊括了从原始数据资料输入到最后结果输出的整个过程，是 HIS 的主体。HIS 内各个部门、各个子系统承担的业务不同，对同一批数据加工处理的要求也不同。例如，对录入的同一病人的药品信息，药房子系统需要实现库存变化，计价收费子系统需要实现费用扣除，护理信息系统需要实现药品的配制、发放和使用。信息处理还要适应各部门和子系统的性能，例如各事务处理的第一线（门诊挂号窗口、病房等）对信息加工处理的速度要求就比较高。

4. 信息的传输功能

HIS 是在整个医院范围内运行的系统，它包含了许多业务部门和子系统，各个部门和子系统在处理自身业务、实现自身功能时，需要利用来自于其他部门和子系统的数据，同时又生成数据提供给其他部门和子系统使用，这就是信息的传输。

HIS 中海量的信息时刻在进行着传输，传输的准确、快速是 HIS 正常运行的关键。

5. 信息的提供功能

HIS 为医院各业务部门提供这些部门所需要的信息，如临床医生需要的病人检查结果、财务部门需要的收支报表、院长需要的门诊和住院分析报表等。HIS 通过准确、快速、明了地提供信息实现其自身价值。

根据信息种类和用户要求的不同，信息的表达方式和提供形式也不同，一般有文字、数值、表格、图形、图像等表达方式，屏幕显示、打印文档、电子文件等提供形式。

上述信息处理的 5 个基本功能贯穿了整个 HIS，互相融合，在医院各个部门实现多种多样的业务功能，支持医院完成其职能，它们的相互关系如图 2.1 所示。

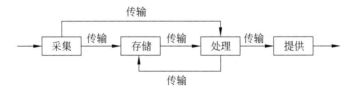

图 2.1 HIS 信息处理基本功能的相互关系

2.3.4 HIS 的结构

图 2.2 是一个典型的医院信息系统（广义 HIS）的体系架构，包含了医院业务的主要部分。整个系统通过医院服务总线（HSB）进行管理，既满足了数据共享、数据交换的需求，又降低了子系统间的耦合度。通过基础集成平台将系统中共性的功能抽取出来，提供统一用户管理、统一登录管理、统一授权管理、统一主数据和主索引管理等公共基础设施

与功能。

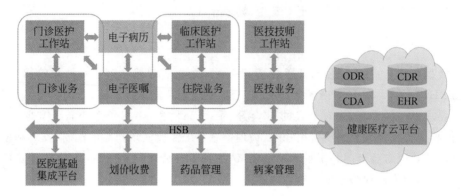

图 2.2　一个典型的医院信息系统的体系结构

1. 医院信息系统的总体结构

HIS 的结构依医院功能而建，总体上可以用如图 2.3 所示的"双金字塔"模型来描述，模型包括 3 个层次、8 个组成部分。

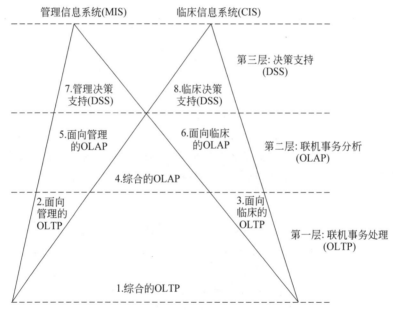

图 2.3　医院信息系统总体结构层次

第一层次——联机事务处理（On-Line Transaction Processing，OLTP）。OLTP 包含了所有支持医院运作的窗口业务子系统，担负完成日常基层业务以及采集信息层任务。窗口业务处理可能是医院的人、财、物等行政管理业务，也可能是有关门诊、急诊、住院病人的临床医疗事务，是全部 HIS 数据的采集端口，采集来的数据和信息应该是最小粒度的，作为上一层直至最高层运行业务的原材料，为上面两个层次的子系统运行奠定基础。

例如门诊收费处完成划价收费业务,在各种处方、化验、检查单上加盖已收费章和交给病人账单的同时,采集到了为门诊提供相应医疗服务的各科室的门诊收入和工作量信息,提供给中层管理科室。

第二层次——联机事务分析(On-Line Analytical Processing,OLAP)。OLAP 支持医院中层管理科室的业务,对信息进行实质性的处理。从基层收集来的数据和信息在这一层进行综合、汇总、分析报告与存储,完成本科室的管理业务、产生定期上报的报告和报表。例如医务科从住院处、病房、手术室等部门收集到有关信息,产生医疗动态、医疗质量控制之类的报表。为避免影响 OLTP 业务系统的性能、提高查询速度,这一层的运作通常不利用由 OLTP 生成的业务数据库,而是另建一个与之分离的数据仓库。

第三层次——决策支持(Decision Support System,DSS)。DSS 是 HIS 的指挥中心。DSS 接收 OLAP 加工处理后的数据、信息和由此产生的报告、报表,以数据仓库(Data Warehouse,DW)技术为基础,以 OLAP 和数据挖掘(Data Mining,DM)技术为手段,实现对面向主题的就某一领域问题做出未来趋势的预测,支持医院最高领导层进行正确的决策和判断。

2. 医院信息系统的子系统组成

图 2.4 所示是一个完整的医院信息系统(IHIS),是由不同层次、不同任务的部门相互交叉组成的网状系统,依据不同业务部门的功能,将 IHIS 按系统→分系统→子系统→模块→子模块逐级划分。

IHIS 首先可以划分为 4 部分:医院管理信息系统,即狭义的 HIS,对医院人、财、物等资源常规运行进行管理;临床信息系统,即 CIS,主要管理临床医疗护理工作;支持与维护系统,用于 IHIS 软件管理和维护;外部接口。这 4 部分下面再各划分出若干子系统。另外,面向整个 IHIS,有查询和决策支持子系统,包括两部分:医院办公系统及院长辅助决策支持子系统、综合查询子系统(含病人查询、医务人员查询等模块)。

一个子系统通常包含一群关系密切的功能,一个高层模块对应其中的一组功能,而一个低层模块则对应其中的一项功能。每个子系统或模块保持相对独立性,内部各因素之间有密切的逻辑联系;而子系统之间关系弱小,主要是数据库数据共享关系。

2.3.5　医学影像存储与传输系统

医学图像是用各种设备对病人的身体、标本检查获得的结果,由于数据量非常大,数据的存储、传输和系统建设所需要的设备和技术与处理文字信息的系统有差别,因此医学图像存储与传输系统(Picture Archiving & Communication System,PACS)的建设需要专门立项。

1. PACS 的概念

PACS 是应用数字成像技术、计算机和网络技术,对医学图像进行获取、存储、传输、检索、显示、打印而设计的综合信息系统,其目的是有效地管理和利用医学图像资源。

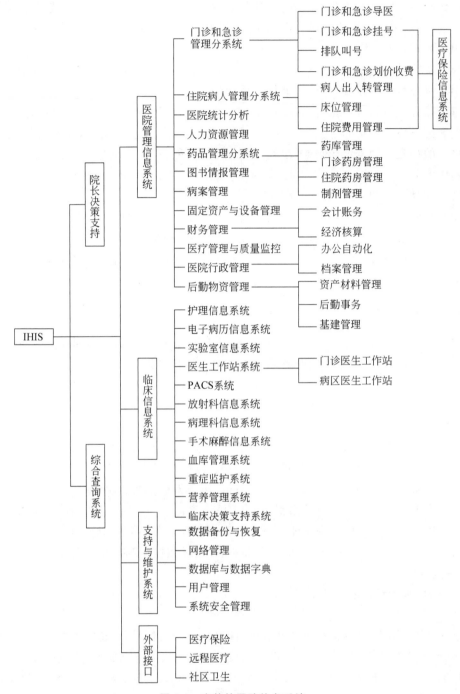

图 2.4　完整的医院信息系统

　　PACS 是专门为图像管理而设计的。它以高速计算机系统为基础，以高速网络连接各种影像设备和相关科室，利用大容量存储技术，以数字化的方法采集、存储、管理、传输和显示医学影像及其相关信息，具有影像质量高、存储及传输和复制无失真、传输迅速、影像资料可共享等特点,其目标是提供一个更为方便、有效的图像显示、存储和检索的工具。

通常 PACS 系统为了影像显示更为清晰,还会配备专业的显示器,同时配备专门的胶片打印机用于影像胶片的打印。

现代医院的诊疗工作越来越多地依赖于医学仪器、设备的检查结果,X 线检查、CT、MRI、超声、红外线成像、内窥镜检查和显微图像等影像学检查的应用也越来越普遍。传统医学图像的存储介质是胶片、磁带等,存在存放空间大、查找不方便、丢失概率大、利用率低和异地就诊困难等缺陷,无法适应现代化医院对大量、大范围图像管理和利用,采用图像数字化的方法来解决这些问题已经得到公认。

由于医学图像数据量大,需要大容量的存储设备、高性能的显示设备和高速的计算机网络。高昂的费用也曾经是建立 PACS 的主要障碍。随着计算机技术的发展,计算机和通信设备的性价比提高,在经济上已经可以逐步为医院所接受,这就为数字化医学图像的存储和传输奠定了基础。

PACS 系统的使用不但为医院达到无胶片化环境提供解决方案,而且为进一步实现远程医疗、远程教学、远程学术交流和计算机辅助的医学影像诊断提供了支撑环境。PACS 也是医院迈向数字化信息时代的重要标志之一,是医疗信息资源达到充分共享的关键,对医院信息化建设起着重要作用。

2. PACS 的发展

20 世纪 60 年代,就有人试图用计算机处理医学影像,但当时的计算机水平还难以实现。直到 20 世纪 80 年代,影像设备的数字化和计算机的发展,使 PACS 的建立成为可能。20 世纪 80 年代初,一些发达国家开始研究 PACS,并在医院建立起一些 PACS 的原型。20 世纪 80 年代到 20 世纪 90 年代中期,在欧洲、日本和美国已经建立起一些实用的 PACS。当时的 PACS 采用专用设备,多是局部系统,主要是一些影像设备生产厂家提供的与医学设备配套的产品。

20 世纪中期到末期,计算机技术和网络技术快速发展,PC 的性能大大提高,使 PACS 用户终端的速度和功能得到加强。显示技术的发展和显示质量控制软件的出现,使图像显示质量基本达到读片要求,PACS 诊断价值开始得到临床的认可。此时,应诊断和信息保存的需求,放射科信息系统(Radiology Information System,RIS)出现。RIS 处理包括病人登记、预约检查时间、报告、病人跟踪、图像跟踪、诊断编码、教学、管理等文字信息,与病房医生工作站、门诊医生工作站有密切的信息交换。在临床应用的工作流中,PACS 与 RIS 做好沟通,就可以提高工作效率。人们开始认识到,PACS 应该是 HIS 中的一个重要组成部分,与其他系统相互沟通,形成一个医院信息的整体。

从 20 世纪末以来,PACS 不断发展,DICOM 标准被广泛接受,PACS、RIS 与 HIS 全面整合,PACS 用于远程诊断。显示质量控制软件进一步发展,新的显示设备出现。PACS 中引用临床专用软件,利于辅助诊断与治疗。无胶片化的进程,促使 PACS 的系统安全性提上议事日程。

PACS 的未来将是区域 PACS 的形成,组建跨地区广域网的 PACS 网络,实现全社会医学图像的网络化。

3. PACS 的类型

按照目前国际上流行的划分方法，PACS 可以按规模和应用功能分成 3 类。

（1）小型 PACS(Mini PACS)。局限于单一医学影像部门或影像亚学科单元范围内，在医学影像学科内部分地实现影像的数字化传输、存储和软拷贝显示功能。

（2）数字化 PACS(Digital PACS)。包括除常规 X 射线摄影以外的所有数字影像设备，常规 X 射线影像经过胶片数字化仪进入 PACS。具备独立的影像存储及管理亚系统和必要的软拷贝和硬拷贝输出设备。

（3）全规模 PACS(Full-service PACS)。涵盖全放射科或医学影像学科范围，包括所有医学成像设备，有独立的影像存储及管理亚系统，足量的软拷贝显示和硬拷贝输出设备，以及临床影像浏览、会诊系统和远程放射学服务。采用模块化结构、开放性架构，与 HIS /RIS 整合良好。

4. PACS 系统采用的标准

由于 PACS 需要与医院中来自不同厂家的 CT、MRI、CR、PET 等所有的图像设备连接以获取原始数据，这些设备类型复杂，输出图像格式不尽相同，所以必须有统一的通信标准。第 1 章介绍的 DICOM 3.0 标准已经被大多数医疗影像设备生产厂商采用，成为实际使用的工业标准。

在 PACS 建设中如果图像产生的设备、存储管理系统、图像显示和打印系统等都按照标准设计，这些部分之间的信息交换将变得比较容易，采用标准的系统也更容易将各个厂商生产的图像采集、管理、显示、打印设备连接在一起，使系统的建设更加灵活。如果 HIS 中也提供符合 DICOM 标准的接口，则 PACS 与 HIS 其他部分交换数据也将能够自动完成，使医学影像与医院的其他信息融合在一起。同时，DICOM 标准中还给出了检查工作流程各个状态的通信标准，按照这个标准，HIS 与 PACS 能够紧密地结合在一起，共同完成医学信息处理的工作。

5. PACS 的拓扑结构

PACS 由高性能服务器、大容量存储设备、高速网络、各种信息采集设备、各种诊断及应用工作站、打印机等硬件组成，PACS 网络结构如图 2.5 所示。

6. PACS 的工作流程

下面以图 2.6 为例，介绍 PACS 的一般工作流程。

在医院信息系统(HIS)进行病人登记，到预约工作站(属于放射科信息系统，即 RIS)分诊，预约检查的设备和时间，预约工作站自动将这些信息送到 PACS 的接口。

病人准备接受检查，检查设备通过 Work List 查询 PACS 接口，得到预约工作站送来的病人信息。

病人的影像被采集并以 DICOM 格式经分中心服务器分发给诊断工作站；同时影像被送到 PACS 服务器归档，以备 HIS 查询、调阅，或通过网络以供远程调阅。

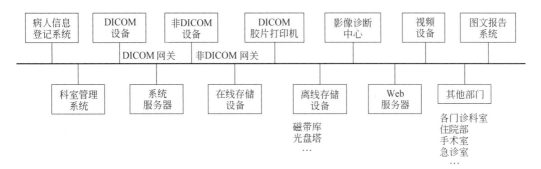

图 2.5 PACS 网络结构

影像经诊断或诊断后再会诊,写出诊断报告,提交主任工作站确认报告,报告发送到 RIS,并返回报告给 HIS。

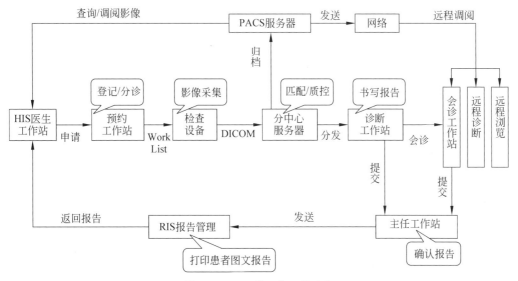

图 2.6 PACS 的一般工作流程

7. PACS 的功能

PACS 的主要功能包括医学图像的采集、存储、检索、重现和后处理。

图像采集是医学图像进入系统的入口,系统中数字化图像的质量主要由采集部分决定,如果采集过程中产生图像的失真或丢失,后续的系统将无法弥补。

对不同的图像源,采用不同的采集方法。对具有 DICOM 接口的设备,采用标准的 DICOM 接口直接采集;对不符合 DICOM 标准但有数字接口的设备,实现 DICOM 网关,将非 DICOM 格式的图像转换成 DICOM 格式;对模拟视频输出的设备,采用视频采集卡采集模拟信号,将其转换为数字信号,交给 DICOM 网关进一步转换处理;医院原有的病历和图像信息可用数码相机或扫描仪转成数字信息,然后交给 DICOM 网关。

按照医学教学和研究工作的特点,数字化的图像分成 3 个精度等级:图像作为医疗诊断主要依据的，要求数字化精度高，通常采用无损压缩处理；图像作为医疗工作中的主要参考的，如用于一般会诊、病历回顾、手术定位等，图像精度对诊断不会造成太大影响，图像可以在数字化后进行一定的有损压缩，以减少图像存储和传输时对资源的占用；图像作为一般教学参考的，主要为了表达清楚已经明确的影像特征，可以对无关内容进行较大幅度压缩，使图像的数据量大大减少。

图像存储指将采集的数字化图像有序地组织起来，存储到持久介质上。数字化的图像占用的物理空间远远小于胶片图像的大小，而且可以方便地传输到任何有计算机的地方去。

针对医院图像数据量大、需要长期安全保存、调阅方便快速等要求，PACS 的图像存储需要做相应的设计处理。如分布存储，即将图像数据分数据库、分服务器、分网络存储，以改善图像调阅速度。据调查，90％以上的调阅需求是对近期图像的，将近期图像和远期图像分开存储，就能满足大部分需求。在医院，门诊和急诊对调阅速度的要求明显高于住院，因此也有 PACS 系统将门诊和急诊图像与住院图像分别存储。又如预约调阅，当病人入院或挂号后，PACS 自动将该病人的历史图像从远期存储处调到近期存储处，以便医生在需要时能够快速得到。

为满足远程调阅的需要，存储需要采用通用图像格式，如 DICOM、BMP、AVI、JPEG、MPEG 等。

另外，PACS 中存储的图像与通常意义上的图像不完全相同，除了图像本身像素的信息外，还有许多与图像相关的信息。

图像检索指通过某些特定的信息（如病人姓名、医院 ID 等）能够检索到病人某次检查所产生的医学图像。

图像重现指将图像像素以及与图像相关的信息，进行转换后再现在特定的显示设备上，供临床诊断使用。图像重现一般有计算机屏幕显示、激光照相机输出胶片和打印机打印 3 种方式。

计算机屏幕显示的医学图像是由一个个分离的亮度不同的点组成的，而人眼在不同亮度条件下的分辨能力不同，显示器亮度越高，人可分辨的亮度差也越大，但亮度过高，空间分辨率会降低。因此，面向不同的应用，需要对分辨率、背景亮度以及绝对亮度差等指标做出权衡选择。例如，在显示非移位骨折等场合，要求分辨细节的能力强；而在检测肺小结等软组织的微小差别时，分辨亮度细微改变的能力就很重要。DICOM 标准定义了一个亮度校正曲线，对人眼的这种非线性特性进行校正，达到视觉一致性的目的。

PACS 对图像具有一定的处理能力，增强图像的显示效果，使医生能更准确、更方便地进行诊断。PACS 可以对单幅或多幅平面图像进行后期处理，包括几何变换、图像测量、调整图像显示效果、图像重建等。

几何变换的类型有缩放、旋转、镜像、定位及裁剪等，通过几何变换可以改善在图像采集过程中由于病人摆位、采集条件等原因带来的对诊断的影响，帮助医生更好地观察图像。图像测量主要包括长度、角度、周长、面积、平均密度值测量等，目的是提取出对临床诊断有用的定量信息。对图像的显示效果进行调整可从不同的诊断角度出发，根据医生需要进行多种处理，主要有平滑、锐化、浮雕、负片、增强和伪彩色等。图像重建有二维重建和三维重建等,二维重建多用于多排螺旋 CT 设备,通过对 CT 图像横端面的截取,进行二维体积层面重组,即可获得重建图像;三维重建有三维表面重建、三维容积重建、最大最小密度投影、X 线模拟投影等,经三维可视化处理后的图像,可为医生提供器官和组织的三维结构信息和分析工具,提高医疗诊断的准确性。

2.3.6 放射科信息系统

放射科信息系统(Radiography Information System,RIS)是综合管理与放射科相关的各种文本信息的系统,具有预约、录入、查询、统计及报表等多种功能。此系统主要针对医院内部与放射治疗有关的科室,通常还包含了质量控制、诊断报告、管理考核等。由于放射科大量检查是影像类的检查,因此 PACS 系统中往往会包含 RIS 模块。

2.3.7 医学检验信息系统

医学检验信息系统(Laboratory Information System,LIS)也称实验室信息系统,有时也会称其为实验室信息管理系统(Laboratory Information Management System,LIMS),是专为医院检验科(包括免疫室、血库等相关科室)设计的一套信息管理系统,能将实验仪器与计算机组成网络,使样品登录、实验数据存取、报告签审、打印分发、实验数据统计分析等操作过程实现规范化、自动化、智能化管理。这套系统通常与其他信息系统如医院信息系统(HIS)连接。实验室信息系统由多种实验室流程模块构成,这些模块可以依据用户的实际情况进行选择和配置。大型的实验室信息系统几乎包括了所有的实验室研究的学科内容,如血液学、化学、免疫学、血库、外科病理学、解剖病理学、在线细胞计数和微生物学。

LIS 系统本身通常局限于实验室(检验科)内部使用,但其报告会被其他系统使用,因此 LIS 系统往往提供了丰富的接口,可与 HIS 系统无缝对接。同时,LIS 系统还能够通过客户端直接连接一些常见的检验设备和仪器,自动将检验结果以及检验过程中的原始数据导入系统,无须人工干预即可出具报告并保存原始数据备查。

1982 年,第一代 LIS 系统出现。它运行在小型机上,提供了自动的报表工具出具检验报告。1988 年,第二代 LIS 系统利用关系数据库,可以管理大量实验标本以及检验结果。1990 年,第三代 LIS 采用了客户端/服务端架构,使数据采集、数据处理和数据交换更为便捷。现代的 LIS 系统通过局域网、互联网等方式可以同时服务于区域内多家医疗机构,通过 HL7 等标准规范实现了检验数据的共享和跨机构数据交换。

LIS 的核心功能是样本(标本)的管理,其基本功能包括如下。

(1)样本的接收和管理。

(2)分配、调度和跟踪样品及相关分析工作。

(3)对样品和检验设备、检验耗材的管理和质控。

(4)样品及检验过程和检验结果数据的存储。

(5)检验结果的审核和报告以及样本数据的汇总管理。

2.4　公共卫生信息系统

公共卫生就是组织社会力量共同努力，改善环境卫生条件，预防控制传染病和其他疾病流行，培养良好卫生习惯和文明生活方式，提供医疗服务，达到预防疾病、促进人民身体健康的目的。21世纪的医学发展趋势是公共卫生和个人健康防治的整合。因此，与之相对应的需要建立起健康防治服务和公共卫生相整合的、基于人群信息的公共卫生信息整合应用系统。公共卫生信息系统(Public Health Information System，PHIS)是公共卫生信息学的发展、信息知识以及公共卫生专业知识的发布的关键，它有助于实现公共卫生的基本使命和加强公共卫生的服务能力。信息技术的普及，尤其是互联网、无线通信技术的大规模应用，彻底改变了传统公共卫生管理的方法，带来了信息获取、处理和利用方式上的变革，提高了信息的利用效率。利用信息技术，可以实现对传染性疾病的报告、突发公共卫生事件处理的全程跟踪、相关数据的实时采集以及危机快速判定和决策等功能，还可以为命令的部署、现场与指挥中心的实时信息反馈、联动指挥提供技术支持，有助于对危机事件做出快速和有效的反应。

2.4.1　我国公共卫生信息体系

公共卫生信息系统的建设与国家信息化程度密切相关。我国的公共卫生信息系统建设起步于20世纪80年代中期，当时的中国预防医学科学院建立法定传染病报告信息系统，这是我国第一个公共卫生信息系统，具有里程碑的意义。它利用现代计算机与通信技术实现疫情数据网络传输，结束了我国从20世纪50年代以来按月逐级汇总、通过邮局层层邮寄纸质报表上报疫情数据的历史，迈出了公共卫生信息系统建设的第一步。

进入20世纪90年代以后，信息产业快速发展，信息网络广泛普及，信息化成为全球经济社会发展的显著特征，并逐步引起全方位的社会变革。与此同时，公共卫生信息系统也进入了快速发展的阶段。1997年，卫生部召开"全国卫生信息化工作会议"，要求各级卫生行政领导利用国家信息化及卫生信息化来促进卫生事业的发展和卫生改革的深入。1999年，卫生部拟定《国家卫生信息网项目建议书》，提出我国卫生信息系统建设的总体目标是"综合运用计算机技术、网络技术、通信技术，构成一个覆盖中央—省—地(市)—县(区)四级卫生系统的高效、快速、通畅的网络通信传输系统，提高卫生信息质量，加强卫生事业的宏观管理、科学决策及重大灾害的应急、应变指挥能力的国家卫生信息网建设"，其中优先建立卫生防疫信息网。这时，国家投资建设了国家疾病报告管理信息系统，如图2.7所示，系统由各级疾病预防控制中心(Center For Disease Control And Prevention，CDC)和各级各类医疗机构组成，疫情报告管理实行分级属地化管理的原则；各部门也建设了一些单病种监测报告管理信息系统，如结核病、艾滋病监测报告系统等；还有为满足各单位内外部某项业务而建立的系统，如对适龄儿童进行疫苗接种管理为目的的儿童免疫接种管理信息系统；还有统计报表管理信息系统等。这些系统大多为业务驱动型，为满足本部门某一具体业务需求而建立，相互之间缺乏联系，自然也就缺少顶层设计；并且缺乏信息标准体系的支撑;信息利用程度也低。

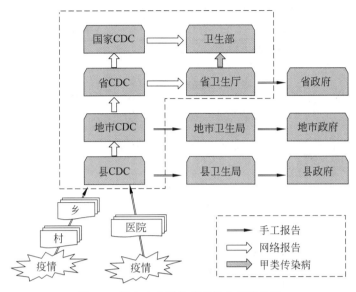

图 2.7 国家疾病报告管理信息系统流程

目前,我国已初步建立"纵向到底"的国家公共卫生信息系统。系统依托国家公用数据网,综合运用计算机技术、网络技术和通信技术,建立了连接乡镇、县(区)、地(市)、省、国家五级卫生行政部门和医疗卫生机构的五级双向信息传输网络的公共卫生信息虚拟专网,地(市)、省、国家建立三级公共卫生信息网络平台,如图 2.8 所示。

2003 年 9 月《国家公共卫生信息系统建设方案》公布。我国公共卫生信息系统的基本网络架构为"纵向到底,横向到边"。

1."纵向到底",五级网络、三级平台

"纵向到底"即连接乡镇、县(区)、地(市)、省、国家五级卫生行政部门和医疗卫生机构的五级双向信息传输网络,地(市)、省、国家建立三级公共卫生信息网络平台,即"五级网络、三级平台"。

2."横向到边",区域卫生信息网

"横向到边"即按照区域卫生规划要求和属地管理原则,在地(市)区域公共卫生信息网络平台建设的基础上,区域内各级卫生行政部门、中国疾病预防控制中心(Center For Disease Control And Prevention,CDC)、CHIS、各级各类医疗机构按照统一要求,依托国家公用数据网接入地(市)公共卫生信息网络平台,形成区域卫生信息网络。

CDC 建立的中国疾病预防控制信息系统是全国性的卫生信息网络的案例,也是及早发现可能的传染病病例从而有效控制疫情的关键。建设基于互联网的传染病个案直报和纵向到底、横向到边、广覆盖的网络直报系统,即疾病预防控制信息系统,是当前公共卫生信息系统建设的主要任务。目前我国的疾病预防控制信息系统已经覆盖了全国所有的卫

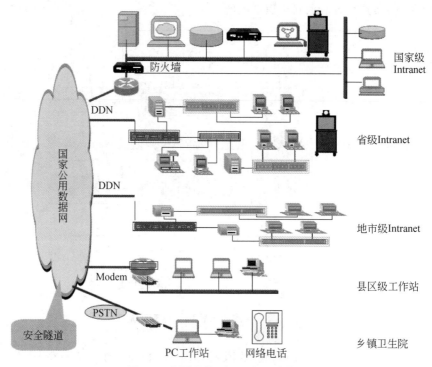

图 2.8　我国公共卫生信息系统体系

生行政机构、疾病预防控制中心、卫生监督机构以及全国 96% 以上的县级及以上医疗机构和 70% 以上的乡镇级卫生院,成为当今世界最大的基于互联网在线直报的网络应用系统。在网络范围内,所有的医疗机构、各级疾病预防控制中心及其一线专业人员可以直接将监测数据提交到中国疾病预防控制中心的数据中心,基层报告和中央接收信息同步,最大限度地提高处理传染病疫情暴发流行的效率,将重大传染性疾病的危害降低到最低水平。如图 2.9 显示了 SARS 网络直报信息流程。在新冠肺炎疫情中,系统在一定程度上起到了及早发现、全国联动的防治效果,有效地监控并协助控制了新冠肺炎的传播。

3. 突发公共卫生事件应急指挥中心与决策系统

突发公共卫生事件指"突然发生、造成或者可能造成社会公众健康严重损害的重大传染病疫情、群体性不明原因疾病、重大食物和职业中毒以及其他严重影响公众健康的事件",突发公共卫生事件应急指挥系统建设状况集中反映了一个城市乃至一个国家的危机管理水平,同时也反映了城市的综合信息化水平。2003 年 SARS 重大疫情灾害后,为提高我国突发公共卫生事件应急反应能力,加快公共卫生信息系统建设,《国家公共卫生信息系统建设方案》中明确指出要建立中央、省、市三级突发卫生事件预警和应急指挥系统平台,提高医疗救治、公共卫生管理、科学决策及突发公共卫生事件的应急能力。如图 2.10 所示是突发公共卫生事件的应急处理一般程序。

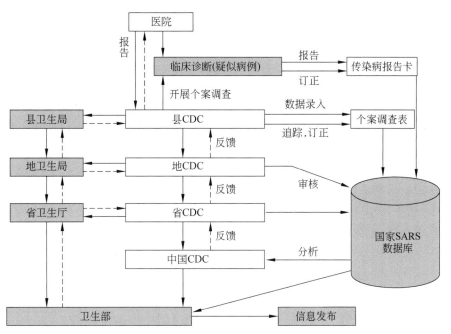

图 2.9 SARS 网络直报信息流程

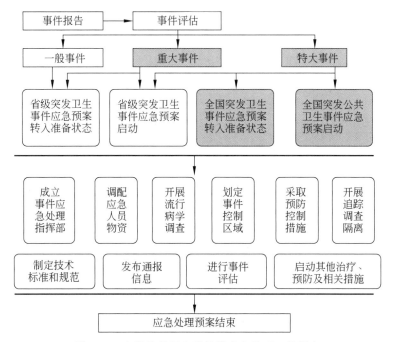

图 2.10 突发公共卫生事件的应急处理一般程序

2.4.2　社区卫生信息系统

1. 概念

社区是由一定数量的人群组成的，有共同地理环境、共同文化背景的生活方式、共同利益与需求的区域共同体。世界卫生组织（WHO）认为一个社区的人口为 10 万～30 万，面积为 0.5 万～5 万平方米。社区的基本单位是家庭。20 世纪初，公共卫生的概念进入社区，20 世纪 60 年代命名为社区医疗（Primary Care）。

社区卫生信息系统（Community Health Information System，CHIS）是应用计算机网络技术、医学、公共卫生学知识，对社区卫生信息进行采集、加工、存储、共享、利用，为社区居民提供预防、医疗、保健、康复、健康教育、计划生育等卫生服务的信息系统。

社区卫生服务（Community Health Services）以基层卫生机构（社区医院、保健站）及全科医师（General Practitioners，GP）为主体，面向一个社区，为社区中的全体居民提供预防、医疗、保健、康复、健康教育、计划生育等卫生服务，满足社区居民基本卫生需求，促进健康。

全科医生承担着专科医疗的把关人（Gate Keeper）的重任。

2. 构成

1）社区卫生信息系统的组成

社区卫生信息系统由两个分系统——社区卫生综合管理分系统、社区卫生服务管理分系统，以及 4 个外部接口组成，如图 2.11 所示。

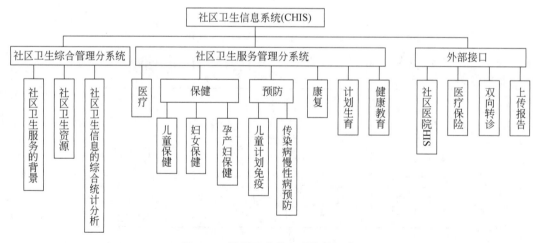

图 2.11　社区卫生信息系统的组成

2）社区卫生综合管理分系统

社区卫生综合管理分系统对在同一社区内产生的、带有群体属性的信息进行管理，这些信息包括社区卫生服务的背景、社区卫生资源以及社区卫生信息的综合统计分析等。

社区卫生服务的背景既包括社区内地理、水文、气候、气象、动植物分布、环境污染、饮用水状况等自然环境信息,又包括经济水平、教育水平、生活习惯、居住环境、工作环境等社会人文环境信息,这些背景信息与传染病、地方病、慢性病、职业病等有较为密切的关联。如 20 世纪 80 年代上海的甲肝流行,地方性甲状腺肿大,脑力劳动者聚居的社区心脑血管病高发,临近矿山的社区硅肺发病率高等。

社区卫生资源指卫生投资、公共设施、医疗机构和医疗卫生人员的总量及分布等,是社区医疗卫生的基础条件。

社区卫生信息的综合统计分析不仅包含对社区内部的信息统计功能,还承担来自各个卫生主管部门要求的统计信息,如常见的慢性病(高血压、冠心病)及主要肿瘤的发病率、患病率、死亡率等。

3) 社区卫生服务管理分系统

社区卫生服务管理分系统包括 6 个子系统,是 CHIS 最本质的管理系统。根据社区卫生服务的概念,这部分结构可以概括为:1 个核心(居民健康档案)6 个重点(医疗、保健、预防、康复、计划生育、健康教育)。

6 个重点就是所谓的"六位一体"。社区医疗信息包括症状、体征、诊断、药物、治疗护理、检查检验信息等,与大中型医院相似,但具有全科和初级的特点,覆盖面广,超过很多专科医院,主要针对常见病、多发病和明确诊断的疾病,不包括高精技术。社区保健信息包括儿童保健、孕产妇保健、妇女保健等信息。社区预防信息包括儿童计划免疫、传染病预防、慢性病与常见病预防信息。康复信息包括慢性病康复、肢残康复、精神病康复、脆弱人群康复等,根据不同群体特征,通过建立健康档案、家庭病床、出诊随访、康复指导、心理咨询等,提供全面服务。计划生育信息包括社区内所有育龄男女(已婚、未婚、适龄群体)的个人信息,他们的生育、节育措施,计划生育手术,避孕药具发放信息,计划生育指导宣传资料等。健康教育信息通过卫生宣讲、保健橱窗、健康处方、病人俱乐部等多种方式的教育活动,促使人们采纳有益健康的行为和生活方式,消除危害因素,促进居民健康,其根本精神就是要将过去以疾病为中心的服务模式转变为以健康为中心的服务模式。

社区卫生服务信息来自社区内的每个居民,具有个体属性。社区卫生服务管理分系统建立了社区内每个居民的健康档案,以居民健康为核心,贯穿整个生命过程,覆盖各种卫生专业机构,记录全部健康有关数据。居民健康档案的内容大致有 4 部分:个人基本信息、健康问题和诊断治疗信息、身体健康检查信息以及家庭健康档案。家庭健康档案包括家庭基本信息、家庭健康评估信息(家庭结构、家庭成员关系、生活习惯等)和家庭主要健康问题信息(尤其是家族型疾病),是个人健康档案在家庭这个横断面上的体现,是个人档案的补充和完善,核心仍然是个人健康档案。

居民健康档案是社区卫生信息系统的核心和基础,由它延伸出的"六位一体"健康服务体系都是围绕每一个居民展开的,这 6 个系统的信息最后都归结到个人健康档案。

目前我国居民的健康档案以个人为单位,大多采用二维的形式,即以时间为纵轴,健康状况或疾病问题为横轴记录。卫生部推荐采用的三维健康档案是更加完善的形式,除上述两维外,第三维是社会服务活动或干预措施,如健康教育。这样,某个记录就是以上三维空间中的某一点或某一块,表达了在某一时间或期间,产生某个健康问题,进行某种医疗服务或保健干预。

2009年6月,由中国工程院院士李兰娟负责的《个人电子健康档案系统》在浙江省多个示范县(市、区)率先免费使用,使广大居民优先享受到信息化带来的优质医疗卫生服务的便利,健康档案内的信息将与各级各类医疗卫生机构、医疗保险机构和相关的健康服务机构的信息进行互联互通。城乡居民在就诊时,可通过适当的途径和方式向主诊医师提供完整的健康信息,辅助疾病的诊疗。回到社区后,在医院的相关就诊信息也能联入居民的电子健康档案信息,从而,社区的全科医师能对他们的健康状况有全面的评估,并提供相关的医疗、康复和预防保健等服务。

4) 外部接口

外部接口主要有4个。因为社区卫生信息系统的所有功能都是由社区医院的医务工作者完成,医疗服务的大部分也是在社区医院实现,所以必然包括与社区医院HIS接口,有些CHIS就是将社区医院的HIS包括其中。医疗保险接口指与医疗保险中心、新农村合作医疗的接口。双向转诊接口是与专科或大型医院的接口,由于社区医疗是初级、基础的医疗,重症、危急、疑难病人将转入专科或大型医院,待情况好转可再转回社区,因此社区的全科医生与专科医生共同治疗同一个病人,共享同一病人的检查、诊断、治疗、转归信息,才能达到一个持续、完整和有效的治疗。根据国家和地方要求,社区卫生信息还需要向各级卫生主管部门、各专业管理系统上报相关信息,这就是上传报告接口。

CHIS外部接口的设置要求系统实现标准化,包括数据标准化、数据传输和交换标准化、文档编制标准化等方面。

2.4.3　医疗保险信息系统

这里介绍的医疗保险信息系统是指基本医疗保险的信息化管理,不包括商业保险在内。

医疗保险是指根据法律、法规向法定范围内的劳动者及其供养的亲属提供预防和治疗疾病的全部或部分费用,保障其基本医疗需求的社会保险项目。社会医疗保险是医疗保险体系的重要组成部分,是一个国家社会保障的组成之一,对安定社会、保障人民生活、促进社会公平和全社会有序进步起了巨大作用,因此是现代社会各个国家发展的基本国策之一。

我国的医疗保险发展以改革开放为界,大致可划分为两个阶段:中华人民共和国刚刚成立时,在城镇实行职工公费医疗和劳保医疗,在农村实行农民个人与农业合作社共同出资缴费的农村合作医疗;改革开放后,为适应市场经济体制,兼顾国家财政、企业和个人的承受能力,保障广大群众的基本医疗需求,合理配置和充分利用医疗资源,体现"低水平、广覆盖"的思想,医疗保险制度改革政策相继出台,目前主要实行的是城镇职工医疗保险、城镇居民医疗保险和新型农村合作医疗制度。

医疗保险信息系统以高性能数据服务器和数据库管理系统为核心平台,以现代网络通信技术为依托,覆盖整个医疗保险业务,实现医疗保险基金缴纳、记录、核算、支付和查询服务等的计算机管理系统,保障基本医疗保险改革政策的顺利实施。

以下介绍一个典型的城镇职工医疗保险信息系统。

医疗保险信息系统由医疗保险中心管理子系统(也称为医保中心管理子系统)、定点医院收费管理子系统、定点药店收费管理子系统公众查询子系统和医保控费子系统组成。医疗保险中心管理子系统是医疗保险信息系统的核心,它与全市各定点医院、定点药店联网,构成一个庞大的覆盖统筹地区的医疗保险计算机管理网络系统。

1. 医保中心管理子系统

医保中心管理子系统是医改政策的实施和业务管理、控制的核心,管理全市的参保职工、定点医疗机构以及各项基金,该子系统包括综合业务管理、档案管理、政策参数管理、征缴管理、财务管理、医保审核业务、中心查询、动态报表系统、系统管理以及 IC 卡管理,能够提供以下各大功能。

(1) 保险业务管理。包括参保单位和人员管理、基金征缴、个人账户管理、医疗有关信息库管理、统计报表、远程实时查询等。

(2) 基金结算管理。包括中心门诊报销系统、中心住院报销系统、中心特殊报销结算系统等。

(3) 财务管理。包括基金入账、基金支出、零星报销、账务处理、财务分析报表、动态保表、医疗审批管理、费用审核管理等。

(4) 通信监控。包括通信日志、实时通信监控。

(5) 医保 IC 卡管理。包括 IC 卡发放、挂失、解挂、解锁、更改密码等。

2. 定点医院收费管理子系统

定点医院收费管理子系统是对在此定点医院就诊的参保病人的在院使用费用和个人账户、统筹基金进行管理,以及在医院与医保中心之间建立通信,以便使医院及时享受到医保中心所定的医保政策。该子系统包括门诊管理、住院管理、医院信息查询、系统数据维护、系统管理、与医保中心进行数据通信等几个模块,提供以下几大功能。

(1) 门诊划价收费管理。对门诊病人在院所看处方进行划价收费,系统根据处方单的费用性质、医保报销比例计算出病人所需支付费用。如果此病人的病种性质为特殊病种则系统还要根据医保政策计算出统筹基金所要支付的费用额。

(2) 门诊冲账管理。对于不合理的门诊划价收费单据,对它进行冲账操作。

(3) 住院登记管理。就诊病人进行住院登记。

(4) 病人医嘱管理。录入在院病人的医嘱,并对此医嘱进行计费。

(5) 出院结算。在院病人出院时,系统计算出病人在院的各项费用,以及病人的个账、统筹基金、预缴款等所使用的费用,结算各项费用。

(6) 数据通信。医院前台与医保中心进行数据通信,使医保中心所改的各项政策能及时应用到定点医院。

3. 定点药店收费管理子系统

定点药店收费管理子系统对在此定点药店取药的参保病人所使用的医保药品进行管理,以及在药店与医保中心之间建立通信,以便使医院及时根据医保中心所定的医保政策对医保药品计费。该子系统可分为医保药品收费管理、统计查询、药品信息管理、与医保中心进行通信设置、系统设置管理等几个功能模块，提供以下几大功能。

（1）医保药品收费管理。对病人在院处方药品进行收费。

（2）统计查询。统计出收费单据、售出药品、对账单、作废单据等项目，供用户查询。

（3）药品信息管理。对药店内的药品统一进行管理。

（4）与医保中心进行通信设置。与医保中心通信，获取政策最新信息。

（5）系统设置管理。对系统用户、系统日志、系统参数等项目进行设置。

4. 公众查询子系统

公众查询子系统是对外开放的查询系统，可以有多种查询方式，包括营业厅查询、因特网查询等。

（1）营业厅查询。包括办事流程查询、医保政策文件查询、组织机构查询、定点医院定点药店简介、单位查询（已缴费、欠费、滞纳金等）、个人查询（个人账户）、医院查询。

（2）因特网查询。为了保证系统的安全性，本系统不直接和公众网联结，可以租用电信虚拟主机，采用定期发布最新数据的方式供互联网查询。因特网查询和营业厅有相同的查询内容。

5. 医保控费子系统

由于目前医保经费相对不足，医保部门需要用有限的资金为尽可能多的病人服务，同时要防止个别参保人员利用各种手段骗取医保费用的行为，医疗保险信息系统通过医保控费子系统，实时监控医保费用的使用情况，及时发现重复检查、不合理用药或者重复配药等情况，减少医保费用的开支。同时也通过参与药品、医疗器械的集中采购，大幅降低医保结算药品和器械的价格。

此外，单病种付费也是一个控费手段。单病种付费模式是指通过统一的疾病诊断分类，科学地制定出每一种疾病的定额偿付标准（这个标准接近合情、合理、合法的医疗成本消耗），社保机构按照该标准与住院人次向定点医疗机构支付住院费用，使得医疗资源利用标准化，即医疗机构资源消耗与所治疗的住院病人的数量、疾病复杂程度和服务强度成正比。按病种付费的特点是，医疗机构的收入仅与每个病例及其诊断有关，而与医疗机构治疗该病例所花费的实际成本无关。简而言之，就是明确规定某一种疾病该花多少钱，从而既避免了医疗单位滥用医疗服务项目、重复项目和分解项目，防止医院小病大治。

2.5 未来医学信息系统展望

随着信息系统和人工智能技术的不断升级换代，未来医学信息系统将会进一步向着平台化、智能化、区域化、远程化的方向发展。

1. 平台化

院内医疗信息系统的数量不断增加，目前已普遍使用集成平台或者医院数据总线的方式进行数据共享和交互,减少系统间耦合的发生。未来医学信息系统可能会发展为"操作系统"的角色,使用者可以在上面定制、安装各类应用,通过标准接口规范,新增应用时可实现"即插即用"。

2. 智能化

医疗系统的智能化是必然的发展趋势,智能化的医疗系统能够部分取代医护人员的工作,减低医疗差错的发生率。通过人工智能、机器学习等手段实现辅助诊断、辅助决策将是医学信息系统发展的重要方向。

3. 区域化

随着医疗的不断发展,医院间的合作不断加强,区域内的医疗数据互联互通已经在逐步推进。未来医学信息系统有可能成为 SaaS 服务平台,大多数医院不用自行购买,可在云平台上直接使用,不但降低了信息化成本,而且实现了医院间医疗数据的互联互通。

4. 远程化

随着通信技术的发展,尤其是 4G、5G 网络技术的成熟应用,远程医疗和互联网医院已成为发展热点。未来医学信息系统将完美支持包括远程会诊、远程手术在内的远程医疗,同时满足互联网医院的诊疗需求,实现 3A(Anywhere,Anytime,Anybody)服务,使患者不论何时、不论何地都能享受优质医疗资源。

2.6 医学信息系统实验

2.6.1 知识概要

在本章实验中,需要用到的相关知识点如下。
(1)使用综合搜索引擎。
(2)信息系统的概念和组成。
(3)医学信息系统的分类和构成。
(4)HIS、CIS、LIS、PACS 和电子病历等系统的相关知识。

2.6.2 实验目的和实验内容

在掌握使用综合搜索引擎和医学专业搜索引擎的基础上,学习和了解医学信息系统的研究和发展情况;通过调查和见习,学习和了解医院信息系统(HIS)、临床医疗信息系统(CIS)、临床实验室系统(LIS)、医学图像存储和传输系统(PACS)和电子病历等在医院的实际应用情况,学习和了解构成医学信息系统的主要模块和功能。

具体实验内容:通过下载和安装几款医学信息系统类的软件,了解该类软件的基本模块和功能。

2.6.3 实验 医院信息系统操作实验

1. 实验任务

在搜索引擎主页,将"万网电子病历"作为关键字搜索,查找相关页面,以个人身份注册免费版后进行实验,填写门诊、住院等病历资料。

2. 操作要点

(1) 尝试下载并安装"万网电子病历个人免费版"。

(2) 任选一科室,进入电子病历系统住院医生站,新增一名患者。

(3) 选择一名患者增加一份"住院病历",通过修改蓝色部分内容进行文书修改,尝试进行病历模板的使用。

(4) 进入模板管理功能,新增一份模板,参考已有模板,在模板中增加选项、导入内容等。

练习与思考

一、判断题

1. 信息系统可以是人工的,也可以是基于计算机的。 （　　）

2. 一个完整的医院信息系统(IHIS)包括 HMIS 和 CIS。 （　　）

3. PACS 是 CIS 的一部分。 （　　）

4. 居民健康档案是社区卫生信息系统的核心和基础。 （　　）

5. 广义的远程医学涵盖了远程医疗、远程保健、远程医学教育和医学信息共享 4 个方面的医学活动。 （　　）

二、选择题

1. 基于计算机的信息系统是由计算机网络、硬件、软件、信息资源、信息用户和（　　）组成的以处理信息流为目的的人机一体化系统。

    A. 文献系统   B. 文档资料   C. 规章制度   D. 图文系统

2. PET 的中文含义是（　　）。

    A. 核磁共振成像   B. 放射性核素图像

    C. X 线成像技术   D. 计算机断层照相术

3. 国家公共卫生信息系统主要包括 4 大分系统,即疫情和突发公共卫生监测系统、（　　）、医疗救治信息系统和卫生监督执法信息系统。

    A. 区域卫生信息系统

    B. 疾控中心信息系统

    C. 突发公共卫生事件应急指挥中心与决策系统

D. 疾病预防控制系统

4. 社区医疗系统中的全科医生,也被称为专科医疗或二级医疗的(   )。

    A. 筛选人　　　　　B. 把关人　　　　　C. 处理人　　　　　D. 调度者

5. 远程医学系统必须具备信息获取、(   )和信息显示3大功能。

    A. 信息传输　　　　B. 信息处理　　　　C. 信息管理　　　　D. 信息交换

三、思考题

1. 医学信息系统与一般的信息系统相比,其特殊性有哪些?

2. 我国的公共卫生信息系统主要包含哪些内容?

3. 医院信息系统主要由哪几个部分组成?各部分的功能是什么?请调研两到三家不同级别医院的医院信息系统,比较其功能的异同点。

4. 社区卫生信息系统是面向基层医疗服务的公共卫生信息系统,其构成有哪些特点?

5. 借助于移动通信的发展,移动健康管理系统也日益成熟,就移动健康管理,谈谈自己的认识。

第3章 医学决策支持系统

医学决策支持系统(Clinical Decision Support System,CDSS)是医学信息技术中非常重要的应用形式,它结合了医学信息系统中的信息获取、医学知识的抽取、医学决策的推理生成等,是计算机软硬件技术在医学领域的综合应用,其目的是提升医学领域的决策水平、决策效率等。本章介绍医学决策支持系统的相关概念、技术及其应用。

3.1 医学决策支持系统概述

3.1.1 医学决策支持系统基本概念

1. 医学决策

医学决策(Clinical Decision)或称临床决策,就是所做的与治疗方案、医学处置和公共卫生政策等有关的一些重要决定。医学决策是复杂的,需要在对相关医学信息的收集、整理、加工、分析的基础上,结合决策者头脑中存储的知识,然后做出决定。因此,决策的关键是充分掌握信息并根据信息做出正确判断。

与其他科学领域的决策相比,医学决策的对象是人,所以有显著的不确定性,即决策往往要在不确定的情况下做出,这种不确定性表现在许多方面。例如,病人对自身症状的描述,"头痛"和"非常痛"的界限因各人的感觉阈值不同而界限模糊;不同医生的观察能力和记录病情的习惯不同,因此在对同一临床征象做判断和记录时,会有差异;每个人都是独特的个体,同样的治疗方案用在不同病人身上,治疗效果也是不确定的,对大多数病人有效的成熟治疗措施,可能对某些病人却得不到预期疗效,而事先,医生是很难把这部分特殊的病人区分出来。

医学决策尤其是临床医学决策的另一特点是需要进行风险值判断。心脏手术具有死亡风险,但手术成功可以延长生命和治愈心脏。在服用治疗高血压药物产生不良反应的同时,具有降低脑卒中和心肌梗死发生的可能性。根据治疗的可能结果来判断和权衡各种风险值贯穿整个医学决策分析过程。

2. 医学决策支持系统

医学决策支持(Clinical Decision Support,CDS)也称临床决策支持,是为临床医生、工作人员、患者或其他个人提供知识和特定于个人的信息,并在适当时进行智能过滤或呈现。医学决策支持系统(CDSS)也称为临床决策支持系统,是辅助医学工作人员、病人及其他潜在用户智能化地获取或筛选医学数据信息和知识,进行专项问题的辅助判断,达到提高决策水平和质量目的的系统。CDSS最早出现于20世纪50年代,主要是医学专家系统的开发。CDSS 的功能定义通常采用 Robert Hayward 的定义："将医学观察与医学知识联系起来，以影响医生的诊疗决策，改善医疗卫生效果。"

医学决策支持系统可有广义、狭义之分。广义的医学决策支持系统是在医学信息系统基础上发展起来的，以支持各级医疗卫生人员辅助决策为目的，如公共卫生信息系统基础上的公共卫生决策支持系统、社区卫生信息系统基础上的社区卫生决策支持系统、临床信息系统基础上的临床决策支持系统等。狭义的医学决策支持系统是通过计算机进行模型计算、知识推理以及从医学数据获取诊断信息和诊断知识，达到支持医学诊断辅助决策的目的。也就是本章重点介绍的临床决策支持系统。

3.1.2　CDSS 的核心要素

CDSS 按系统结构可分为基于知识库的（Knowledge-based）和非基于知识库的两类。简单而言，前者依赖于包含若干规则（通常为 If-Else 结构的判定）的知识库，而后者通过机器学习去提取隐含规律。整体来说，CDSS 包含 3 部分核心要素：知识库（对Knowledge-based 的 CDSS）或机器学习算法（对 Nonknowledge-based 的 CDSS）、推理机、人机交互。图 3.1 给出基于知识库和非基于知识库的 CDSS 结构。

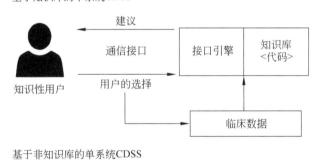

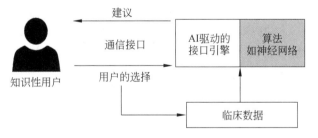

图 3.1　基于知识库和非基于知识库的 CDSS 结构

1. 知识库

知识库（Knowledge Base）是基于知识库的 CDSS 进行推理的基础。知识库的内容必须是基于证据支持的、权威的，如各种诊断标准、临床指南等，且内容需要根据证据的最新进展进行更新和维护。从来源看，医学知识库中的知识可以是原始知识和中间知识两种。

所谓原始知识是指直接从外界进入知识库的知识；中间知识则是由推理机构生成后追加入知识库的知识。从类型看，知识库中的知识可分为科学知识和经验知识两类：前者来源于医学书本、文献、专利等，如某个生物学过程的原理等，后者记录完整的病人数据和行之有效的指导原则，如临床医生根据已知的某些症状识别疾病的经验等；从医学知识库中包含知识的内容看，又可以将其分为文献数据库和事实数据库：前者存储全文、摘要等形式的文献，后者存储与人物、机构、事物等相关的情况、过程、现象、特征等方面的事实性信息，如某些病例数据库。用于 CDSS 的知识库还用于存放各种规则、因果关系、决策人员的经验等，包含经程序化语言编译的数据规则和关联，通常采用 If-Then 规则的形式。CDSS 的核心是持续更新的循证医学知识库和质量管理规则库。

2. 推理机

在 Knowledge-based 的 CDSS 中，推理机（Inference Engine）将逻辑规则应用到知识库中，按照一定的推理策略给出判断结果或是推导出新知识。由于知识库中每个新的事实都可以触发推理引擎中的附加规则，因此知识库与推理机相结合的推理过程将迭代进行。推理机的目标是模拟医学专家进行工作。人有多种思维方式，相应也有多种推理方式。CDSS 中常用到的是正向推理和反向推理、确定性推理和不确定性推理。正向推理从已知的事实出发，正向使用规则断言新的事实；反向推理从某个假设目标开始，寻找支持该假设的证据，向后推论以确定哪些事实必须被断言来实现目标。推理的确定性与否，决定了 CDSS 对于决策的支持程度：确定性推理给出决策结论，而不确定性推理则提供决策参考。在 Nonknowledge-based 的 CDSS 中，推理机通常以机器学习算法模型的形式提供。

3. 人机交互

人机交互是系统与用户之间数据输入、输出的通信及其操作界面。人机交互是 CDSS 中不可或缺的部分，用于将"人"（即使用 CDSS 的决策者）的需求和信息传输给"机"（即 CDSS 本身），并把 CDSS 所得出的决策结论反馈给使用者。系统根据用户手工输入或者从其他系统获得的条件进行判断，从知识库中抽取对应的相关信息（词条或句子）以屏幕显示等方式反馈给用户。决策支持系统应与医生的工作流程相融合，为此，良好的通信与交互形式对于 CDSS 发挥积极作用尤为重要。

3.1.3　CDSS 的工作流程

CDSS 可以应用于临床诊疗流程的诊前、诊中、诊后各阶段的多个应用场景，CDSS 可应用于临床诊疗的全流程如图 3.2 所示。诊前环节患者可通过患者的人机问答、图片上传等方式进行简单的问诊，完成病症的初步评估，实现智能分诊、导诊、转诊等；在诊中环节，系统可初步帮助医生推送合理的检查项目、明确诊断，同时给出优选的治疗方案建议；在诊后环节，系统可通过预后评估，预测病情发展情况，并对患者病情进行智能追踪，从而实现个性化的健康可持续管理。

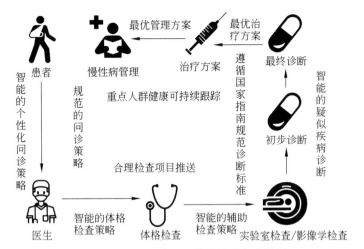

图 3.2　CDSS 可应用于临床诊疗的全流程

CDSS 的技术结构如图 3.3 所示，主要包括基础层、技术层和应用层。CDSS 应用建立在基础层和技术层之上才能够完成。其中基础层包括大数据、云计算等硬件加速，以及神经网络芯片等计算能力；技术层需要自然语言处理、认知技术、自动推理、机器学习、信息检索等技术，以及各种深度学习算法等。

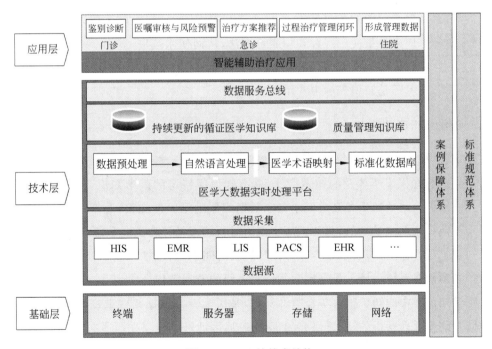

图 3.3　CDSS 的技术结构

3.2 医学决策支持系统的关键技术

3.2.1 知识库构建

1. 知识来源

知识获取是指从知识源获得知识来建造知识库的工作。知识获取的方法主要有 3 种：①知识工程师从医学专家那里获取知识，然后以正确的形式存储到知识库里；②医学专家通过知识编辑器直接将自己的知识和经验存入知识库；③通过知识学习器从数据库中自动获取知识，在这种方法中，知识编辑器提供一个具有一定格式的对话界面，医学专家按照对话要求输入知识。

2. 知识表示

知识表示是指在数据库中表示医学知识，这些知识经过了结构化，能够被计算机处理，并以一种人类能理解的方式告知处理结果。知识表示形式将直接影响知识库系统的性能，目前主要的知识表示方法有逻辑表示模式、语义网、过程表示和产生式系统、特性表、框架和脚本等。因为医学知识库中的知识来源广泛，来自不同领域、不同的专家，执行不同的功能，不同来源的知识结构和表示往往有很大的差别，所以往往采用多个子知识库，每个子知识库中尽量使用一种知识表示方法，从而使系统中的知识易于处理、解释和管理。自然语言处理（Natural Language Processing，NLP）及知识图谱（Knowledge Graph，KG）技术都是知识表示中常用的技术。

3. 医学知识库的特点

知识库设计人员、医学专家以及大量的知识构成了开发和改进知识库系统的 3 个基本要素。DSS 知识库所涉及的知识广泛，既有知识库特定的医学知识，又有建模知识和求解方法知识。医学知识尤其是医学专家长期积累的经验性知识，是系统开发人员不熟悉且不可能在短期内学到的；而知识库实现所需要的大量计算机专业知识，特别是人工智能和知识工程方面的知识，医学专家即使经过长时间学习，也难掌握。所以知识库的建立和维护必须依靠系统设计人员与医学领域多方面的专家密切合作。

医学知识库中的知识很多是经验性知识，是医学专家根据某些重复出现的因果联系或凭借某些直觉而获得的，缺乏研究的理论基础，因此医学专家在描述这些知识时很难做到准确无误，建造知识库自然避免不了反复测试、扩充及修改的过程。知识的冗余是指获取和利用各具不同优点的多来源知识解决问题，用知识的冗余是一种弥补医学知识的不完整和不精确的有效方法。

3.2.2　推理机技术

1. 临床检验和贝叶斯定理

临床治疗和临床数据充满大量不确定性和不完整性的因素,建立在这些因素上的临床决策自然是相当复杂的。临床医生可以凭直觉来确定最终结果,但直觉既不充分也不可靠;他们还能够单凭演绎推理的方法得到结果;但更多的时候,医生的诊断借助于医学知识和长期实践工作的经验积累,判断病症与疾病之间的关联,得出诊断结果,决定治疗方案。这就是以概率的方法来解决非确定性问题,其中主要使用贝叶斯定理。

1) 临床检验的概率问题

临床医生在诊断时往往先初步观察病人,结合医学知识和个人经验,判断病人是否患病以及患什么病;接下来进行进一步的检查、化验等,尽可能消除疑点,缩小误差,得到较为准确的疾病类型判断和相应概率。在初步观察时确定的疾病概率,称之为先验概率(Pretest Probability)。经过检验一般可以降低诊断的不确定性,得到对疾病的新的判断,这个概率称之为后验概率(Posttest Probability)。

理想的检验结果应该是明确的,正常或异常,即病人没有患病或患病,界限清晰而没有重叠。但实际上,检验结果呈正态分布,正常和异常的结果之间有重叠的部分。也就是说,健康的人群会得到患病的结果,而患病的人群可能检查出来是健康的。于是,接受检查的人员分成 4 种情况。

(1) 患病,且检查结果为阳性异常——真阳性(TP)。

(2) 无疾病,且检查结果为阴性正常——真阴性(TN)。

(3) 患病,但检查结果为阴性正常——假阴性(FN)。

(4) 无疾病,但检查结果为阳性异常——假阳性(FP)。

所有接受检验人员的总数应该是这 4 种情况之和,即 TP+FN+TN+FP;检验呈阳性的人数为 TP+FP;检验呈阴性的人数为 TN+FN;真正患病的人数等于 TP+FN;理想化的检验结果是消除 FN 及 FP。

这样,我们可以用以下公式来衡量某种决策的有效性。

(1) 灵敏度(Sensitivity, TP rate):TPR=TP/(TP+FN)。

(2) 特异性(Specificity, TN rate):TNR=TN/(FP+TN)。

(3) 患病率(Prevalence)=患病人数/受测人员总数=(TP+FN)/(TP+FN+TN+FP)。

(4) 阳性预测率(Positive Predictive Value, PV+)=患病人群检验呈阳性的概率=TP/(TP+FP)。

(5) 阴性预测率(Negative Predictive Value, PV-)=健康人群检验呈阴性的概率=TN/(TN+FN)。

另外还有一个衡量检验有效性的概念——决策效能 T,T 可以表示为:$T=$(TP+TN)/(TP+FN+TN+FP)=(TPR+TNR)/2,T 值介于 0 与 1 之间,越接近于 0,检验的鉴别力越小；越接近于 1，则检验的鉴别力越大。

2）贝叶斯定理

贝叶斯定理用于描述诊断和临床表现的关联，通过不同临床表现的概率得出不同疾病诊断的概率。假设 S 是某种临床表现，它可能由好几种不同的疾病引起。用 D_i 表示 S 对应的第 i 种疾病，$P(D_i)$ 为疾病 D_i 的发生概率（即先验概率），往往通过流行病学方法得到。例如，某个地区高血压的发病率是 30%，那么在这个地区随机抽取样本，得到高血压罹患的可能就是 30%，这个值也就是患病率。条件概率 $P(S|D_i)$ 为疾病 D_i 发生的情况下，症状 S 出现的概率，例如高血压病人头晕头痛的症状发生率为 70%。条件概率 $P(D_i|S)$ 表示症状 S 出现时疾病 D_i 发生的概率（即后验概率），如病人有头晕头痛的临床表现，那么他患高血压的概率有多少，这可以通过以下贝叶斯定理求得。

$$P(D_i|S) = \frac{P(D_i) \cdot P(S|D_i)}{\sum_{j=1}^{n} P(D_i) \cdot P(S|D_i)}$$

贝叶斯定理决策法就是利用贝叶斯定理修正先验概率，求得后验概率，据此进行决策的方法。

下面是一个具体的例子。用某种方法检查癌症，根据临床记录，癌症病人施行该项检查结果为阳性的概率为 95%，非癌症病人该项检查结果为阴性的概率为 90%，又由以往的统计，某地区癌症的发病率为 0.0005，如果用该方法在此地区进行癌症检查，效果如何？

在这里，我们通过求检验的真阳性，即检验结果呈阳性时病人患癌症的概率，就可以判断该检验方法的效果，这个概率越大，检验方法就越有效。设 S 为检验结果是阳性的情况，D 是癌症病人，则：$P(D)=0.005$，$P(S|D)=0.95$，此地区人群非癌症 $\overline{D}$ 的比例为 $P(\overline{D})=1-P(D)=0.9995$，假阳性（非癌症但检验呈阳性）的概率为 $P(S|\overline{D})=1-90\%=0.10$，由贝叶斯定理得：$P(D|S) = \dfrac{P(D) \cdot P(S|D)}{P(D) \cdot P(S|D) + P(\overline{D}) \cdot P(S|\overline{D})} = \dfrac{0.0005 \times 0.95}{0.0005 \times 0.95 + 0.9995 \times 0.10} = 0.0047 \ll 1$，所以这种检验方法准确度很低。

贝叶斯定理考虑到了阳性和阴性的信号，其结果比较可靠。但使用的难点在于估计先验概率和条件概率，要求同时满足：模型中的 i 种疾病互斥，先验概率之和为 1（即要构成一个完整的疾病群）；用于鉴别诊断的症候指标互相独立无关；当计算出各后验概率 $P(D_i|S)$ 后，作为临床判断的依据只有当各 $P(D_i|S)(i=1,2,\cdots,n)$ 间差距达 5 倍以上时方可下结论，或是当某一后验概率值达 0.85 才下结论。实际工作中很难满足这样苛刻的条件，因此贝叶斯定理决策法的应用受到限制。

美国犹他大学的 ILIAD 决策诊疗模型采用了完整意义上的贝叶斯决策模型。

2. 决策树与决策分析

当医生需要做出临床决策，例如选择某种治疗方案或分析医疗风险时，常遇到这样的问题：有若干个治疗方案可供选择，分析一下病人的情况和这些方案，大部分条件是已知的，但还存在一定的不确定因素，每个方案的执行都可能出现几种结果，各种结果的出现有一定的概率,临床决策存在着一定的胜算,也存在着一定的风险。这时,决策的标准只能是期望值,即各种状态下的加权平均值。针对上述问题,用决策树法来解决不失为一种较好的选择。

决策树(Decision Tree)一般都是自上而下生成的。每个决策或事件(即自然状态)都可能引出两个或多个事件,导致不同的结果,把这种决策分支画成图形很像一棵树的枝干,故称决策树。

决策树的构成有 4 个要素:①决策结点;②方案枝;③状态结点;④概率枝,如图 3.4 所示。

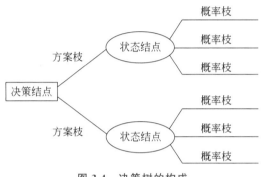

图 3.4　决策树的构成

图 3.4 中,决策结点用方框表示,它表示一个时间点,从这点出发决策者需主观选择一种行动方案。由决策结点引出若干条细支,每条细支代表一个方案,称为方案枝,也称决策枝。每个方案枝导向一个状态结点,也称机会结点,代表执行此方案产生的不受决策者控制的可能性,如手术后是否感染等。由状态结点引出若干条细支,称为概率枝,也称机会枝,每条概率枝代表一种自然状态,在每条细枝上标明状态的内容和其出现概率。在概率枝的最末梢标明该方案在该自然状态下所达到的结果,如死亡或康复。这样树状图由左向右、由简到繁展开,组成一个树状网络图。

决策树法采用这种树状网络图为分析工具,利用概率论的原理,用决策结点代表决策问题,用方案枝代表可供选择的方案,用概率枝代表方案可能出现的各种结果,经过对各种方案在各种结果条件下损益值的计算比较,为决策者提供决策依据。

常用的具有决策树功能的软件有 SAS/EM、SPSS Answer Tree、CART、See5-demo、KnowledgeSEEKER、KnowledgeSTUDIO、Buslness Miner、Decision series 等。

3. 人工神经网络

人工神经网络(Artificial Neural Network,ANN)是理论化的人脑神经网络的数学模型,是基于模仿大脑神经网络结构和功能而建立的一种信息处理系统。随着神经网络技术的发展,其用途日益广泛,应用领域也不断拓展,在医学领域的应用也越来越广泛,如用于临床诊断、预后研究、临床决策分析、医学信号分析处理等。

1) 人工神经网络的结构和工作原理

人体内各部分之间信息传递的基本单元是神经元,每个神经元都由一个具有简单处理作用的细胞体、一个连接其他神经元的轴突和树突组成。人的大脑拥有约上百亿个神经元，是一个能够进行感受、记忆、联想及反应等复杂思维的庞大信息处理体系。ANN是一种模仿人的神经结构发展起来的计算机网络系统，由许多相对独立的人工神经元彼此连接成网络，模仿生物神经处理信息的方式解决问题。

如图 3.5 所示，ANN 是一种由多个人工神经元以某种规则连接而成的层次网络结构，一般分为输入层、隐含层和输出层，各层包含多个并行操作的神经元（结点）。输入层的每个结点（图中以序号表示）对应一个个的预测变量，输出层的结点对应目标变量，可有多个。在输入层和输出层之间是隐含层（对 ANN 使用者来说不可见），隐含层可能不止一层而是多层，隐含层的层数和每层结点的个数决定了神经网络的复杂程度。除了输入层的结点，神经网络的每个结点都与很多它前面的结点（称为此结点的输入结点）连接在一起，每个连接对应一个权重 W_{xy}，此结点的值就是通过它所有输入结点的值与对应连接权重乘积的和作为一个函数的输入而得到，这个函数称为活动函数或挤压函数。在图 3.5 中，结点 4 输出到结点 6 的值 W_{46} 可通过如下计算得到：$W_{14} \times$ 结点 1 的值 $+ W_{24} \times$ 结点 2 的值。

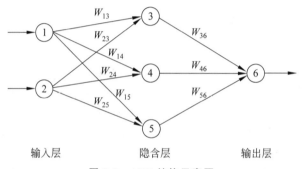

图 3.5　ANN 结构示意图

当一组数据（或称输入模式）输入 ANN，网络输入层的每个单元都接收到输入模式的一部分，对输入模式缓冲后，通过输入层与隐含层的连接权重将输入信息传至隐含层；隐含层中的各处理单元有的兴奋，有的抑制，经过隐含层处理过的信息传至输出层；输出单元将隐含层单元的输出作为自己的输入，同时也经过隐含层与输出层间权重矩阵及输出单元阈值的作用，在激活函数处理后也有的兴奋，有的抑制。输出层单元输出的模式就是网络对输入模式激活的总效应。

ANN 的一个显著特征是它通过向环境学习获取知识并改进自身性能从而来解决问题，所以要想用 ANN 解决实际问题必须先让它学习或者说对它训练，让它掌握输入样本的内在规律性，从而才能完成对新样本的正确识别、分类或做出某种响应。网络在学习过程中不是通过修改单元本身来完成训练，而是靠改变网络中的连接权重进行学习。

在诸多类型的神经网络中，最常用的是如图 3.5 所示的前向传播式神经网络，下面以此为例介绍 ANN 的学习过程，为讨论方便假定只含有一层隐含层。

（1）前向传播。数据从输入到输出的过程是一个从前向后的传播过程，后一结点的值是通过与其前面相连的结点传过来，然后把值按照各个连接权重的大小加权输入活动函数再得到新的值，进一步传播到下一个结点。

（2）回馈。当结点的输出值与预期的值不同，也就是发生错误时，神经网络就要"学习"（从错误中学习）。可以把结点间连接的权重看成后一结点对前一结点的"信任"程度（其向下一结点的输出更容易受其前面那个结点输入的影响）。学习的方法是采用惩罚的方法，过程如下：如果一结点输出发生错误，那么看其错误是受哪个（些）输入结点的影响而造成的，是不是其最信任的结点（权重最高的结点）使其出错，如果是则要降低对该结点的信任值（降低权重），以示惩罚；同时提升那些做出正确建议结点的信任值。对那些受到惩罚的结点来说，它也需要用同样的方法来进一步惩罚其前面的结点。就这样把惩罚一步步向前传播直到输入结点为止。

用前向传播得到输出值，如果发生错误，则用回馈法进行学习，对训练集中的每一条记录都要重复这个步骤。把训练集中的每一条记录都运行过一遍，就是完成了一个训练周期。要完成神经网络的训练可能需要很多个训练周期，经常是几百个。训练完成之后得到的神经网络就是通过训练集发现的模型，描述了训练集中响应变量受到预测变量影响的变化规律。

由于神经网络隐含层中的可变参数非常多，如果训练时间足够长的话，神经网络很可能把训练集的所有细节信息都"记"下来，而不是建立一个忽略细节只具有规律性的模型，这种情况称之为训练过度。显然这种"模型"对训练集会有很高的准确率，而一旦离开训练集应用到其他数据上，准确度很可能会急剧下降。为了防止这种训练过度的情况，必须知道什么时候需要停止训练。在有些软件中会在训练的同时用一个测试集来计算神经网络在此测试集上的正确率，一旦这个正确率不再升高甚至开始下降时，就认为该神经网络已经达到最好的状态，可以停止训练了。

神经网络和统计方法在本质上有很多差别。神经网络中的参数可以比统计方法中的多很多，如图 3-5 中就有 13 个参数（9 个权重和 4 个限制条件）。由于参数多，而且参数通过各种各样的组合方式来影响输出结果，所以很难对一个神经网络表示的模型做出直观的解释。实际上神经网络也正是作为"黑箱"来使用的，可以不关心"黑箱"的内部结构，只要了解其输出的功能就可以使用。在大部分情况下，这种限制条件是可以接受的。就如银行需要一个笔迹识别软件，但使用者没有必要知道为什么这些线条组合在一起就是一个人的签名，而另一个相似的却不是。

2）人工神经网络应用举例——疾病诊断

建立一个 ANN 疾病诊断的模型，输入变量就是病人的临床资料，如症状、体征以及各种检查结果等，而输出变量则为是否患某种疾病的诊断。

在这里，ANN 疾病诊断模型的作用就如同临床医生。临床医生在进行疾病诊断时，传递给大脑的信息就是病人的临床信息，结合大脑中已存储的临床经验进行决策。但是临床信息（输入变量）的来源很难完整，也无法排除假象和不确定的情况，在众多的信息中，哪些价值高的信息应着重采纳，哪些次要的只作参考，各个医生的意见并不一致，这也使医生的诊断效果不够理想。虽然专家系统的研制和应用取得了重大进展，但在实现类似人脑的学习、联想等方面存在着知识获取的"瓶颈"问题。而 ANN 的自学习、联想记忆、高度并行和容错等功能可以突破这一障碍，根据已学会的知识和处理问题的经验对复杂问题做出合理的判断。因此，ANN 很适用于医学领域的疾病诊断。ANN 疾病诊断模型包括两个基本程序：训练和测试。

（1）训练。将描述病人各种情况的数据作为输入变量加到模型的输入端,同时调整神经元之间的连接权值以使模型的输出和实际的病例情况相符,即当病人确实患有某种疾病时,网络的输出结果也恰好指示为该种疾病,反之亦然。若训练集模型的输出基本上与实际结果一致,则训练过程结束,认为 ANN 已建立起病人的各种因素与其是否为某疾病病人之间的函数映射关系。为了使函数关系具有普遍性,以便提高准确性,一般对某种疾病往往要输入成百上千的样本才能获得经过良好训练的 ANN 系统。

（2）测试。对新的候诊病人,将该病人的各种情况输入到训练好的神经网络中去,根据网络的输出结果就可以知道该病人是否患有此种疾病。

3.2.3 人机交互

CDSS 中狭义的人机交互技术包括传统的命令行或图形化交互界面,用于将结果以文字或是图形的形式输出;以及借助键盘、鼠标等输入形式,用于将所需的患者临床数据等信息输入到系统中。随着信息技术在医疗领域的日益深入,CDSS 与临床原有工作流程的衔接越来越紧密,其智能化程度也越来越高。利用语音输入、自然语言理解、智能对话生成等技术,可以实现基于语音形式的人机交互;利用数据格式和数据接口的统一,可以实现 CDSS 从 HIS 直接获取数据,以及 HIS 中智能化的流程推送;利用自然语言理解与生成技术,还可以实现 CDSS 的决策决定的标准化报告生成。简而言之,技术的发展为CDSS 的人机交互方式在传统形式的基础上提供了各种新的、便捷的可能。

3.3 医学决策支持系统的实例

3.3.1 CDSS 实例

本节以一个案例来说明运用决策树进行临床决策方案的选择。慢性肝炎和肝硬化是临床上常见的疾病,两者的发病概率分别为 20% 和 80%,两者均有慢性肝衰竭的症状,但治疗方法有很大差异。用类固醇治疗慢性肝炎,可以使病人的两年生存率从 67% 提高到85%;但用其来治疗肝硬化,不但没有效果,还可能导致病人胃肠道出血和血管栓塞等并发症,并发症的风险使肝硬化病人的两年生存率从 50% 降到 48%。临床上通常采用肝活组织检查(活检)来鉴别这两种疾病,活检存在 1‰ 的死亡率。如果慢性肝衰竭的病人只考虑慢性肝炎和肝硬化两种可能的病情诊断,并且假设活检能够 100% 确诊疾病,将病人两年的生存率作为评价指标,可以构建如图 3.6 所示的决策树。为了区分起见,图中概率枝上的发生概率以小数形式给出,评价指标(两年生存率)以省略百分号的形式给出。

构造决策树时,依据临床诊疗的思路,先做出决策是否进行活检,用序号 1 标记第一个决策结点。如果进行活检,其结果不受决策者控制,而是由机遇决定,所以这是个状态结点,由字母 A 标记。活检可能引起病人死亡或存活,所以状态结点 A 引出两条概率枝,概率枝上标明死亡或存活的概率,死亡概率已知为 0.001,存活概率等于 $1 - 0.001 =$

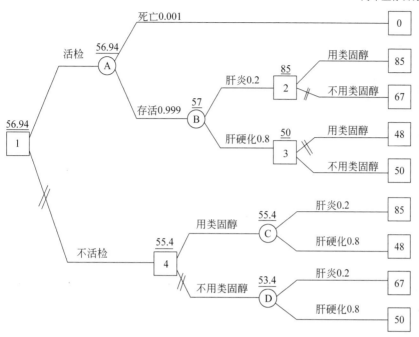

图 3.6 决策树示例

0.999。对于死亡的情况,两年生存的百分比自然为 0。活检存活的病人有两种可能,患慢性肝炎或肝硬化,这也不是决策者所能控制的,用状态结点 B 标记,肝炎和肝硬化的比例已知,分别为 0.2 和 0.8,写在 B 引出的概率枝上。对这两种病症,均有是否用类固醇治疗的决策,分别以序号 2 和 3 标记这两个决策结点。慢性肝炎用与不用类固醇治疗的两年生存率都已知,为 85% 和 67%,对应写在由决策结点 2 引出的概率枝后面;如果病人活检的结果是肝硬化,同样方法,将用与不用类固醇治疗的两年生存率 48% 和 50% 写在由决策结点 3 引出的概率枝后面。

在做序号 1 的决策时,还可以选择不对病人活检,接下来就是决策这部分不活检病人的用药问题,用序号 4 标记。如果对病人用类固醇治疗,得到的结果也是决策者所不能控制的,用状态结点 C 表示。这个结果取决于病人患病的类型,如果是肝炎(占病人比例的20%,写在 C 引出的一个概率枝上),用药后两年生存率为 85%;如果病人患肝硬化(占病人比例的80%,写在 C 引出的另一个概率枝上),用药后两年生存率为 48%。如果对不活检病人不用类固醇治疗(状态结点 D),同样方法引出概率枝和两类病人的两年生存率,分别为 67% 与 50%。

按上述思路,建立起所属问题对应的决策树。图中○的结点 A、B、C、D 称为状态结点;□的结点 1、2、3、4 称为决策结点。决策树方法要解决的问题,就是根据给定的决策树,找到使评价指标最优的决策结点的顺序路径。为此,一种方法是采用预期货币值(Expected Monetary Value,EMV)作为衡量标准,以计算各种决策方案的收益值,来判断哪个方案是最优的。此例中以决策树的最后结点(两年生存百分比)为起点,向前回溯到决策树的起始点（决策结点 1）。根据已知概率，计算各个结点的 EMV，选择 EMV 大的结点，获得最佳治疗方案。

以下是各个结点 EMV 的计算方法，计算结果以加下画线的形式写在图 3.6 的每个结点上面。首先对最后结点的第一层前溯结点进行计算，即图中的结点 2、3、C、D。其中，对于状态结点和决策结点的 EMV 的计算方法不同。

对于状态结点，其 EMV＝各概率枝后续结点的 EMV 对于概率值的加权和。因此，对于状态结点 C、D，EMV 为

○ 状态结点 C：EMV＝$85 \times 0.2 + 48 \times 0.8 = 55.4$。

○ 状态结点 D：EMV＝$67 \times 0.2 + 50 \times 0.8 = 53.4$。

而对于决策结点，其 EMV 取各概率枝上后续结点的 EMV 较大的值，而 EMV 较小的概率值则在图中以双斜杠形式表示删枝。因此，对于决策结点 2、3，EMV 为

□ 决策结点 2：EMV＝85。

□ 决策结点 3：EMV＝50。

同理，依次计算剩余的结点 B、4、A、1，各结点的 EMV 分别为

○ 状态结点 B：EMV＝$85 \times 0.2 + 50 \times 0.8 = 57$。

□ 决策结点 4：EMV＝55.4。

○ 状态结点 A：EMV＝$0 \times 0.001 + 57 \times 0.999 = 56.94$。

□ 决策结点 1：EMV＝56.94。

综合以上分析，每一个决策点都被保留了一个最优决策枝。对于本例中决策的起始点（即决策结点 1），能够得到的 EMV 最大为 56.94（当采用活检检查时达到），其次为 55.40（当不活检且采用类固醇治疗时达到）。因此，CDSS 系统得到的决策结论是对此案例进行活检检查。当活检结果区分了肝炎或肝硬化，再进一步选择相应是否采用类固醇的治疗方案。

3.3.2　CDSS 的发展现状与展望

CDSS 的研究开始于 20 世纪 50 年代，最早的研究方向是基于知识库的专家系统。如早期由美国斯坦福大学开发的 MYCIN 系统，包含了约 350 条规则，用于对血液检验的结果进行细菌诊断和抗菌素选用。我国人民卫生出版社推出的"人卫临床助手"包含了疾病知识和典型病例两个核心库，同时整合了国家临床路径、医疗相关标准、医患沟通、临床伦理思维、医疗损害防范、医学法律法规等知识。随着深度学习、人工智能技术的崛起，CDSS 的研究有了新的方向。首先是基于自然语言处理（NLP）模块，CDSS 可以从海量的医学文献库中获取知识。如 IBM 公司的 Waston 的突出技能之一就是在极短的时间内学习和理解海量的医学知识。此外，随着医疗行业信息化程度的提高，利用 HIS-CDSS-互联网数据库的实时对接，可在瞬间查阅海量文献资料，实现高效的学习。

CDSS 作为未来智慧医院电子病历评级的重要条件以及医院信息化迭代的需求，其市场正从大医院往基层医疗机构转移，用于帮助解决基层医疗医生数量少、诊疗水平弱、慢病管理压力大等问题。同时，CDSS 的应用场景也逐步从单一的诊疗辅助，扩展到医院

质控和管理等领域。目前 CDSS 正向医院/科室管理、科研协作平台搭建、结构化病历系统、患者交互及患者教育、医生继续教育、药物警戒、医疗控费等方向发展,走向了医疗管理的全流程。

3.4 医学决策支持实验

3.4.1 知识概要

在本章实验中,需要用到的相关知识点如下。
(1) 决策树与决策分析。
(2) 贝叶斯定理。

3.4.2 实验目的和实验内容

学习和掌握医学决策支持的基本流程;学习决策树及贝叶斯定理在医学决策支持方面的应用;掌握决策树和贝叶斯定理在实际案例中的计算。

具体实验内容:根据特定的患者数据,使用决策树进行决策分析,并结合贝叶斯定理进行计算,获得结果。

3.4.3 实验　基于决策树的医学决策支持实验

1. 实验任务

已知某一新的疾病 X 的常见症状是咳嗽、发烧和疲倦,而我们对此疾病 X 的认识目前仅限于 10 个病例,数据如表 3.1 所示。

表 3.1　疾病 X 的患者数据(表中 1 代表"是",0 代表"否")

是否咳嗽	是否发烧	是否疲惫	是否诊断为 X
1	0	1	0
1	1	0	0
0	1	1	1
1	1	1	1
0	1	1	1
0	1	1	0
1	1	1	1
0	0	0	0
1	1	0	1
1	1	1	1

构建根据症状诊断是否 X 的决策树，并得出某一新病例 A 关于疾病 X 的诊断。已知 A 有咳嗽、发烧，但不觉得疲惫。

2. 操作要点

（1）统计各症状与诊断 X 之间的样本分布。

根据已有病例数据，针对某一症状分别统计发生或未发生该症状情况下被诊断为 X 或不被诊断为 X 的例数。以咳嗽为例，当发生咳嗽时（$N=6$），被诊断为 X 和未被诊断为 X 的人数分别为 4 和 2；当未发生咳嗽时（$N=4$），被诊断为 X 和为被诊断为 X 的人数分别为 2 和 2。同理，对发烧、疲惫做类似统计。

（2）计算各症状的基尼不纯度，选取第一决策条件。

为了确定各特征（此例中即各症状）对决策的影响程度，可以计算各特征的基尼不纯度（Gini Impurity）。对某一结点（如发生咳嗽症状），其基尼不纯度的计算公式如下：

$$I_G = 1 - \sum_{i=1}^{C} p_i^2$$

其中，p 是该结点属性（如发生咳嗽症状）在某一分类（被诊断为 X 和未被诊断为 X）下的概率。例如发生咳嗽情况下的 $p_1=4/6$，$p_0=2/6$，则发生咳嗽对应结点的基尼不纯度 $= 1-\left(\dfrac{4}{6}\right)^2-\left(\dfrac{2}{6}\right)^2=0.44$。

根据贝叶斯后验概率的计算公式，对于咳嗽症状的结点，计算其总的基尼不纯度（或基尼增益）等于各分支结点的基尼不纯度的加权和。咳嗽症状的结点包括发生咳嗽和未发生咳嗽两个分支，则：

咳嗽的基尼不纯度 = 发生咳嗽的概率 × 发生咳嗽对应结点的基尼不纯度 +

未发生咳嗽的概率 × 未发生咳嗽对应结点的基尼不纯度

$$= \frac{6}{10} \times 0.44 + \frac{4}{10} \times 0.50 = 0.47$$

同理，可以分别计算发烧和疲惫对应的基尼不纯度。选择其中基尼不纯度最低的症状，则该症状区分疾病 X 与否的效果最佳，可作为决策树的根结点（即第一决策结点）的决策条件。

（3）重复（2），进一步确定决策树的完整结构，并绘制树状结构图。

（4）对于实验任务中给定的新病例 A（有咳嗽、发烧，但不觉得疲惫），根据决策树给出你的诊断：病例 A 是否患有疾病 X？

（5）思考当病例数不断增多，可能对决策即诊断结果产生什么影响？

练习与思考

一、判断题

1. 临床医疗的实质是科学决策的过程。 （ ）

2. HIS 中的决策支持系统实现方法都来自于统计学、数据库、人工智能等技术。

（　　）

3. 贝叶斯定理决策法就是利用贝叶斯定理修正先验概率，求得后验概率，据此进行决策的方法。（　　）

4. 一个完整的医学决策支持系统主要由知识库、推理机和人机交互构成。（　　）

5. CDSS 只是对于诊疗的辅助。（　　）

二、选择题

1. 决策树方法由结点和分枝组成，其中用小方框□代表（　　）结点，表示决策者可控制的；用圆圈○代表机会结点，表示决策者无法控制的。

　　A. 决策　　　　　　　　B. 控制　　　　　C. 决定　　　　　　　　D. 根

2. 医学知识库系统的实现需要解决（　　）、知识利用和知识获取 3 个关键技术。

　　A. 知识传播　　　　　　　　　　　B. 知识表示　　　　　　C. 知识存储

　　D. 知识识别

3. 以下不属于医学决策的特点的是（　　）。

　　A. 不确定性　　　　　　B. 复杂　　　C. 经济因素是关键　　D. 需进行风险评估

4. 以下不属于知识库系统的基本要素的是（　　）。

　　A. 知识库设计人员　　　B. 患者　　　C. 医学专家　　　　　D. 大量的知识

5. （　　）是由多个人工神经元以某种规则连接而成的层次网络结构，一般分为输入层、隐含层和输出层。

　　A. DNN　　　　　　　　B. CNN　　　　C. BNN　　　　　　　D. ANN

三、思考题

1. 什么是决策支持系统？其基本结构如何？

2. 医学决策支持系统的主要目标是什么？

3. 医学决策支持系统中常用的方法有哪些？在实践中应用了哪些技术？

4. 医学决策支持系统中知识库的主要作用体现在哪些方面？

5. 目前有关"大数据"的概念对医学决策支持会有怎么样的影响？

第 4 章　数据库基础

数据是信息的符号,信息隐含在数据海洋之中。信息处理就是将相关的数据转换成有用信息的过程,主要包括对各种形式的数据进行汇集、传输、分组、排序、存储、检索、计算等一系列操作,所以也称为数据处理。数据处理的基本目的就是从大量的、看似杂乱无章的、一眼难以发现其实质意义的数据集合中,提取或挖掘出对于某个特定的应用具有意义或价值的信息,作为决策的依据。

前面介绍的各种医学信息系统、医学决策支持系统都是以大量的医学数据作为系统运行基础的,在这些系统中,都采用了数据库技术来实现对数据的有效组织和管理。数据库技术是计算机信息处理系统的基础和核心,本章介绍数据库技术的基础知识,主要包括数据管理技术的发展、数据模型、关系模式规范化、数据库管理系统、数据库系统的结构等。

4.1　数据管理技术的发展

数据是信息处理的原料,数据是海量的,数据具有内容相关性和时间相关性(简称数据的时空相关性)。因此,对数据必须科学有效地组织和保存才能够有效地支持数据处理,进而获取有用的信息。这种科学有效地对数据进行组织、分类、编码、存储、检索和维护的过程称为数据管理。因此,数据管理是数据处理的核心问题。

随着计算机硬、软件技术的发展历程,数据管理技术主要经历了人工管理、文件系统、数据库系统 3 个发展阶段。

4.1.1　人工管理阶段

20 世纪 50 年代中期以前,计算机主要用于科学计算。当时计算机的外存储器主要是纸带、磁带、卡片,软件系统中还没有专门的数据管理软件。在进行数据处理时,需要人工地将程序和数据记录在穿孔卡片或纸带上,然后一起输入计算机的主存储器,经过计算机处理后的结果数据也直接打印输出。可见,这种数据处理方式中的数据需要人工管理,数据与处理它的应用程序是一一对应的,如图 4.1 所示。

人工管理数据的特点如下。

1. 结果数据直接输出、不保存

因为计算机还没有可重写的外存储器,所

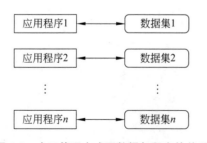

图 4.1　人工管理方式下数据与程序的关系

以处理的结果数据无法保存,一旦再次需要对这些数据进行分析,需要重新人工输入。

2. 没有数据管理软件

数据需要应用程序自己管理,即数据的逻辑结构和物理存储结构都需要程序员来考虑,加重了程序员的负担。

3. 数据独立性差

当数据的逻辑结构或物理结构发生变化时,必须对应用程序进行相应修改,这进一步加重了程序的负担。

4. 数据不支持共享

一组数据只能对应于一个程序,数据是面向应用的。当多个应用程序涉及某些相同的数据时,必须各自定义,无法相互利用和参照,不仅程序之间有大量的冗余数据,而且可能导致数据的不一致,严重影响信息的及时交流。

4.1.2 文件系统阶段

20 世纪 50 年代后期到 20 世纪 60 年代中期,随着同时支持读写的磁盘、磁鼓等计算机外存储设备的出现以及计算机操作系统对文件管理的支持,数据管理技术进入了文件系统阶段。

文件就是存储在可读写的外存储器上的一组相关信息的集合。

文件系统是计算机操作系统中对文件进行管理的一组软件的集合。

文件系统的出现,使得应用程序通过文件系统支持的数据存取方法对数据文件进行访问,如图 4.2 所示。对数据处理不仅可以批处理而且能够联机实时地进行,这种数据处理方式不仅用于科学计算,还大量用于管理数据。

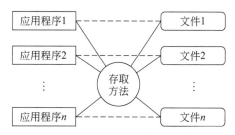

图 4.2 文件系统管理方式下数据与程序的关系

通过文件系统管理数据的优点如下。

1. 数据可以长期保存、反复使用

由于数据以文件的方式长期保存在外存上,用户可以通过程序随时对数据文件进行查询、添加、删除、修改等处理。

2. 由文件系统负责对数据进行管理

操作系统中的文件管理系统把数据组织成相互独立的数据文件,利用"按文件名访问、按记录进行存取"的管理技术,能够方便地对文件及其数据进行各种操作(打开文件,查询数据,修改数据,添加或删除记录,关闭文件等)。

3. 程序与数据之间具有一定的独立性

采用文件的方式存储数据后,数据不再从属于某个特定的程序,需要同一批数据的不同程序都可以通过操作系统支持的文件存取方法打开存储着这批数据的文件进行访问(读写)。因此,在一定的程度上实现了数据共享。

与人工管理相比,利用文件系统管理数据有了很大的进步,但数据管理中的一些根本性的问题仍然没有很好地解决。随着信息社会的到来,数据处理的规模越来越大,利用文件系统管理数据的缺陷也渐渐显现出来。

1) 数据的冗余和不一致

代表同一信息的数据可能出现在不同的数据文件中(即数据文件中的数据可能存在部分重复,成为数据冗余),应用程序很可能修改了其中一个数据文件中的数据,但没有同时修改其他数据文件中代表同一信息的相关数据,从而导致数据的不一致。

2) 数据独立性差

文件系统中的数据文件往往是为某一特定应用服务的,文件的逻辑结构对该应用程序来说是优化的,但对同样用到这批数据(或其中的一部分)的另一个应用程序来说,这种逻辑结构可能需要改变,从而必须修改文件的结构。因此,数据与程序之间的独立性仍然存在问题。

3) 孤立性问题

文件系统中的文件大多数是孤立的,不能反映现实世界事物之间的内在联系。

4) 安全性问题

文件系统虽然有一定的访问权限控制,但多数是针对文件的,对文件记录数据的安全控制相对薄弱,不能满足实际应用中对数据安全的需要。

4.1.3 数据库系统阶段

从 20 世纪 60 年代中后期开始,信息处理的应用范围越来越广、规模越来越大,基于网络互联的多用户、多应用、多语言相互覆盖,共享数据的信息处理模式逐渐成为主流,这对数据管理提出了越来越高的要求,以文件系统作为数据管理手段的系统已经不能满足这类信息处理系统的需求。这一时期,磁盘存储器技术得到重大进展,大容量的快速磁盘陆续研制成功并投入市场,为数据库系统的发展和应用提供了坚实的硬件保证。数据库技术就是在这样的背景下产生并逐渐成熟的。

数据库(DataBase)是指长期存储在计算机内的、有组织的、可共享的数据集合。数据管理是数据库技术研究的核心内容。数据库系统的主要作用是完成数据管理工作。

与文件系统相比,数据库系统克服了文件系统的主要缺陷,提供了对数据更高级、更有效的统一管理,应用程序通过统一的数据库管理系统访问数据库中的数据,如图 4.3 所示。

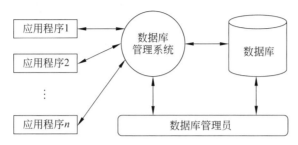

图 4.3 数据库系统方式下数据与程序的关系

概括起来,基于数据库技术的数据管理方式具有以下基本特征。

1. 数据的结构化组织

数据库是存放在磁盘上的相关数据的集合,是按一定的数据模型来组织、描述和存储数据的。数据的结构化是数据库与文件系统的最主要区别。例如,药品进销存管理数据库中的一个药品基本信息数据表文件,其中的每条记录都有类似图 4.4 所示的记录结构。

药品代码 ·	药品名称 ·	药品类型 ·	规格 ·	药品单位 ·	保存条件 ·	有效期 ·	厂商编号 ·	说明书

图 4.4 药品基本信息记录结构

在文件系统中,虽然记录内部有些结构,但记录之间没有联系。在数据库系统中,实现的是整体数据的结构化,例如,上述药品基本信息数据表中的每一条记录都具有图 4.4 所示的结构,该文件中的一条记录就是一种药品的基本信息,该文件中所有的记录组成了该数据库管理的所有药品的基本信息。

数据库中的数据文件既相对独立又相互联系,从总体上遵循规定的结构形式。数据库正是通过数据表记录的结构设计、相关记录组成数据表、相关数据表组成数据库这样的相互联系来反映现实世界中事物之间的联系的。

2. 数据共享高、冗余度低、一致性好

数据库系统从整体的角度描述和组织数据,数据面向整个应用系统而不是某个特定的应用程序,因而数据库中的数据可以被多个用户、多个应用程序所共享。这种系统层面的数据共享可以大大降低数据的冗余程度,节约存储空间;同样,这种系统级的冗余度降低,有效地避免了数据之间的不一致性。

3. 较高的数据独立性

数据库中的数据独立性包括数据的物理独立性和逻辑独立性。
物理独立性是指数据库的物理结构(包括数据的组织、存储、存取方式、外部存储设备等)发生变化时,不会影响数据库的整体逻辑结构和用户应用程序的逻辑结构,即用户的数据库应用程序不必做相应的改动。也就是说,数据库的物理结构与应用程序是独立的。

逻辑独立性是指数据库的整体逻辑结构发生改动时,由数据库管理系统来改变数据库整体逻辑结构与用户应用逻辑结构之间的映射关系,即保持用户应用的逻辑结构不变,从而达到用户的数据库应用程序不必随数据库逻辑结构的改变而改变。

4. 统一的数据控制

由图 4.3 可知,数据库中的数据可供多个应用程序共享,多个应用程序可以同时访问数据库中的数据。为了确保数据库的准确性和有效性以及数据库系统的正常运行,数据库由一个专门的管理软件——数据库管理系统(DataBase Management System,DBMS)——来统一控制和管理,主要实现以下 4 方面的数据控制功能。

(1) 数据的完整性检测。提供完整性检测规则的实现机制,确保数据库中数据的正确性、有效性和相容性。

(2) 数据的安全性保护。以口令等手段检验用户的合法性,实现数据库中数据的保密和安全,防止不合理的使用而导致对数据的破坏。

(3) 并发控制。当多个用户的并发进程同时访问数据库时,可能会发生相互干扰而得到错误的数据结果或造成对数据的完整性破坏,DBMS 负责对多用户并发的控制和协调,使它们能够有序地依次读写数据库中的数据。

(4) 数据库恢复。计算机系统的硬件故障、软件出错、操作员的误操作、人为的有意破坏等都可能造成数据库中部分数据或全部数据的不正确或丢失。DBMS 有能力在发生类似情况时将数据库恢复到最近某个时刻的正确状态。

4.2　数据模型

4.2.1　数据处理的抽象和转换过程

由于计算机不能直接处理现实世界中的具体事物,所以人们必须将具体事物转换成计算机能够处理的数据。

数据库是模拟现实世界中某种应用环境(如一个单位或部门)所涉及的数据集合,它不仅要反映数据的本身,而且要反映数据之间的联系。因此,在数据库领域中,用数据模型来描述数据的结构、数据的性质、数据之间的联系等。

为了把现实世界中的具体事物抽象、组织为某种数据库管理系统支持的数据模型,在实际的数据处理过程中,首先将现实世界的事物及联系抽象成信息世界中的概念模型,概念模型并不依赖于具体的计算机系统,然后再根据具体的数据库管理系统的实现特点,将概念模型转换成计算机世界中的数据模型。所以,在数据处理的过程中,数据加工经历了现实世界、信息世界、计算机世界 3 个不同的世界,数据模型是现实世界的两级抽象,如图 4.5 所示。

4.2.2 经典的数据模型

通常,数据模型应该满足以下要求。

(1) 能够比较真实地模拟现实世界。

(2) 容易被人们所理解。

(3) 容易在计算机上实现。

经典的数据模型有层次模型、网状模型和关系模型 3 类。

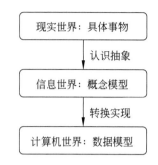

图 4.5 数据处理的抽象和转换过程

1. 层次模型

现实世界中,许多实体之间的联系都表现出一种很自然的层次关系,如家族关系、学校组织结构关系等,如图 4.6 所示。

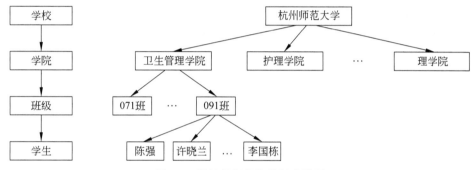

图 4.6 学校组织结构的层次模型

层次模型(Hierarchical Model)是一种用树状层次结构表述数据及其联系的数据模型,这种模型是以记录为结点的有向树。

层次模型的主要优点是结构清晰,结点间联系简单;主要缺点是只能表示一对多的关系,不能直接表示多对多关系,数据的查询和更新比较复杂。

2. 网状模型

在学籍信息管理系统中,学生实体和课程实体间的关系是一种多对多的关系。一个学生可以选修多门课程,一门课程也可以有多个学生。例如,课程 3 被 5 个学生选修(见图 4.7),而课程 2 只有学生 B 和学生 D 选修。又如,学生 A 只选修了课程 1 和课程 3,而学生 B 却选修了课程 1～课程 4。这样,各个学生实体与各个课程实体形成了一种网状关系。

网状模型(Network Model)是一种用图表述数据及其联系的数据模型,这种模型是以记录为结点的有向图。

网状模型的优点是可比较容易地表示实体间多对多的复杂联系,查询效率较高;缺点是不方便修改数据库的结构,应用程序员必须熟悉数据库的逻辑结构,应用程序编写比较

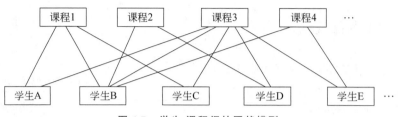

图 4.7　学生-课程间的网状模型

复杂。

3. 关系模型

目前，层次模型和网状模型都因其固有的缺点而基本退出历史舞台，取而代之的是结构简单但又具备严格数学定义的关系模型（Relational Model），关系模型已经成为数据库的主流数据模型。

关系模型的数据结构是一个"二维表框架"组成的集合，每个二维表称为关系。例如图 4.6 表示的学校组织结构层次模型也可以用如图 4.8 所示的关系模型来表示。

学院信息表

学院代码	学院名称	…
001	文学院	
002	理学院	
003	外国语学院	
004	信息学院	
005	卫生管理学院	
⋮	⋮	
018	护理学院	

班级信息表

学院代码	班级	人数	…
005	071	36	
005	081	34	
005	082	37	
005	091	38	
005	101	36	
⋮	⋮	⋮	

学生信息表

学号	姓名	…
⋮	⋮	
050901001	陈强	
050901002	许晓兰	
⋮	⋮	
050901038	李国栋	
⋮	⋮	

图 4.8　学校组织结构的关系模型

4. 3 种数据模型的区别

3 种数据模型的区别主要在于采用不同的数据组织结构。

（1）层次模型用"树结构"来表示数据之间的联系。

（2）网状模型是用"图结构"来表示数据之间的联系。

（3）关系模型是用"二维表"来表示数据之间的联系。

4.2.3　信息世界中的基本概念

如图 4.5 所示，数据处理的抽象和转换过程的第一阶段就是现实世界到信息世界的抽象建模。概念模型（也称为信息模型）是按照用户的观点对现实世界中的对象进行数据信息的建模，主要是从概念上描述信息在数据库中是怎么组织的。

在信息世界建立信息模型的过程中，主要涉及以下基本概念。

1. 实体

客观存在并可以相互区别的事物称为实体(Entity)。实体可以是可触及的实际事物,如一瓶十滴水、一个学生、一本书;也可以是抽象的概念或联系,如一笔药品销售、一堂课、一次比赛等。

2. 实体集

具有相同属性的实体的集合称为实体集(Entity Set)。如临床医学院的所有学生、护理专业开设的所有课程、药房中的所有药品等。

3. 属性

实体的某一特性称为属性(Attributes)。例如一笔药品销售实体有销售日期、药品代码、药品名称、销售数量、销售单价等方面的属性;又如一个学生实体有学号、姓名、出生年月、性别、所在学院等方面的属性。

4. 域

属性的取值范围称为该属性的域(Domain)。如学生实体的"性别"属性的域为{男,女};一笔药品销售实体的"销售数量"属性的域为非负整数。

5. 实体型

属性的名称及其域组成了实体的"型"(Entity Type)。

6. 关键字

能唯一标识一个实体的属性或属性集称为关键字(Key)。如一个学生实体中的"学号"属性。又如一笔药品销售实体中的"药品代码"属性,药品名称因为有可能重名(如不同厂家生产的"十滴水"),不能唯一标识一种药品,所以不能作为关键字。

7. 联系

反映实体与实体之间的联系(Relation),主要可分为以下 3 种。

1) 一对一联系(1:1)

实体集 A 中的一个实体至多与实体集 B 中的一个实体相对应,反之亦然,则称实体集 A 与实体集 B 为一对一的联系,记作 1:1。例如:班级与班长,观众与座位,病人与床位,员工与他的工资。

2) **一对多联系**(1:n)

实体集 A 中的一个实体与实体集 B 中的多个实体相对应,反之,实体集 B 中的一个实体至多与实体集 A 中的一个实体相对应,记作 1:n。例如:学院与系部、班级与学生。

3) 多对多(m:n)

实体集 A 中的一个实体与实体集 B 中的多个实体相对应,反之,实体集 B 中的一个

实体与实体集 A 中的多个实体相对应,记作($m:n$)。例如:教师与学生,学生与课程,药厂与药品。

8. 实体-关系模型

信息模型有多种表示方式,实体-关系模型(Entity-Relationship Model)(简称 E-R 模型)是其中最为流行的一种。E-R 模型图在表示实体与实体之间的联系采用 3 个要素。

(1) 矩形表示实体,矩形内标注实体名称。

(2) 椭圆表示属性,椭圆内标注属性名称。

(3) 菱形表示实体之间的联系,菱形内标注联系名称,并用连线将菱形框分别与各个实体相连,并在连线上注明联系类型。

图 4.9 和图 4.10 给出了 E-R 图的两个示例。

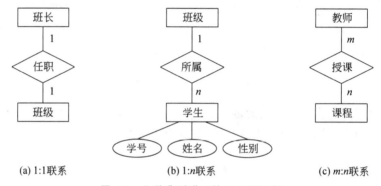

(a) 1:1联系   (b) 1:n联系   (c) m:n联系

图 4.9　几种典型联系的 E-R 图示例

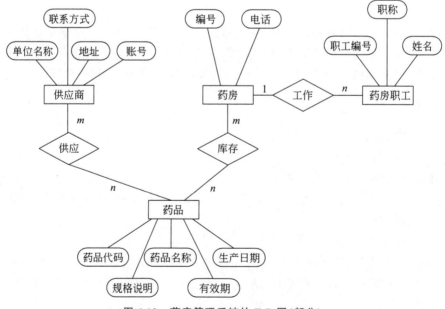

图 4.10　药房管理系统的 E-R 图(部分)

4.2.4　计算机世界中的基本概念

数据处理的抽象和转换过程的第二阶段就是信息世界到计算机世界的数据建模,主要是从计算机的角度描述信息在数据库中是怎么组织的。

在计算机世界建立数据模型的过程中,主要涉及以下基本概念。

1. 字段

对应于属性的数据称为字段(Field),也称为数据项。字段的命名通常与属性名相同。例如学生有学号、姓名、年龄、性别、系等字段。

2. 记录

对应于每个实体的字段数据的集合称为记录(Record)。例如一个学生的学号、姓名、年龄、性别、专业字段所取的各个字段值的组合:

```
(990001,张立,20,男,计算机)
```

组成一条记录。

3. 文件

在计算机世界中,文件(File)是具有名字的存储在外存储器上的一组相关信息的集合。在数据库中,通常将相关实体的数据集合存储在一个文件中。例如,某校全体学生的记录保存在一个名字为"学生信息表"的数据表文件中。

4. 关系

这是目前占主流地位的关系(Relation)数据模型中的一个概念。在关系数据库中,数据以表的形式组织,一个关系对应一张二维表,表中同一行中的数据具有属于同一个实体的关系性质;表中同一列中的数据,具有属于同一属性的关系性质。

5. 主键

一个属性或几个属性的组合可唯一标识一条记录,这种属性或属性的组合称为关键属性,也叫主键(Key)(或主关键字)。

例如,在医院只有一个药房的情况下,"药品代码"属性可以作为主键,因为根据"药品代码"的属性值可以唯一确定一条药品库存记录。但是,当医院的多个分院都具有自己的药房时,可能需要"药品代码"+"分院代码"才能唯一确定一条药品库存记录,此时"药品代码"与"分院代码"的组合可作为主键。

6. 外键

在关系数据库中,为了实现表与表的联系,将一个表的主键作为该表与其他表联系的纽带放到另一个表中，这种在另一个表中起到联系作用的属性称为外键（外来关键字）。

3个世界中主要术语之间的对应关系如表4.1所示。

表4.1　3个世界中主要术语之间的对应关系

现实世界	信息世界	计算机世界
事物总体	实体集	文件
事物个体	实体	记录
事物的特征	属性	字段
事物间的联系	实体模型	数据模型

4.2.5　关系数据库

1. 基本概念

关系模型是目前应用最广的数据模型，采用关系数据模型建立的数据库称为关系数据库。在关系数据库中，用二维表来表示数据间的关系，数据以行和列的形式存储，一系列相关的行和列构成库中的数据表，若干张相关的数据表构成一个数据库。

如图4.11所示是一个由“药品信息”“进货情况”“销售情况”“业务员信息”和“药品厂商”5张相关的数据表组成的小型药品进销存管理数据库的示例。

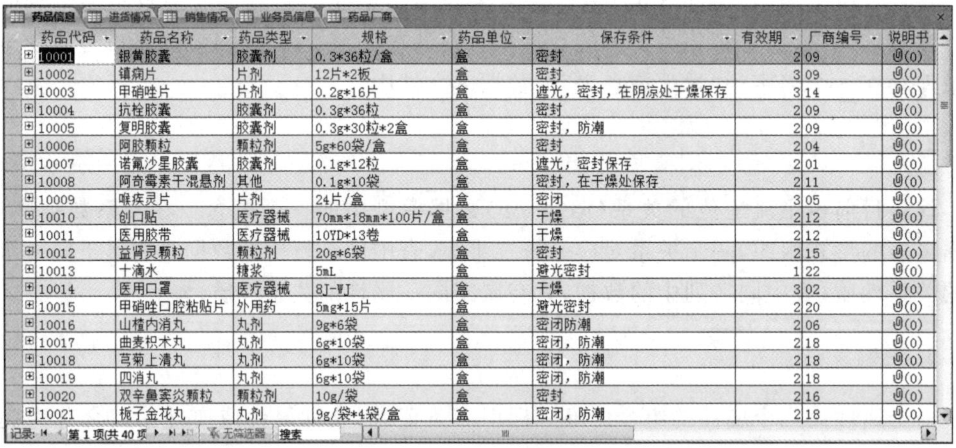
药品信息 | 进货情况 | 销售情况 | 业务员信息 | 药品厂商

药品代码	药品名称	药品类型	规格	药品单位	保存条件	有效期	厂商编号	说明书
10001	银黄胶囊	胶囊剂	0.3*36粒/盒	盒	密封	2	09	(0)
10002	镇痫片	片剂	12片*2板	盒	密封	3	09	(0)
10003	甲硝唑片	片剂	0.2g*16片	盒	遮光，密封，在阴凉处干燥保存	3	14	(0)
10004	抗栓胶囊	胶囊剂	0.3g*36粒	盒	密封	2	09	(0)
10005	复明胶囊	胶囊剂	0.3g*30粒*2盒	盒	密封，防潮	2	09	(0)
10006	阿胶颗粒	颗粒剂	5g*60袋/盒	盒	密封	2	04	(0)
10007	诺氟沙星胶囊	胶囊剂	0.1g*12粒	盒	遮光，密封保存	2	01	(0)
10008	阿奇霉素干混悬剂	其他	0.1g*10袋	盒	密封，在干燥处保存	2	11	(0)
10009	喉疾灵片	片剂	24片/盒	盒	密闭	3	05	(0)
10010	创口贴	医疗器械	70mm*18mm*100片/盒	盒	干燥	2	12	(0)
10011	医用胶带	医疗器械	10YD*13卷	盒	干燥	2	12	(0)
10012	益肾灵颗粒	颗粒剂	20g*6袋	盒	密封	2	15	(0)
10013	十滴水	糖浆	5mL	盒	避光密封	1	22	(0)
10014	医用口罩	医疗器械	8J-WJ	盒	干燥	3	02	(0)
10015	甲硝唑口腔粘贴片	外用药	5mg*15片	盒	避光密封	2	20	(0)
10016	山楂内消丸	丸剂	9g*6袋	盒	密闭防潮	2	06	(0)
10017	曲麦枳术丸	丸剂	6g*10袋	盒	密闭，防潮	2	18	(0)
10018	芎菊上清丸	丸剂	6g*10袋	盒	密闭，防潮	2	18	(0)
10019	四消丸	丸剂	6g*10袋	盒	密闭，防潮	2	18	(0)
10020	双辛鼻窦炎颗粒	颗粒剂	10g/袋	盒	密封	2	16	(0)
10021	栀子金花丸	丸剂	9g/袋*4袋/盒	盒	密闭，防潮	2	18	(0)

记录：第1项(共40项　无筛选器　搜索

图4.11　“药品进销存管理”数据库中的数据表

结合图4.11，可将关系数据库的主要特征简单地归纳如下。

1）表的每一行对应一个实体或事物

例如，图4.11的药品信息表中的第13行，对应“十滴水”药品实体。该行中的数据组成一条记录，它们是依据“都是关于十滴水药品实体的数据”这样一种“关系”被组织在同一行中的，即10013是十滴水的药品代码，“糖浆”是十滴水的药品类型，5ml是十滴水的药品规格，22是该十滴水药品的制造商的编号等。

按"一个实体的相关属性值放在表格的一行中"的关系组织数据很方便,也非常符合人们的习惯。这样,在关系数据库中,一条记录对应一个实体,也就是数据表必须满足其中的任何两行都不相同,如药品信息表中不同的行代表不同的药品信息记录,药品销售表中的每一条记录代表每一笔不同的销售活动。显而易见,数据表记录行的次序可以任意变动而不会影响表格所表示的信息。

2)表的每一列对应一个属性

例如,图4.11的药品信息表中,第1列中的数据对应"药品代码",第2列中的数据对应"药品名称"等。这种将实体的属性数据按"相同性质"的"关系"组织在表格的同一列中的数据方法,非常有利于数据的管理,也很符合人们的习惯。

在数据表中,列称为一个字段,对应实体的一个属性,每个字段有一个字段名(或列名)。一张数据表中的各个字段名不能相同(即不允许重复),但字段在数据表中的次序也可以任意变动而不会影响表格所表示的信息。

3)具有相同性质(实体型)的实体被组织在同一张表中

例如,进货情况表中的每一条记录都是药品进货信息实体;销售情况表中的每一条记录都是药品销售信息实体;药品厂商表中的每一条记录都是药品厂商信息实体;药品信息表中的每一条记录都是药品基本信息实体;业务员信息表中的每一条记录都是业务员信息实体。二维数据表体现的这种"同类实体的集合"被称为"关系"。

不同类型的实体放在同一张表中是不合理的,例如,药品的进货记录就不应该放在业务员信息表中。

4)相关的数据表组织一起形成数据库

在图4.11所示的药品进销存管理数据库中,药品进货数据、药品销售数据、药品厂商数据、药品基本数据、业务员基本数据分别存储在"进货情况表""销售情况表""药品厂商表""药品信息表"和"业务员信息表"5张数据表中。这5张数据表既相对独立又有一定的关联性,例如,想要确定药品代码为10013的十滴水的生产厂商,通过药品厂商表,就能够查到"厂商编号"为22的厂商全称是"四川省通园制药有限公司"。

2. 常见的关系数据库管理系统

1)Access

Access是微软公司出品的一个小型的关系数据库开发平台,它是办公自动化套装软件Office中的一个组成部分。对于规模较小的相对简单的数据库应用,用户只要具备基本的数据库知识就能够使用Access方便地创建数据库和数据表,并对用户的数据进行有效的管理。本书中的所有示例都是用Access建立的。

2)Oracle

Oracle是以高级结构化查询语言(SQL)为基础的大型关系数据库,适合于大型数据库应用系统。它用方便逻辑管理的语言操纵大量有规律数据的集合,是目前最流行的客户/服务器(Client/Server)体系结构的数据库之一。

3)Microsoft SQL Server

微软公司的产品,SQL Server 2000版本之前,它着重于小型的数据库应用,SQL

Server 2014 是最新版的大型数据库服务器，它建立在 Microsoft Windows NT/2000/XP/Vista/7/8 等操作系统基础之上，提供了一个功能强大的客户/服务器平台。

4）MySQL

相比较其他系统而言，MySQL 数据库是目前运行速度最快的 SQL 语言数据库之一。除了具有许多其他数据库所不具有的功能和选择之外，MySQL 数据库的一个显著特点就是它一种免费的软件，用户可以从网上直接下载数据库，用于个人或商业用途，而不必支付任何费用。

4.3 关系模式规范化

关系模式规范化的目的是解决关系模式中存在的数据冗余、插入和删除异常、更新烦琐等问题，其基本思想是消除数据依赖中的不合适部分，使各关系模式达到某种程度的分离，使一个关系描述一个概念、一个实体或实体间的一种联系。因此，规范化的实质是概念的单一化。

规范化理论把关系应满足的规范要求划分为几个等级，满足最低要求的等级称为第一范式（1NF），在第一范式的基础上提出了第二范式（2NF），在第二范式的基础上又提出了第三范式（3NF），随后还有 BCNF 范式、4NF、5NF。等级越高应满足的约束集条件越严格。

4.3.1 第一范式（1NF）

在关系模式 R 中，如果每个属性值都是不可再分的原子属性，则称 R 为满足第一范式的关系。

例如，在图 4.12 表 A 所示的关系 R0（职工号，姓名，联系方式）中，每个职工的"联系方式"包含了手机号码和邮箱，也就是"联系方式"不是"不可再分"的原子属性。将 R0 规范成满足 1NF 的关系 R 的方法是：把"联系方式"分解为"手机号码"和"邮箱"两个满足原子性的属性，即表 B 所示的关系 R（职工号，姓名，手机号码，邮箱）。

在任何一个关系数据库系统中，满足 1NF 是最低要求，即关系中的属性必须是原子项，不允许出现如图 4.12 表 A 那样的"表中表"。不满足第一范式的数据库模式不能称为关系数据库。

4.3.2 第二范式（2NF）

如果关系模式 R 满足 1NF 且其中的所有非主属性都完全函数依赖于主键，则称关系 R 为满足第二范式的关系，即 2NF 不允许关系模式中的非主属性部分函数依赖于主键。

所谓函数依赖是指在关系 R 中，A、B 为 R 的两个属性或属性组，如果对于 A 的每一个具体值，B 有且仅有一个具体值与之对应（即 A 确定了 B），则称 B 函数依赖于 A，记为

表A(含联系方式子表)

职工号	姓名	联系方式	
		手机号码	邮箱
918001	陈建声	13688770123	cjshznu@163.com
918002	张国平	13706127851	zgphznu@126.com
918003	李明山	13919197723	lms21@sina.com
⋮	⋮	⋮	⋮

表B(满足1NF)

职工号	姓名	手机号码	邮箱
918001	陈建声	13688770123	cjshznu@163.com
918002	张国平	13706127851	zgphznu@126.com
918003	李明山	13919197723	lms21@sina.com
⋮	⋮	⋮	⋮
⋮	⋮	⋮	⋮

图 4.12　第一范式示例图

$A \rightarrow B$。

如图 4.13 所示,在选课关系 Score(学号,课程编号,课程名称,成绩,学分)中,主键为属性组(学号,课程编号)。显然关系 Score 满足 1NF,但这个关系模式在实际应用中可能存在下列问题。

学号	课程编号	课程名称	成绩	学分
2012017103	164091101	病理学	78	3
2012017109	164091101	病理学	82	3
2012017112	164091101	病理学	91	3
2012017139	164091101	病理学	67	3
⋮	⋮	⋮	⋮	⋮
2012017103	164099101	医学免疫学	81	2.5
2012017109	164099101	医学免疫学	79	2.5
2012017112	164099101	医学免疫学	86	2.5
2012017139	164099101	医学免疫学	72	2.5
⋮	⋮	⋮	⋮	⋮
2012017103	041002101	医学信息技术	80	2
2012017109	041002101	医学信息技术	85	2
2012017112	041002101	医学信息技术	93	2
⋮	⋮	⋮	⋮	⋮

图 4.13　选课关系 Score 示例数据表

(1)数据冗余。如果有 n 个学生选修了同一门课程,则该课的"课程名称"和"学分"值就会在数据表中重复出现 n 次。

(2)更新复杂。如果需要对某课程的学分进行调整,则数据表中所有涉及该课程的记录中的学分值都需要逐一更新，漏掉一条就会导致数据不一致。

（3）插入异常。如果要增设一门新课，则虽然该新课的课程编号和课程名称已确定，但在学生选修该课之前由于还没有学号属性的值，从而无法构成正常插入记录所必需的（学号，课程编号）组合主键，导致插入异常的发生。

（4）删除异常。对于毕业的学生，往往需要从数据库移除其所选课程的所有记录，对于那些在高年级开设的选修课，如果在校的高年级学生还没有来得及选，则这些课程的信息（课程编号和学分）将从数据库中随毕业学生记录的移除而消失。

导致这些问题产生的原因是："学分"这个非主属性并不完全依赖组合主键（学号，课程编号），只是部分函数依赖于其中的"课程编号"。

解决上述问题的途径为：将关系 Score 分解成两个满足 2NF 关系模式 SC（学号，课程编号，成绩）和 C（课程编号，课程名称，学分），如图 4.14 所示。因为，在关系模式 SC中，仍以（学号，课程编号）作为组合主键，"成绩"这个非主属性则完全函数依赖于（学号，课程编号）；在关系模式 C 中，"课程编号"作为主键，而非主属性"课程名称"和"学分"分别完全函数依赖于"课程编号"。另外，通过关系 SC 中的外键"课程编号"与关系 C 的主键"课程编号"进行连接，可得到原来的关系 Score。

关系SC的示例数据表

学号	课程编号	成绩
2012017103	164091101	78
2012017109	164091101	82
2012017112	164091101	91
2012017139	164091101	67
⋮	⋮	⋮
2012017103	164099101	81
2012017109	164099101	79
2012017112	164099101	86
2012017139	164099101	72
⋮	⋮	⋮
2012017103	041002101	80
2012017109	041002101	85
2012017112	041002101	93
⋮	⋮	⋮

关系C的示例数据表

课程编号	课程名称	学分
164091101	病理学	3
164099101	医学免疫学	2.5
041002101	医学信息技术	2
⋮	⋮	⋮

图 4.14　满足 2NF 的示例数据表

在这个分解后满足 2NF 的新关系中，上述 4 个问题都得到了解决。

（1）由于学分属性的值仅仅由课程编号决定而与学号无关，因此移到了关系 C 中，避免了类似关系 Score 中出现学分值冗余的现象。

（2）在需要对某课程的学分进行调整时，只需要修改关系 C 对应的数据表中的一条相应的记录，与关系 SC 对应的数据表无直接关系，更新变得极其简单。

（3）在新开一门课时，只需要在关系 C 对应的数据表中插入一条包含该新课程的课程编号、课程名称、学分的新记录即可,与是否已经有学生选修该课无关。

(4) 在把毕业的学生的记录从数据库移除时,仅仅操作 SC 关系对应的数据表,不会造成 C 关系对应的数据表中课程信息的丢失。

4.3.3 第三范式(3NF)

如果关系模式 R 满足 2NF 且其中的每一个非主属性都不传递函数依赖于主键,则称关系 R 为满足第三范式的关系。

所谓传递函数依赖是指:设 A、B、C 是关系 R 的 3 个不同的属性或属性组,如果存在 $A \rightarrow B \rightarrow C$,则 C 传递函数依赖于 A。

例如,在关系模式 Student(学号,姓名,学院编号,学院名称,学院地址)中,各个属性均为原子属性,"学号"作为单属性主键,显然没有部分依赖的问题,所有的非主属性都完全函数依赖学号,所以 Student 满足 2NF。但关系 Student 中仍然产生了大量的冗余,有关学生所在学院的"学院名称""学院地址"的值重复储储(参见图 4.15),因此在插入、删除和修改时,也将产生类似第二范式讨论中的情况。问题原因是关系 Student 中存在传递依赖,即学号→学院编号→学院名称,即非主属性"学院名称"("学院地址"同理)传递依赖于主键"学号"。

学号	姓名	学院编号	学院名称	学院地址
2012017103	张学礼	01	理学院	C楼
2012017104	李红艳	01	理学院	C楼
2012017105	陈建伟	01	理学院	C楼
2012017139	孙莉	01	理学院	C楼
⋮	⋮	⋮	⋮	⋮
2012035001	宋树森	03	医学院	E楼
2012035002	申屠国生	03	医学院	E楼
2012035003	李健	03	医学院	E楼
2012035004	郑强	03	医学院	E楼
⋮	⋮	⋮	⋮	⋮
2012080301	方美月	08	人文学院	A楼
2012080302	钟魏庆	08	人文学院	A楼
2012080303	沈小芹	08	人文学院	A楼
⋮	⋮	⋮	⋮	⋮

图 4.15 关系 Student 示例数据表

解决方法是将关系模式 Student 分解为两个关系 S(学号,姓名,学院编号)和 D(学院编号,学院名称,学院地址),两个关系通过 S 中的外键"学院编号"联系,如图 4.16 所示。

可以证明部分依赖蕴含着传递依赖,若关系模式 R 属于 1NF,且每个非主属性都不传递依赖于键码,则 R 属于 3NF;属于 3NF 的关系模式必然属于 2NF。

关系 S 的示例数据表

学号	姓名	学院编号
2012017103	张学礼	01
2012017104	李红艳	01
2012017105	陈建伟	01
2012017139	孙莉	01
⋮	⋮	⋮
2012035001	宋树森	03
2012035002	申屠国生	03
2012035003	李健	03
2012035004	郑强	03
⋮	⋮	⋮
2012080301	方美月	08
2012080302	钟魏庆	08
2012080303	沈小芹	08
⋮	⋮	⋮

关系 D 的示例数据表

学院编号	学院名称	学院地址
01	理学院	C 楼
03	医学院	E 楼
08	人文学院	A 楼
⋮	⋮	⋮

图 4.16 满足 3NF 的示例数据表

4.3.4 关系模式规范化小结

关系模式进行规范化的目的：使结构更合理，消除存储异常，使数据冗余尽量小，便于插入、删除和更新。

关系模式进行规范化的原则：遵从概念单一化原则，即一个关系模式描述一个实体或实体间的一种联系。

关系模式进行规范化的方法：将关系模式投影分解成两个或两个以上的关系模式。

关系模式进行规范化的要求：分解后的关系模式集合应当与原关系模式"等价"，即经过自然连接可以恢复原关系而不丢失信息，并保持属性间合理的联系。

4.4 数据库系统

4.4.1 数据库系统的组成

数据库系统（DataBase System，DBS）指包含了涉及数据库应用的计算机系统，即它不仅仅是数据库，而且是一个具有采用数据库技术组织、存储、维护并应用程序提供数据支持特征的完整的可运行系统，一般由数据库、硬件系统、软件系统、数据库管理员和数据库用户 5 大部分构成，如图 4.17 所示。

1. 数据库

数据库就是按一定数据模型组织的、存储在计算机外存储设备上的、能为多个用户共享的、独立于应用程序的相关数据的集合，它主要由两大部分组成。

（1）物理数据库：全体原始数据。

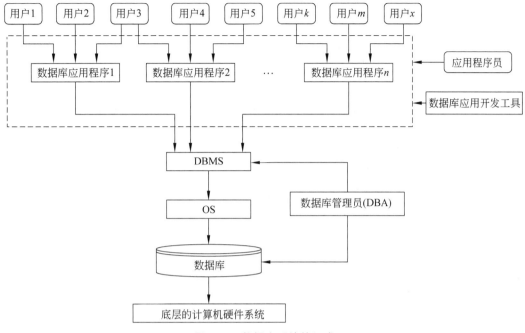

图 4.17 数据库系统的组成

（2）描述数据库：对原始数据的各级组织结构进行描述的数据。

2. 硬件系统

硬件系统是数据库能够保存和运行的物理基础，包括 CPU、内存、外存以及数据通信等各种用于数据处理、数据存储、数据传输的硬件设备。

3. 软件系统

数据库系统中的软件主要包括操作系统（OS）、数据库管理系统（DBMS）、数据库应用开发工具、数据库应用程序等。

操作系统是计算机的最基本软件，所有的数据库相关软件都需要建立在操作系统之上。

数据库管理系统是建立、使用和维护数据库的软件，提供了一个方便、有效、安全地存取数据库信息的接口环境，是数据库系统中的最重要的核心软件。数据库管理系统的主要功能如下。

（1）数据库定义。

（2）数据库操作。

（3）数据运行管理，主要包括优化和执行。

（4）数据库维护，主要包括数据的安全性和完整性维护、数据的恢复和并发控制等。

（5）通信管理。

数据库应用程序是指需要数据库技术支持的、根据用户的实际应用需求在 DBMS 的基础上开发的、处理特定事务的程序，如学生学籍管理系统，药品进、销、存管理系统等。

数据库应用程序的操作范围通常是数据库的一个子集，即用户实际应用所涉及的那部分数据。因此，如图4.17所示，一个数据库一般可以支持若干个建立在其上的应用系统，每个用户也可以根据授权通过其中的一个或多个应用系统以各自的方式来访问数据库。

通常负责设计和实现具体数据库应用系统程序模块并进行调试和安装的人员称为应用程序员。而用于开发数据库应用程序的软件系统称为数据库应用开发平台。因为大多数计算机应用系统都会涉及数据库，所以大多数软件开发工具都支持数据库应用开发，例如流行的软件开发工具 Visual C++、VB、Eclipse、NetBeans 等都对数据库开发有很好的支持，都可以作为数据库应用开发工具。这类开发工具通常提供人机界面生成、数据报表生成、数据库存取、数据字典等整套的解决方案，为数据库应用程序开发人员提供了高效率、多功能的交互式程序设计系统，极大地提高了数据库应用程序的开发效率。

4. 数据库管理员

对于较大规模的数据库系统需要有专门的数据库管理员（DataBase Administrator，DBA）来负责数据库系统的设计、建立、管理和维护工作。DBA 的主要职责包括如下。

（1）组织数据库。在设计和建立数据库过程中，数据库管理员参与系统分析和设计，决定数据库的内容，与用户一起决定子模式，与系统设计者一起确定概念模式，根据用户的应用要求决定数据库的存储结构和存取策略，写出数据库的存储模式，最后将数据库各级源模式装入数据库。

（2）改进和重组数据库系统，调整数据库系统的性能。数据库在运行一段时间后，有新的信息需求或某些数据需要更改，数据库管理员负责数据库的整理和修改，负责模式的修改以及由此引起的数据库的修改。

（3）监督与控制数据库系统的使用和运行。在数据库运行期间，为了保证有效地使用数据库管理系统，对用户的使用存取活动引起的破坏必须进行监督，对用户对数据库的使用必须进行统计和记录。

（4）转储与恢复数据库。数据库运行期间，由于硬件和软件的故障会使数据库遭到破坏，必须进行必要的恢复，确定恢复策略。

（5）帮助最终用户使用数据库系统。

5. 用户

指最终用户，他们是数据库系统的使用者。这些用户通过开发人员设计好的用户接口界面来使用数据库，在各自的授权范围内，进行包括查询、添加、删除、统计、生成报表等各种各样的操作。

4.4.2　数据库系统的结构

可以从多种不同的角度来研究数据库系统的结构。从数据库系统的逻辑层次角度来看，如图4.18所示，数据库系统通常采用数据库、操作系统、数据库管理系统、数据库应用程序、数据库用户等多级层次结构，这是数据库系统的内部体系结构。

从数据库的应用环境角度来看,数据库系统又可分为单用户结构、主从式结构、客户机/服务器结构、分布式结构等,这是数据库系统的外部结构。

数据库用户
数据库应用程序
数据库管理系统
操作系统
数据库
计算机硬件系统

图 4.18　数据库系统的层次结构

1. 单用户结构

如图 4.19 所示,在单用户结构的系统中,整个数据库系统(包括数据库、数据库管理系统、应用程序等)都安装在一台计算机上。这样,一个单位中的各个部门用安装在各自计算机上的数据库系统管理各自的部门数据,不同的计算机上的数据库相互独立,数据只能通过复制等脱机方式共享数据,无法实现实时共享。这种方式除了存在数据共享不及时、数据可能不一致等严重缺陷外,还容易造成数据的大量冗余。

2. 主从式结构

如图 4.20 所示,在主从式结构的系统中,通常具有一台高性能的主机和若干台与之相连的终端,数据库系统(包括数据库、数据库管理系统、应用程序等)都集中安装在系统主机上,所有的数据库处理任务都由主机来完成,各个部门作为终端用户分时地操作数据库。

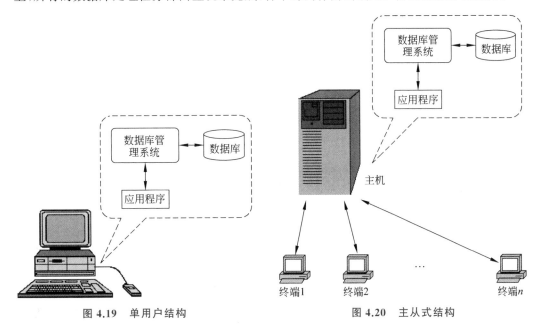

图 4.19　单用户结构　　　　　图 4.20　主从式结构

主从式结构的优点很明显:数据集中存放,便于共享,便于维护,具有较好的数据一致性。这种结构的主要缺点是可靠性不高,当作为系统中心的主机发生故障时,整个系统将陷入瘫痪。

3. 客户机/服务器结构

随着 PC 性能的大幅度提高和计算机网络技术的不断发展,同时为了克服主从式结构的缺点,人们将本单位的所有计算机连接成网络,把数据库应用程序、数据库、数据库管理系统分别部署在网络中不同的计算机上。网络中那些专门用于存放数据库和执行DBMS 功能的计算机称为数据库服务器(Server),而那些安装了 DBMS 外围程序以及数据库应用程序客户端的其他计算机称为客户机(Client),具备这样结构的系统称为客户机/服务器结构的数据库系统,简称 C/S 结构数据库系统。

在 C/S(或 B/S)结构系统中,用户在客户机上发出操作数据库的请求,通过安装在客户机上的 DBMS 外围程序以及客户端应用程序将请求传送到服务器,服务器根据客户的请求访问数据库,完成相关的计算后将结果返回给客户端。

根据服务器端的组织结构不同,C/S 结构数据库系统可以分为集中式(见图 4.21)和分布式(见图 4.22)两类。

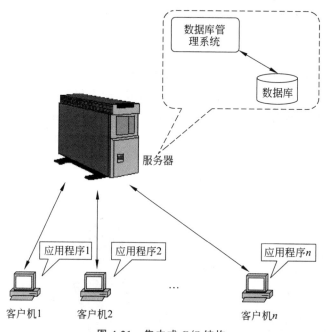

图 4.21　集中式 C/S 结构

在集中式 C/S 结构数据库系统中,网络中只有一台安装了数据库以及 DBMS 的数据库服务器。这种结构与主从结构系统的最主要区别在于将应用程序的执行从主机转移到了客户机,减轻了服务器的负担,但众多客户的数据库访问请求的处理仍然都集中在一台服务器上,很容易成为系统瓶颈,制约系统的性能。显然,集中式 C/S 结构系统中,数据库服务器的瘫痪将导致整个系统的瘫痪。

在分布式 C/S 结构数据库系统中,网络中有多台安装了数据库以及 DBMS 的数据库服务器,它们既可以集中在某个网络结点上组成服务器群,也可以分布在网络的不同结点上。在这种结构中,不但应用程序在客户机上执行,减轻了服务器的负担,而且众多客户的数据库访问请求的处理可以由多台数据库服务器分担处理,较好地解决了集中式 C/S结构的瓶颈问题,提高了系统的性能。但由于数据分布在多台服务器上,给数据的管理和维护带来了一定的难度。

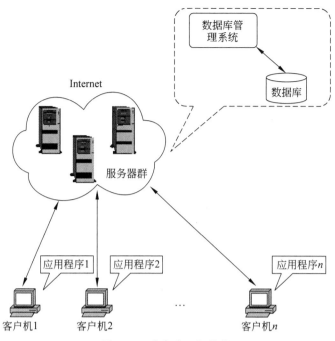

图 4.22　分布式 C/S 结构

当采用浏览器(Brower)方式运行客户端应用程序时,用户通过客户端应用程序经由 WWW 服务器将访问数据库的请求送达数据库服务器,C/S 结构就演化为 B/S 结构,如图 4.23 所示。

4. 分布式结构

分布式结构的数据库系统是指用计算机网络将物理上分散的多个数据库单元连接起来组成的一个逻辑上统一的数据库,每个被连接起来的数据库单元称为站点或结点,如图 4.24 所示。分布式数据库由分布式数据库管理系统(Distributed DBMS,D-DBMS)进行管理。D-DBMS 既可以独立地处理本地数据库中的数据,执行局部应用;又能够存取和处理多个异地数据库中的数据,执行全局应用。

分布式数据库的基本特点是物理分布性、逻辑整体性和站点自治性。从这 3 个基本特点还可以导出的其他特点是数据分布透明性、集中与自治相结合的控制机制、适当的数据冗余度和事务管理的分布性。

分布式数据库系统适合于地理上分散的企业、团体和机构组织的数据库应用需求。

4.4.3　数据库应用系统的开发步骤

任何一个经济或社会组织都会在其发展过程中产生大量的数据,同时还将涉及许多与之相关的数据,它们需要对这些数据进行存储,并按照特定的规则对数据进行分析、整理,从而保证其工作有序进行,提高效率与竞争力。数据库应用系统就是为了支持特定目

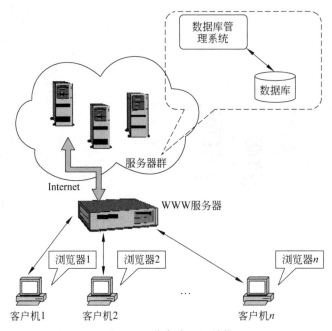

图 4.23　分布式 B/S 结构

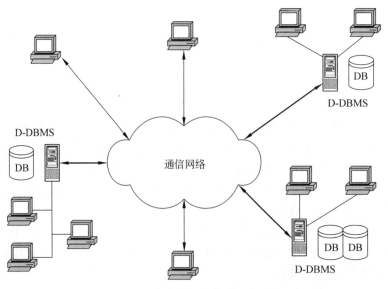

图 4.24　分布式结构的数据库系统

标,把个人、组织、地方的与该目标相关的数据以某种数据模型进行存储,并围绕这一目标
而开发的应用程序。通常把这些数据、数据模型以及应用程序的整体称为一个数据库应
用系统。

　　由图 4.17 可见,除了硬件系统和操作系统作为基础以外,数据库应用系统主要包括
数据库和数据库应用程序两大部分,其中与用户直接交互的是数据库应用程序,而数据库

应用程序通过 DBMS 访问数据库。因此,数据库应用系统的开发就是在已有的 DBMS 基础上建立数据库以及数据库应用程序的过程。通常可以将数据库应用系统的开发过程分为 4 个阶段:需求分析阶段、系统设计阶段、系统实现阶段和系统测试阶段。

1. 需求分析阶段

需求分析是整个数据库应用系统开发的起点与基础,这一阶段的基本任务有两个:一是摸清现状;二是弄清将要开发的系统具有哪些功能。主要任务是针对要解决的实际问题进行详尽的调查分析,了解完成任务所依据的数据(如使用什么台账、报表、凭证等)及其联系、使用什么规则(如法律和政策规定、本单位或地方的规定、公认规则等)、对这些数据进行什么样的加工以及加工结果以怎样的形式呈现(如报表、图表、工作任务单、台账等)。分析业务流程和数据流程,弄清系统的功能、规模、与周边的关系,收集支持系统目标的源数据并建立对其进行处理的方法。

需求分析的结果通常以“需求分析报告”的形式呈现,作为下阶段开发的依据。

2. 系统设计阶段

明确系统需求之后,还不能立即进入系统实现阶段,而是先要对系统进行规划和设计,主要包括:设计工具和系统支撑环境的选择(数据库、开发平台、软硬件及网络环境等),数据组织的规划(数据库由哪些表组成、各个表的结构、字段值约束关系、字段间约束关系、表间约束关系、表的索引等),系统界面的设计(菜单、表单等),系统功能模块的设计等。对一些较为复杂的功能,还应该进行算法分析与设计。

系统设计的结果通常以“系统设计报告”的形式呈现,一般用表格的形式详细列出系统的数据模型,并给出系统功能模块图、系统主要界面图以及可能存在的算法说明。“系统设计报告”既是下一阶段系统实现的指南,又是项目委托方在系统正式实现之前确认系统目标和功能,及早发现问题和纠正问题的依据,能够有效地减少或防止项目委托方与项目开发方因对系统目标和功能在认识上的差距而导致返工的现象。

3. 系统实现阶段

这一阶段就是依据系统设计报告,在选定的 DBMS 的支持下,利用选定的数据库应用系统开发平台,建立具体的数据库和表,定义各种约束,录入部分初始数据,具体设计系统菜单、系统表单,定义表单上的各种控制对象,编写对象对不同事件的响应代码,编写报表和查询等。

4. 系统测试阶段

在创建好整个数据库应用系统之后,运用 DBMS 提供的性能监察与分析工具,不断地监控系统的运行情况,验证系统设计中所设置的功能能否稳定准确地运行,这些功能是否全面地覆盖并正确地完成了设计要求,对发现的问题进行分析研究找出原因,及时采取有效措施改进。如此重复,经过不断的测试调试,逐步完善系统的设计,尽可能排除系统中存在的错误和隐患,直至达到可接受的可靠性程度,然后才能投入正式使用。

练习与思考

一、判断题

1. 文件系统是计算机操作系统中对文件进行管理的一组软件的集合。 （　　）
2. 数据库中的数据独立性包括数据的物理独立性和逻辑独立性。 （　　）
3. 数据处理的抽象和转换过程中的概念模型依赖于具体的计算机系统。 （　　）
4. 关系数据模型只能表示实体间的 $1:n$ 联系。 （　　）
5. 需求分析是整个数据库应用系统开发的起点与基础。 （　　）

二、选择题

1. 数据库管理系统的发展过程中,文件系统和数据库系统的重要区别是(　　)。
   A. 数据可共享　　　　　　　　　　　B. 数据无冗余
   C. 特定的数据模型　　　　　　　　　D. 专门的数据库管理软件
2. E-R 图是数据库系统设计的工具之一,它一般用于建立数据库的(　　)。
   A. 概念模型　　　B. 结构模型　　　C. 物理模型　　　D. 逻辑模型
3. 关系数据库中所谓的"关系"是指(　　)。
   A. 各个记录中的数据彼此间有一定的关联关系
   B. 数据模型符合满足一定条件的二维表格
   C. 某两个数据库文件之间有一定的关系
   D. 表中的两个字段有一定的关系
4. 数据库管理的主要方法有(　　)。
   A. 文件系统与分布式系统　　　　　　B. 分布式系统与批处理
   C. 批处理与数据库系统　　　　　　　D. 数据库系统与文件系统
5. 关于分布式数据库系统叙述正确的是(　　)。
   A. 它需要在操作系统的支持下才能运行
   B. 还不能使数据库与应用程序分开
   C. 只是逻辑上分布、物理上集中
   D. 只是物理上分布、逻辑上集中

三、思考题

1. 数据处理的目的是什么? 为什么说数据管理是数据处理的核心问题?
2. 经典的数据模型有哪几种? 试叙述它们的主要区别。
3. 叙述数据库、数据库管理系统的含义以及两者之间的关系。
4. 叙述 DBMS 的主要功能。
5. 在关系数据库中,数据表和数据表中的行各自表示了怎样的数据关系?

第5章 数据库和表

目前,采用关系数据模型建立的关系数据库是数据库系统的主流。Access 是一种基于 Windows 平台的小型关系数据库管理系统,具有界面友好、易学易用、开发简单、接口灵活等特点,是学习关系数据库的入门级软件。本书后面章节将以建立一个药品进、销、存管理系统为例,详细介绍应用 Access 2019(后面简称 Access)建立数据库并管理数据的基本方法。作为基础,本章介绍应用 Access 设计、建立数据库和表的基本操作,包括数据库和表的设计、数据库的创建、表的建立和表的编辑等内容。

5.1 Access 概述

由 Access 创建的数据库简称 Access 数据库,该数据库以扩展名为 accdb 的磁盘文件形式存在。为了实现数据库管理的各项功能,Access 提供了表、查询、窗体、报表、宏、模块 6 种数据库对象,并将它们放置在一个数据库文件中。本节依次介绍 Access 的工作界面、Access 数据库对象和数据类型以及设计数据库和表的一般方法。

5.1.1 Access 数据库工作界面

作为 Microsoft Office 组件之一,Access 具有与 Word、Excel 一致的界面风格,在基本操作方面也有很多共性。如果直接运行 Access 应用程序,将显示如图 5.1 所示的欢迎界面。该界面提供了一些选项,用于打开一个现有的数据库或创建新的数据库。

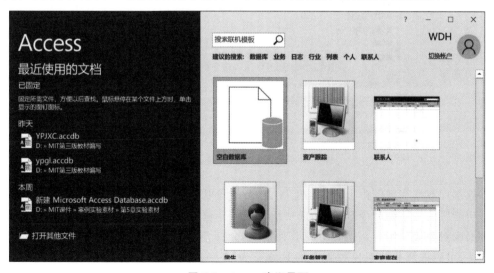

图 5.1 Access 欢迎界面

要创建新的空白数据库，可单击欢迎界面上的"空白数据库"选项，将显示如图 5.2 所示的对话框，在该对话框中，可以指定新数据库的名称和存放位置。

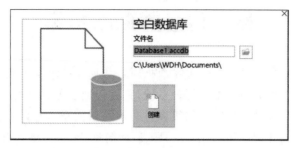

图 5.2　创建空白数据库

若要改变新建数据库文件存放的位置和默认的数据库文件名，可以单击"文件名"文本框右边的"浏览到某个位置来存放数据库" 🗁 图标。在弹出如图 5.3 所示"文件新建数据库"对话框中，确定数据库文件的"保存位置"，并在"文件名"文本框中输入新建的数据库文件名，如图中所示"药品进、销、存管理"，然后单击"确定"命令，返回图 5.2。再单击"创建"按钮，就完成了存放在 D:\YPJXC 文件夹中"药品进销存管理"数据库的创建。同时，该数据库也将自动创建默认名为"表 1"的表对象，并显示如图 5.4 所示"药品进销存管理"数据库数据表视图。

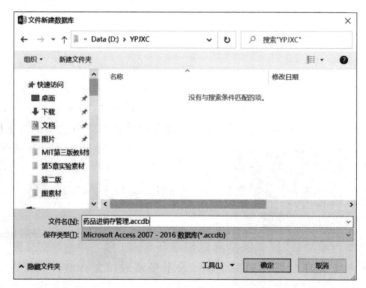

图 5.3　"文件新建数据库"对话框

数据库数据表视图由上方的功能区、左侧的导航窗格、选项卡式文档编辑区 3 部分组成。功能区由一系列命令选项卡/选项组组成。导航窗格中列出了当前 Access 中已建立的数据库对象或分组。双击其中一个对象，就会打开该对象。分组提供了一种管理对象的方法，可以把那些关系比较紧密的对象分为一组，或把不同类别的对象归到同一组中。在数据库中，随着对象数量的增多，用分组的方法可以更方便地管理各种对象。选项

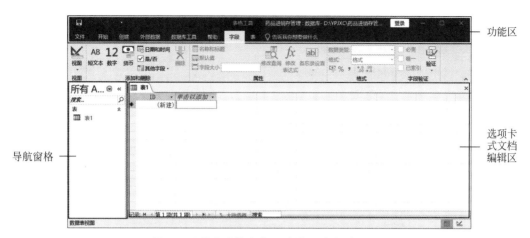

图 5.4 "药品进销存管理"数据库数据表视图

卡式文档编辑区则是对数据库对象进行操作的区域。

要设置或改变 Access 数据库的外观和默认属性,可单击功能区的"文件"选项卡切换到如图 5.5 所示 Backstage 视图,再单击 Backstage 视图中左侧的"选项"命令,打开如图 5.6 所示"Access 选项"对话框,选择该对话框中左侧项目列表,可以进行相应的设置。

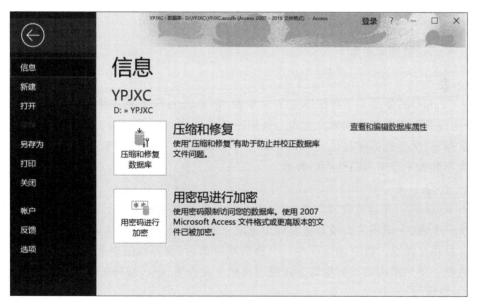

图 5.5 Backstage 视图

5.1.2 Access 数据库对象和数据类型

在 Access 中创建一个数据库对象,就是将空数据库转变成可以使用的数据库,是建立空数据库后的第一步工作。掌握数据类型则是建立关系数据库表的基础。

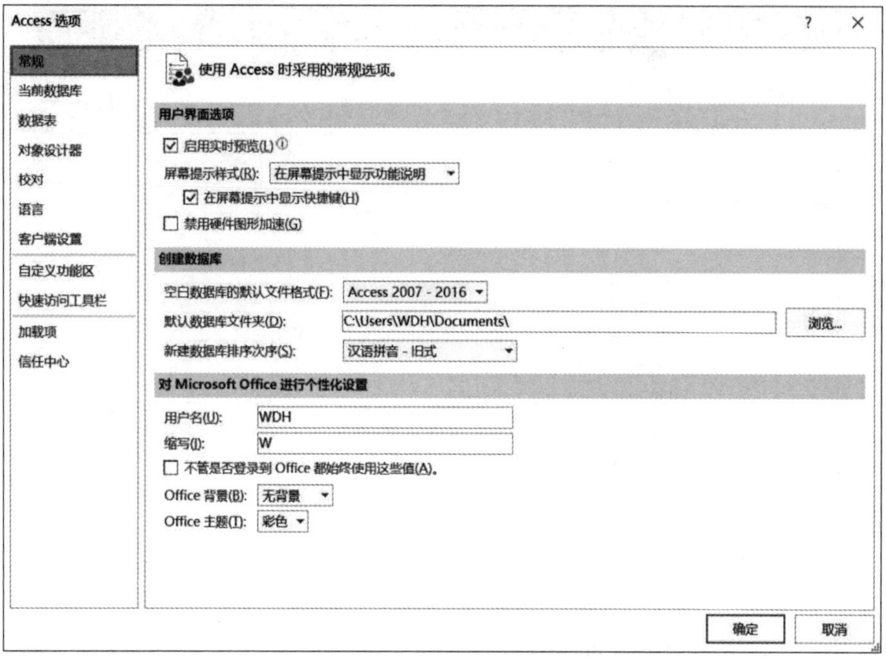

图 5.6 "Access 选项"对话框

1. Access 数据库对象

1）表

表（Table）就是指关系数据库中的二维表，它是 Access 数据库中用来存储数据的对象，是实现数据库管理的基础。表作为数据库最基本的对象是因为它既是整个数据库系统的数据源，又是数据库其他对象的基础。Access 允许一个数据库中包含多个表，用户可以在不同表中存储不同性质的数据。

2）查询

查询（Query）是通过设置某些条件，从表中获取所需要的数据。按照指定规则，查询可以从一个表、一组相关表或其他查询中选取全部或部分数据，将其集中起来形成一个数据集合供用户浏览。将查询保存为一个数据库对象后，就可以随时利用它来查询数据库中的数据。使用查询可以根据需要按照不同的方式查看、更改和分析数据表中的数据。

3）窗体

窗体（Form）是用户和数据库之间的人机交互界面，是数据库对象中最具有灵活性的一个对象。其数据源是来自表或查询中的数据。在窗体中可以显示数据表中的数据，也可以将数据库中的表链接到窗体中，利用窗体作为数据记录的界面。在窗体中不仅包含普通的数据，还可以包含图片、图形、声音、视频等多种数据对象。

4）报表

报表（Report）是数据库中数据输出的形式之一，是以打印格式显示或打印数据的数据库对象。用户可以在一个表或查询的基础上创建一个报表，也可以在多个表或查询的基础上创建一个报表。利用报表可以将需要的数据进行整理和计算,并将数据按指定的样式显示或打印,是展示数据的有效方式。

5)宏

宏(Macro)是指一个或多个操作的集合,其中每个操作实现特定的功能。操作是宏的基本组成部分,是一种自含式指令,可以与其他操作结合起来自动执行任务。操作在其他宏语言中有时也称为命令。每个操作都实现特定的功能,例如打开某个窗体或打印某个报表。

6)模块

模块(Module)是由 Access 内置的 VBA(Visual Basic for Application)编程语言编写的程序集合,或一个函数过程。Access 通过 VBA 提供了宏无法完成的、较为复杂的、或是关于整个数据对象的整合操作等高级功能。

Access 提供的上述 6 种对象分工非常明确,从功能和彼此间的关系角度考虑,这 6 种对象可以分为 3 个层次:第一层次是表对象和查询对象,它们是数据库的基本对象,用于在数据库中存储数据和查询数据;第二层次是窗体对象、报表对象,它们是直接面向用户的对象,用于数据的输入输出和应用系统的驱动控制;第三层次是宏对象和模块对象,它们是代码类型的对象,用于通过组织宏操作或编写程序来完成复杂的数据库管理工作并使得数据库管理工作自动化。

2. Access 常用的数据类型

根据关系数据库理论,一个二维表中的同一列数据必须具有相同的数据特征,即字段的数据类型相同。数据类型决定了数据的存储方式和使用方式。Access 常用的数据类型包括短文本、长文本、数字、日期/时间、货币、自动编号、是/否、OLE 对象、超链接、附件等十余种;查阅向导则是一种特别的数据输入形式。

1)短文本

短文本型字段可以保存文本或文本与数字的组合,例如姓名、地址;也可以保存不需要计算的数字,例如电话号码、邮政编码、学号等。短文本型字段默认大小可以在"Access 选项"对话框中设置,但一般输入时,系统只保存实际输入到字段中的字符。设置"字段大小"属性可控制能输入的最大字符个数。短文本型字段的取值最多可达到 255 个字符,如果字段值中的字符个数超过 255 个,可使用长文本型。

2)长文本

长文本型字段可保存较长的文本,最多可达 1GB。如果要存储带格式文本或长文档,可以创建 OLE 对象字段代替"长文本"字段。在长文本型字段中可以搜索文本,但搜索速度较有索引的短文本字段慢。不能对长文本型字段进行排序和索引。

3)数字

数字型字段用来存储进行算术运算的数字数据。一般可以通过设置"字段大小"属性,定义一个特定的数字型。

4)日期/时间

日期/时间型字段用来存储日期、时间或日期时间的组合。

5）货币

货币型是数字型的特殊类型，等价于具有双精度属性的数字型。向货币型字段输入数据时，不必输入美元符号和千位分隔符，Access会自动显示这些符号，并在此类型字段中添加两位小数。

6）自动编号

自动编号型比较特殊。每次向表中添加新记录时，Access会自动插入唯一顺序号，即在自动编号字段中指定某一数值。自动编号型一旦被指定，就会永久地与记录连接。如果删除了表中含有自动编号型字段的一条记录，Access并不会对表中自动编号型字段重新编号。当添加某一条记录时，Access不再使用已被删除的自动编号型字段的数值，而是按递增的规律重新赋值。还应注意，不能对自动编号型字段人为地指定数值或修改其数值，每个表只能包含一个自动编号型字段。

7）是/否

是/否型常被称为布尔型或逻辑型数据，是针对只包含两种不同取值的字段而设置的，例如"婚否"字段。通过设置是/否型的格式，可以选择是/否型字段的显示形式，使其显示为Yes / No、True / False或On / Off，不允许为Null值，存储1位。

8）OLE对象

OLE对象型是指字段允许单独地"链接"或"嵌入"OLE对象。添加数据到OLE对象型字段时，Access给出以下选择：插入（嵌入）新对象、插入某个已存在的文件内容或链接到某个已存在的文件。每个嵌入对象都存放在数据库中，而每个链接对象只存放于最初的文件中。可以链接或嵌入表中的OLE对象是指在其他使用OLE协议程序创建的对象，例如Word文档、Excel电子表格、图像、声音或其他二进制文件等。在窗体或报表中必须使用"对象框"来显示OLE对象。OLE对象字段最大可为1GB，它受磁盘空间限制。例如"照片"字段一般设置成OLE对象型。

9）超链接

超链接型字段是用来保存超链接指向的。超链接型字段包含作为超链接地址的文本或以文本形式存储的字符与数字的组合。超链接地址是指向对象、文档、Web页或其他目标的路径。超链接地址也可能包含其他特定的地址信息。例如，数据库对象、书签或该地址所指向的Excel单元格范围。当单击一个超链接时，Web浏览器或Access将根据超链接地址到达指定的目标。

10）附件

任何Access支持的文件都可以作为附件型字段存放在数据库中，与"OLE对象"型字段相比，附件型字段有着更大的灵活性，而且可以更高效地使用存储空间。

11）计算

计算型字段不是数据类型，该字段的值是通过计算一个表达式的结果得到，其数据类型是由计算得到的值数据类型决定。

12）查阅向导

查阅向导也不是数据类型，它允许用户使用列表框或组合框，选择来自列表项或其他表的值。在数据表设计视图的数据类型列表中选择"查阅向导"，将会启动"查阅向导"对话框进行设置。以后在进行数据输入操作时,可以通过选择一个列表或组合框中所显示的数据项作为输入值,而不再通过手工输入,从而减少输入错误,查阅向导可以使数据库系统的操作界面更方便、更人性化。

5.1.3 数据库和表的设计

数据库和表的设计是一项重要而复杂的工作,需要有经验的系统分析人员和系统设计人员根据用户需求对数据库应用系统进行整体考虑和全盘的分析和规划。合理而周密的设计是创建有效、准确、及时地完成所需功能的数据库的基础。数据库和表的设计一般应遵循以下步骤。

(1) 根据需求分析,设计并确定数据库所需要的表。

(2) 确定表中数据的字段和记录。

(3) 确定主键并建立表之间的联系。

下面以药品进销存管理数据库为例介绍数据库和表设计的一般过程。

1. 分析数据需求确定概念模型元素

根据药品进销存管理数据库的实际功能和数据体现,在分析需求的基础上初步确定概念模型元素。首先,需要确定符合应用需求的实体,这里包括了药品基本信息、药品进货情况、药品销售情况、相关的业务员信息和药品生产厂商等。其次,需要确定各个实体相关的,并且是根据需要体现实体特征的属性(即字段),以及便于实现运算和存储处理的数据类型。然后,再确定可以唯一标识一条记录的字段或字段集,即主键。最后,需合理调配数据归属,确定各个实体之间的联系,使数据具有最小冗余度和最大共享性。

2. 用 E-R 图表示概念模型

采用 4.2.3 节中介绍的 E-R 图表示方式,画出"药品进销存管理"的实体联系(E-R)模型图如图 5.7 所示。

3. 构架关系数据库

Access 以二维表的形式来定义数据表的数据结构。Access 表由表结构(也称数据字典)和表内容(也称记录或元组)两部分构成。在建立表之前,首先要从表结构方面考虑如何设计表。表结构是指数据表的框架,主要包括表名和表中字段组成两部分。

表名是该表存储在磁盘上的唯一标识,也可以理解为是用户访问数据的唯一标识。明确建立表的目的,确定好表名,表名应与用途相符。例如,要建立保存药品相关信息的表,表名就可直接命名为"药品信息"。

字段是表的组织形式,它包括表中字段的个数和每个字段的属性。字段的属性包括字段名称、数据类型、字段大小、格式、输入掩码、验证规则等。

在 Access 中,字段名称的命名规则有 3 条:字段名长度为 1~64 个字符;字段名可以包含字母、汉字、数字、空格和其他字符,但不能以空格开头;字段名不能包含句号(.)、

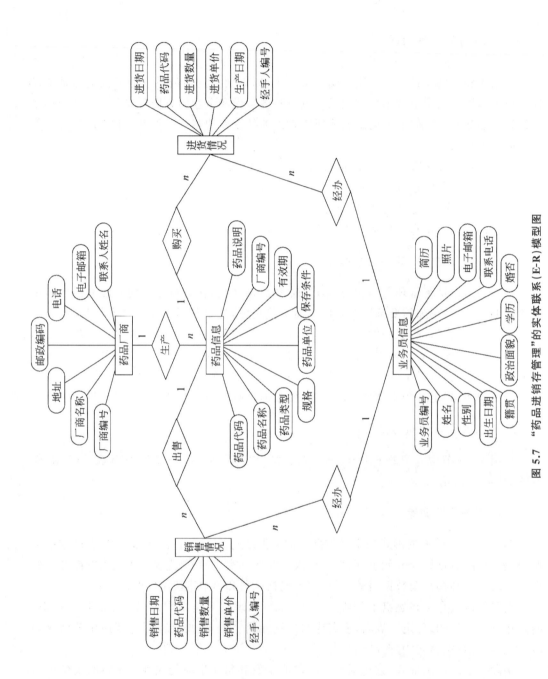

图 5.7 "药品进销存管理"的实体联系（E-R）模型图

惊叹号(!)、方括号([])和单引号(')。

根据"药品进销存管理"的实体联系(E-R)模型图,构架"药品进销存管理"数据库表对象及其相关元素,如表 5.1 所示。

表 5.1　构架"药品进销存管理"数据库表对象及其相关元素

项	药品信息	进货情况	销售情况	业务员信息	药品厂商
字　段	药品代码、药品名称、药品类型、规格、药品单位、保存条件、有效期、厂商编号、药品说明	进货日期、药品代码、进货数量、进货单价、生产日期、经手人编号	销售日期、药品代码、销售数量、销售单价、经手人编号	业务员编号、姓名、性别、出生日期、籍贯、政治面貌、学历、婚否、联系电话、电子邮箱、照片、简历	厂商编号、厂商名称、地址、邮政编码、电话、电子邮箱、联系人姓名
主　键	药品代码	进货日期+药品代码	无	业务员编号	厂商编号
记录集	所有药品信息	所有进货信息	所有销售信息	所有业务员信息	所有药品厂商信息
联　系	药品信息表与进货情况表是一对多联系,一种药品可以多次进货 药品信息表与销售情况表是一对多联系,一种药品可以分多次销售 业务员信息表与进货情况表是一对多联系,一名业务员可以多次进货 业务员信息表与销售情况表是一对多联系,一名业务员可以多次销售药品				

4. 确定字段的数据类型

在表 5.1 基础上,可以建立如图 5.8 所示的"药品信息""进货情况""销售情况"和"业务员信息"和"药品厂商"5 个数据表的结构,并设置每个表对象中相关字段的数据类型。

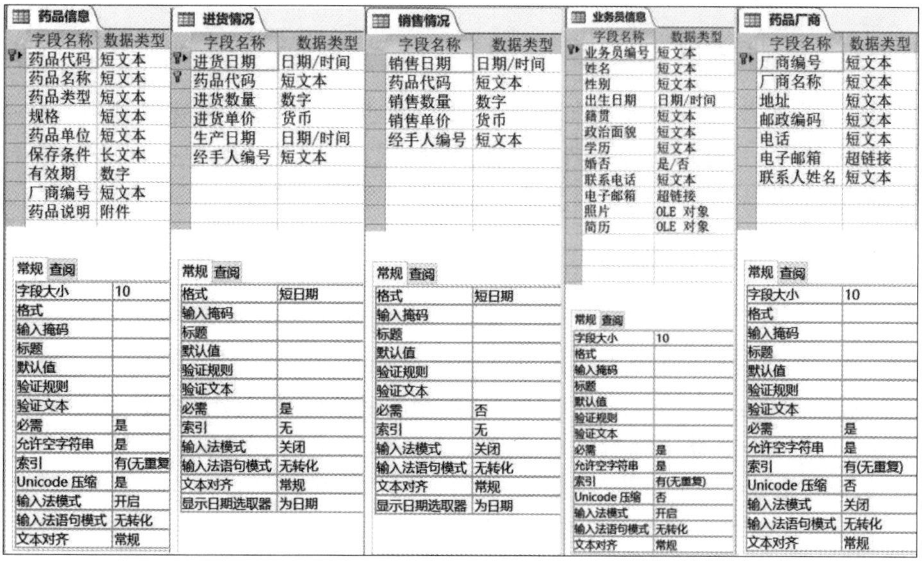

图 5.8　"药品进销存管理"数据库中 5 个表对象的结构列表

　　至此，"药品进销存管理"数据库及其包含的 5 个数据表对象的设计基本完成，终端用户就可以根据结构样本并利用下面各节介绍的方法创建数据库及表，并录入相应的数据信息。

　　注意：由于 Access 是主要应用于 Windows 操作系统中面向个人和小型企业的数据库管理系统，也是 MS Office 组件之一。对管理员用户，具有 Access 操作的全部权限。读者在使用 Access 时，常常会混淆管理员和终端用户的角色，为此，本教程约定，拥有创建数据表、查询、窗体、报表、宏和模块权限的管理员用户，本教程后面章节统称设计者，其他则是终端用户，统称用户。

5.2　操作与管理数据库

　　Access 对数据库的操作与管理主要包括创建数据库、打开和关闭数据库、备份数据库、数据库版本转换等。

5.2.1　创建数据库

　　创建 Access 数据库，首先应根据用户需求对数据库应用系统进行分析和研究，全面规划，然后再根据数据库系统的设计规范创建数据库。Access 提供两种创建数据库的方法：一是先建立一个空白数据库，然后向其中添加表、查询、窗体、报表和其他数据库对象；二是使用"模板"，利用系统提供的模板进行一次操作来选择数据库类型，并创建所需的表、窗体、报表等对象，这是创建数据库最直接的方法。无论哪一种方法，在数据库创建之后，都可以在任何时候修改或扩展数据库。创建数据库的结果是在磁盘上生成一个扩展名为 accdb 的数据库文件。

　　1. 自定义创建数据库

　　常用创建数据库的方法是先创建一个空白数据库，然后再创建其他数据库对象。5.1.1 节已使用该方法建立了一个名为"药品进销存管理"的空白数据库，在此基础上可以根据需要在该数据库中创建或从外部导入数据库对象。

　　2. 使用"模板"创建数据库

　　模板是现存的数据库，其中包含执行特定任务时所需的所有表、查询、窗体和报表等数据库对象。在如图 5.1 所示 Access 欢迎界面，或在如图 5.5 所示 Backstage 视图中，单击"新建"命令后，均显示 Access 中可选用的数据库模板列项，此外，通过"搜索联机模板"可获得更多的数据库模板。通过这些模板可以方便、快速地创建基于模板的数据库。一般情况下，应先从数据库所提供的模板中找出与所建数据库相似的模板。如果所选模板不满足实际要求，可以在建立之后再进行修改。

　　Access 同一时间只能处理一个数据库，每新建一个数据库时会自动关闭前面打开的数据库。

5.2.2　打开和关闭数据库

数据库建立后,就可以对其进行各种操作。例如,可以在数据库中添加对象,可以修改其中某对象的内容,可以删除某对象。在进行这些操作之前应先打开相应的数据库,为防止操作意外需备份数据库,操作结束后要关闭数据库。

1. 打开数据库

打开数据库的方法有两种。

(1)直接打开数据库文件。在 Windows"资源管理器"窗口找到要打开的数据库文件并双击。

(2)通过 Backstage 视图中的"打开"命令打开。运行 Access 程序后,在 Backstage 视图中,单击"打开"命令→"浏览"选项,弹出如图 5.9 所示"打开"对话框。

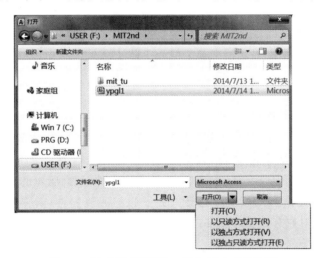

图 5.9　"打开"对话框和 4 种打开方式的选项

在"打开"对话框中,当选择了数据库所在的文件夹,并在文件列表中选择要打开的数据库文件名后,打开数据库文件有四种方式选择,单击"打开"按钮右侧的下拉列表按钮,弹出 4 种选项。

①"打开"选项:打开的数据库文件可以与网上其他用户共享,这是 Access 默认的打开方式。

②"以只读方式打开"选项:打开的数据库文件可以与网上其他用户共享,但只能浏览数据库对象,不能进行修改。

③"以独占方式打开"选项:打开的数据库文件只能由打开者使用,在打开者关闭此数据库文件之前,网上其他用户不能打开该数据库。

④"以独占只读方式打开"选项:打开的数据库文件只能由打开者浏览数据库对象,不能进行修改,在打开者关闭此数据库文件之前,网上其他用户也不能打开该数据库。

2. 关闭数据库

完成数据库的操作后，需要将其关闭，以保证内存中的记录数据写入磁盘文件，释放占用的相关资源。关闭数据库并退出 Access 程序有如下 3 种常用方法。

（1）单击"数据库"窗口右上角的"关闭"按钮。

（2）双击"数据库"窗口左上角。

（3）按下键盘 Alt＋F4 组合键。

与上面 3 种退出 Access 程序不同，若只是关闭当前打开的数据库，而不退出 Access 程序，只需单击 Backstage 视图中的"关闭"命令即可。

5.2.3　管理数据库

由于 Access 数据库管理系统和其他软件一样，不断升级更新，所以存在着版本兼容的问题。要使所用数据库不受 Access 版本限制，保证数据库中数据的一致性、完整性和正确性，管理数据库并及时修复数据库中的数据是非常重要的。Access 提供了数据库版本转换、压缩和修复数据库等实用工具。但为了防止意外，在进行这些操作之前，也应该备份数据库。

1. 数据库版本转换

新建一个数据库时，Access 会默认建立 Access 2007-2016 格式的数据库。数据库的文件格式会显示在数据库窗口的标题栏中。由于 Access 版本的向下兼容性，Access 2019 可以打开之前扩展名为 mdb 的 Access 数据库文件；而高版本的、扩展名为 accdb 的 Access 数据库文件无法在低版本中打开。为了版本的兼容性，需要进行数据库版本转换。而版本转换后对原有数据库或多或少会有影响，除了注意备份数据库外，还应该参考 Access 帮助系统中有关版本的说明。

数据库版本转换的操作步骤如下。

（1）打开要转换的数据库。

（2）单击"文件"选项卡，打开 Backstage 视图，如图 5.5 所示。

（3）单击 Backstage 视图中的"另存为"命令，展开如图 5.10 所示 Backstadge 视图"另存为"选项卡。

（4）在"另存为"选项卡中，单击"文件类型"→"数据库另存为"按钮，显示"数据库另存为"窗格。在该窗格中，根据不同的转换要求选择对应的项目。其中：

① 选择"Access 数据库"。将早先版本的 Access 数据库转换为当前版本。例如，将原扩展名为 mdb 的数据库文件转换为扩展名为 accdb 的数据库文件。

② 选择"Access 2002-2003 数据库"。将当前打开的数据库转换为 Access 2003 数据库。例如，将扩展名为 accdb 的数据库文件转换为扩展名为 mdb 的 Access 2003 数据库文件。

③ 选择"Access 2000 数据库"。将当前打开的数据库转换为 Access 2000 及更早版

本的数据库。

（5）最后单击窗格下方"另存为"按钮。弹出"另存为"对话框，在该对话框中选择好保存位置，输入数据库的文件名即可。注意，通过这种方式，转换前的数据库仍得到保留。

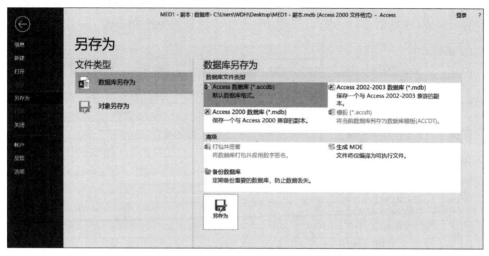

图 5.10　Access 的 Backstadge 视图"另存为"选项卡

2. 压缩和修复数据库

在对 Access 数据库进行操作时，常常会删除一些不需要的数据库对象，删除这些数据库对象后，Access 并不释放这些对象所占空间。因此，可以利用 Access 提供的压缩和修复数据库工具。压缩可以释放数据库占用的空间，修复可以修正数据库文件中的错误。在对数据库文件压缩时，Access 会先对数据库文件进行错误检查，若检测到数据库损坏，就会要求修复数据库。对数据库进行压缩和修复的操作步骤如下。

（1）打开要压缩和修复的数据库。

（2）单击"数据库工具"选项卡→"工具"组→"压缩和修复数据库"图标；或者，在 Backstage 视图中，单击"信息"选项卡→"压缩和修复数据库"图标。

3. 备份数据库

在 Access 中，为了在发生意外时能够恢复数据，经常需要对数据库进行备份。数据库备份的操作如下。

（1）打开要备份的数据库。

（2）在 Backstage 视图中，单击"另存为"命令，展开如图 5.10 所示 Backstadge 视图"另存为"选项卡，在"数据库另存为"窗格，选中"备份数据库"，再单击"另存为"按钮。弹出"另存为"对话框，在该对话框中选择好保存位置，输入备份数据库的文件名即可。

5.3 创建表

创建空白数据库后，只有先建立表对象，才能输入数据，才能进行查询等操作，然后逐步创建其他 Access 对象，最终形成完备的数据库。本节将以创建“药品进销存管理”数据库中的 5 张表(详见图 5.11～图 5.15)为例，介绍表的创建方法和步骤。

药品信息

药品代码	药品名称	药品类型	规格	单位	保存条件	有效期	厂商编号	说明书
10001	银黄胶囊	胶囊剂	0.3*36粒/盒	盒	密封	2	09	(0)
10002	镇痛片	片剂	12片*2板	盒	密封	3	09	(0)
10003	甲硝唑片	片剂	0.2g*16片	盒	遮光，密封，在阴凉处干燥保存	3	14	(0)
10004	抗栓胶囊	胶囊剂	0.3g*36粒	盒	密封	2	09	(0)
10005	复明胶囊	胶囊剂	0.3g*30粒*2盒	盒	密封，防潮	2	09	(0)
10006	阿胶颗粒	颗粒剂	5g*60袋/盒	盒	密封	2	04	(0)
10007	诺氟沙星胶囊	胶囊剂	0.1g*12粒	盒	遮光，密封保存	2	01	(0)
10008	阿奇霉素干混悬剂	其他	0.1g*10袋	盒	密封，在干燥处保存	2	11	(0)
10009	喉疾灵片	片剂	24片/盒	盒	密闭	3	05	(0)
10010	创口贴	医疗器械	70mm*18mm*100片/盒	盒	干燥	2	12	(0)
10011	医用胶带	医疗器械	10YD*13卷	盒	干燥	2	12	(0)
10012	益肾灵颗粒	颗粒剂	20g*6袋	盒	密封	2	15	(0)
10013	十滴水	糖浆	5ml*10支	盒	避光密封	1	02	(0)
10014	医用口罩	医疗器械	17.5CM*9.5CM*10只	盒	干燥	3	02	(0)
10015	甲硝唑口腔粘贴片	外用药	5mg*15片	盒	避光密封	2	01	(0)
10016	山楂内消丸	丸剂	9g*6袋	盒	密闭防潮	2	06	(0)
10017	曲麦枳术丸	丸剂	6g*10袋	盒	密闭，防潮	2	18	(0)
10018	芎菊上清丸	丸剂	6g*10袋	盒	密闭，防潮	2	18	(0)
10019	四消丸	丸剂	6g*10袋	盒	密闭，防潮	2	18	(0)
10020	双辛鼻窦炎颗粒	颗粒剂	10g/袋	盒	密封	2	16	(0)
10021	栀子金花丸	丸剂	9g/袋*4袋/盒	盒	密闭，防潮	2	18	(0)
10022	柏子养心胶囊	胶囊剂	16粒/板*2板/盒	盒	密封	2	09	(0)
10023	百癣夏塔热片	片剂	36片	盒	密封	3	06	(0)
10024	硝酸咪康唑乳膏	外用药	20g/支/盒	盒	密封	2	17	(0)
10025	加替沙星胶囊	胶囊剂	12粒*1板	盒	遮光，密闭保存	2	04	(0)
10026	美扑伪麻干混悬剂	其他	1.5g*12袋	盒	密封	2	14	(0)
10027	克痹骨泰胶囊	胶囊剂	32粒	盒	密封，	2	09	(0)

记录: 第1项(共40项 搜索

图 5.11 “药品信息”表

进货情况

进货日期	药品代码	进货数量	进货单价	生产日期	经手人编号
2019-2-1	10001	100	¥16.40	2018-10-24	ywy011
2019-2-1	10002	20	¥11.95	2018-10-24	ywy014
2019-2-1	10007	50	¥13.00	2018-10-24	ywy007
2019-2-1	10008	50	¥16.50	2018-10-24	ywy001
2019-2-1	10013	100	¥5.25	2018-10-24	ywy004
2019-2-1	10014	300	¥9.50	2018-10-24	ywy007
2019-2-1	10028	50	¥19.50	2018-10-24	ywy001
2019-2-1	10032	30	¥11.20	2018-10-24	ywy007
2019-3-2	10001	200	¥16.40	2018-11-22	ywy009
2019-3-2	10002	10	¥11.95	2018-11-22	ywy012
2019-3-2	10013	200	¥5.25	2018-11-22	ywy006
2019-3-2	10028	70	¥19.50	2018-11-22	ywy002
2019-4-3	10001	150	¥16.40	2018-12-24	ywy010
2019-4-3	10002	50	¥11.95	2018-12-24	ywy012
2019-4-3	10007	100	¥13.00	2018-12-24	ywy008
2019-4-3	10008	100	¥16.50	2018-12-24	ywy008
2019-4-3	10013	150	¥5.25	2018-12-24	ywy005
2019-4-3	10028	80	¥19.50	2018-12-24	ywy003
2019-4-3	10032	50	¥11.20	2018-12-24	ywy008
2019-5-1	10001	100	¥16.40	2019-1-21	ywy011
2019-5-1	10002	10	¥11.95	2019-1-21	ywy012
2019-5-1	10013	100	¥5.25	2019-1-21	ywy004
2019-5-1	10014	500	¥9.50	2019-1-21	ywy002
2019-5-1	10028	100	¥19.50	2019-1-21	ywy003
2019-6-6	10001	100	¥16.40	2019-2-26	ywy011
2019-6-6	10002	50	¥11.95	2019-2-26	ywy013
2019-6-6	10007	60	¥13.00	2019-2-26	ywy003

记录: 第7项(共55项 搜索

图 5.12 “进货情况”表

图 5.13 "销售情况"表

销售日期	药品代码	销售数量	销售单价	经手人编号
2019-3-2	10002	10	¥23.90	ywy011
2019-3-2	10028	50	¥42.00	ywy018
2019-3-2	10001	100	¥32.80	ywy013
2019-3-9	10007	30	¥26.80	ywy013
2019-3-9	10008	30	¥33.50	ywy013
2019-3-13	10001	20	¥32.80	ywy012
2019-3-18	10001	10	¥32.80	ywy012
2019-3-21	10032	10	¥24.00	ywy016
2019-3-21	10014	120	¥19.90	ywy016
2019-3-23	10001	10	¥32.80	ywy012
2019-4-3	10001	150	¥32.80	ywy013
2019-4-3	10002	10	¥23.90	ywy011
2019-4-3	10028	36	¥42.00	ywy016
2019-4-6	10028	12	¥42.00	ywy018
2019-4-7	10028	10	¥42.00	ywy018
2019-4-10	10013	50	¥10.50	ywy017
2019-4-10	10032	50	¥24.00	ywy017
2019-4-11	10028	5	¥42.00	ywy017
2019-4-13	10028	15	¥42.00	ywy017
2019-4-23	10007	50	¥26.80	ywy018
2019-4-23	10008	50	¥33.50	ywy018
2019-4-23	10014	150	¥19.90	ywy018
2019-5-1	10028	10	¥42.00	ywy018
2019-5-1	10013	100	¥10.50	ywy014
2019-5-1	10001	100	¥32.80	ywy013
2019-5-3	10002	10	¥23.90	ywy011
2019-5-3	10013	20	¥10.50	ywy014

记录：第1项(共94项) 大品选器 搜索

图 5.14 "业务员信息"表

业务员编号	姓名	性别	出生日期	籍贯	政治面貌	学历	婚否	联系电话	电子邮箱	照片	简历
ywy001	岑智帆	男	1974-11-9	上海	党员	大专		28861234	czf@163.com	Bitmap Image	Word Document
ywy002	陈吉锋	男	1988-1-24	杭州	群众	大学本科	✓	28861234	cif@163.com	Bitmap Image	
ywy003	龚旭青	男	1997-10-28	北京	团员	研究生		28861234	gxq@126.com	Bitmap Image	
ywy004	胡思婧	女	1973-7-7	杭州	党员	大学本科	✓	28861234	hsj@263.net	Bitmap Image	
ywy005	卢露	女	1995-1-25	广州	团员	在职研究生		28861234	lulu@163.com	Bitmap Image	
ywy006	徐关淼	男	1997-1-23	天津	党员	研究生		28861234	xgm@yahoo.com		
ywy007	于露琼	女	1974-6-24	北京	党员	大学本科	✓	28861235	ylq@163.net	Bitmap Image	
ywy008	郑小燕	女	1973-6-7	天津	党员	大专	✓	28861235	zhxy@163.net		
ywy009	陶能超	男	1993-9-8	上海	群众	研究生		28861235	tnch@hznu.edu.cn		
ywy010	吴庆晶	女	1976-11-30	广州	群众	大学本科	✓	28861235	wqj@sina.com		
ywy011	虞红恩	女	1979-5-3	广州	党员	研究生	✓	28861234	yuhen@163.net		
ywy012	蒋晨波	男	1978-3-2	北京	党员	大学本科	✓	28864321	jchb@163.net		
ywy013	刘匡一	男	1983-6-8	广州	群众	大学本科	✓	28864322	lky@163.net		
ywy014	罗丽丽	女	1991-9-5	杭州	群众	研究生	✓	28864323	luoll@163.net		
ywy015	沈宇迪	男	1992-7-6	天津	党员	大学本科	✓	28864324	shyd@sina.com		
ywy016	王惠娟	女	1980-5-5	杭州	党员	大学本科	✓	28864325	wh@hznu.edu.cn		
ywy017	张小强	男	1973-12-19	广州	党员	研究生	✓	28864326	zhxq@hznu.edu.cn		
ywy018	陈玉红	女	1994-4-30	上海	团员	在职研究生	■	28864328	chyh@hznu.edu.cn		

图 5.15 "药品厂商"表

厂商编号	厂商名称	地址	邮政编码	电话号码	电子邮箱	联系人姓名
01	安徽省仁和药业有限公司	安徽省阜阳市经济技术开发区新阳大道27号	236000	0558-2218098		蒋晨波
02	四川省成都市新津丰医疗器械有限公司	四川省成都市新津县龙马街	611438	028-82459164		刘匡一
03	山东德州博诚药有限公司	山东德州市陵县经济开发区	253500	0534-2135828		罗丽丽
04	湖南福寿堂制药有限公司	湖南省湘潭市岳塘区马力工业园	415601	0731-55188677	zwh911@163.com	沈宇迪
05	广东罗浮山药业有限公司	广东省惠州市博罗长宁镇罗浮路56号	516133	0752-6869373		王惠娟
06	贵州百花医药股份有限公司	贵州省遵义市高新技术产业园	563000	0852-8433718	baihuayiyao@126.com	张小强
07	湖北华中制药有限公司	湖北省襄阳市春园西路71号	441002	0710-3154682		陈建红
08	吉林省利华制药有限公司	吉林省长春市高新创新路333号	130012	0431-87013006		陈玉红
09	江西红星药业有限公司	江西省抚州市东乡县大富工业区	331800	0791-88518350	jxhxyy@jxhxyy.com	朱伟
10	浙江金华恒迪医药用品有限公司	浙江省金华市金东区多湖街道王宅坤工业区	321000	0579-82199930	jinhuahengdi@yahoo.com.cn	于霞
11	江苏立业制药股份有限公司	江苏省南京市浦口区经济开发区兴隆路1号	211800	025-58287222		陈红
12	辽宁奥达制药有限公司	辽宁省营口市路南高新技术产业开发区	115001	0417-3826105	aoda@aoda.com.cn	陈红
13	宁夏金太阳药业有限公司	宁夏灵武市北门工业区	710075	0951-451352	sun@ityyy.com	高晓芬
14	河南迪业龙源药业有限公司	河南省驻马店市确山县爱民路15号	463200	0396-2597692		周倩
15	山西迈迪药有限公司	山西省太原市清徐县清源镇吴村	030400	0351-5996515		陈小青
16	上海辛帕斯制药有限公司	上海市松江区新桥镇路	201612	021-57681311	service@3156.cn	万林峰
17	四川省通国制药有限公司	四川省广汉市深圳路	618300	0838-5106558	1617136169@qq.com	王青青
18	天津华洋制药厂	天津市河北区水产前街28号	300241	022-26432921	hj_public@huajinphar.com	南祥
19	陕西西安圣威制药有限公司	陕西省西安市和平路108号佳腾大厦	710001	029-87520558	xaswzyzxv@xaswzy.com	武大卫

表建立好之后，如有必要，可以对其进行修改。例如，修改表的结构、编辑表中的数据、浏览表中的记录等，在进行这些操作之前，要打开相应的表；完成操作后，要关闭表。

5.3.1 创建表结构

常用创建表结构的方法有两种：一是使用设计视图，在表设计器中创建，这是一种最常用的方法；二是直接在数据表视图中创建，这种方法比较简单。要注意的是，有些属性只能在设计视图中设置，而有些属性则只能在数据表视图中显示。在实际创建表结构时，可以将两种方法交替使用，观察结果。

1. 使用设计视图创建表

在 Access 窗口功能区，单击"创建"选项卡→"表格"组→"表设计"按钮 ▦，打开如图 5.16 所示表"设计视图"。设计视图中的表设计器是创建 Access 数据表结构的主要工具，利用表设计器不仅可以创建表结构，还可以修改现有表的表结构。

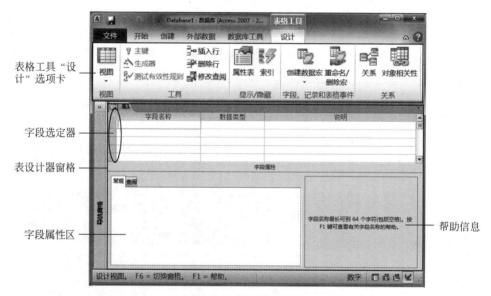

图 5.16 表"设计视图"

利用设计视图建立新表时，系统将在设计视图中显示一个空的表设计器窗格。因此，在"使用设计视图创建表"时，首先根据 5.1.3 节的方法确定新表包含的字段、字段名称和属性等表结构，然后再使用表设计器创建表。

利用表设计器修改现有的表结构。在导航窗格的表对象列表中，直接右击需要修改的表名，在快捷菜单中选择"设计视图"命令。也可以双击表名，打开表后，再单击"开始"选项卡→"视图"组→"设计视图"按钮 ✎；或打开表后，单击数据库窗口右下角状态栏中的"视图切换"按钮组 ▦▦▥✎中的"设计视图"按钮 ✎，都将显示要修改的表结构。

使用"设计视图"创建表结构的操作步骤如下。

（1）打开表"设计视图"，如图 5.16 所示。

表"设计视图"中的表设计器窗格分为上下两部分。上半部分是字段输入区，从左至右分别为"字段选定器""字段名称"列、"数据类型"列和"说明"列。字段选定器用来选择某一字段；字段名称列用来命名字段名；数据类型列用来定义该字段的数据类型；如果需要可以在说明列中对字段进行必要的说明，在 Access 中这些说明信息对系统的各种操作没有任何影响，只是给设计者起到说明或提示作用。下半部分是字段属性区，用来设置字段的属性值。

（2）命名字段并选定字段的数据类型。单击表设计器窗格"字段名称"列的第 1 行，在其中输入表的第 1 个字段名称；单击"数据类型"列，并单击其右侧的下拉箭头按钮，在打开的下拉列表中选择所需的数据类型；若有需要则在"说明列"中输入文字提示。

（3）设置字段属性。选定字段的数据类型后，字段属性区将显示与数据类型相对应的字段属性表，帮助信息提示该字段属性的意义和设置要点。字段属性值不做改变，则采用系统默认值作为字段属性值。设置字段属性的具体方法见 5.3.2 节。

（4）重复步骤（2）和（3），分别输入所建表的各个字段名称并选择相应的字段数据类型和字段属性。

（5）设置主键。定义完全部字段后，单击需定义主键字段的字段选定器，然后单击"设计"选项卡→"工具"组→"主键"按钮 ；或使用右击，在快捷菜单中选择"主键"命令，为所建表定义一个主键。

（6）保存表结构。单击窗口标题栏快速访问工具中的"保存"按钮，或选择"文件"选项卡→"保存"命令，打开"另存为"对话框，在该对话框中的"表名称"文本框内输入表名。单击"确定"按钮。此时，在导航窗格"表"对象列表中可以看到新建的"药品信息"表对象。如图 5.17 所示是"药品信息"表的设计结果。

要立即输入表中数据，则单击表工具"设计"选项卡→"视图"组→"数据表视图"按钮，或单击状态栏上视图切换按钮中的 按钮，将设计视图切换为数据表视图，在该视图中，即可输入数据内容。

2. 使用数据表视图创建表结构

创建空白数据库后，或在现有数据库窗口功能区中，单击"创建"选项卡→"表格"组→"表"按钮 ，Access 数据库都将自动创建默认名为"表 1"的表对象，并在如图 5.4 所示数据表视图中显示。注意，此时功能区显示的是"表格工具"的"字段"选项卡。

使用"数据表视图"创建表结构的操作步骤如下。

（1）打开表的"数据表视图"。如图 5.4 所示，数据表第一行为字段标题行。初始状态下，系统会在数据表第 1 列建立默认名为 ID，数据类型为"自动编号"，并被设置为"主键"的字段。

（2）建立新字段和修改字段名。单击字段标题行中的 按钮，展开"数据类型"命令列表，选中要设定字段的数据类型；之后，系统将光标移至字段标题行，字段名称显示默认名"字段 1"，此时可以命名字段名。要修改字段名，只需双击字段标题行中要修改的字段名即可。

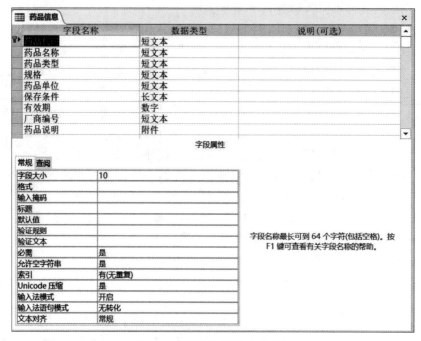

图 5.17 "药品信息"表设计结果

（3）设置字段属性。在功能区表格工具的"字段"选项卡中，按功能分组列选常用的字段属性设置命令按钮，例如字段大小、默认值、数字字段格式中的百分号等。根据需要选择对应的属性设置命令，完成常用属性的设置。

（4）保存表结构。与"使用设计视图创建表结构"步骤（6）一样。保存完毕，即可在数据表中输入数据。

使用上面两种方法可以建立"药品进销存管理"数据库中的其余数据表。

5.3.2 设置字段属性

字段属性表示字段所具有的特性，它定义了字段数据的保存、处理或显示特征。例如，通过设置短文本型字段的字段大小属性来控制允许输入的最多字符数；通过定义字段的验证规则属性来控制在该字段中输入数据时应满足的规则，如果输入的数据违反了规则，将显示提示信息，告知合法的数据是什么。每个字段的属性取决于该字段的数据类型。"字段属性"是针对具体字段而言的，要改变字段的属性，在设计视图中，需要先单击该字段所在行，然后对"字段属性"区所示该字段的属性进行设置和修改；在数据表视图中，需要先单击该字段所在列，然后在功能区表格工具"字段"选项卡中选择相应命令按钮进行设置和修改。下面以设计视图为例讲解，读者可以试着在数据表视图"字段"选项卡中找出对应命令按钮进行设置。

1. "字段大小"属性

通过设置"字段大小"属性,可以控制字段使用的空间大小。该属性只适用于数据类型为"短文本"型或"数字"型的字段。

对于一个"短文本"型字段,其字段大小的取值范围是 $0\sim255$,默认值为 255,可以在该属性框中输入取值范围内的整数。

对于一个"数字"型字段,可以单击"字段大小"属性框,然后单击右侧向下箭头按钮,并从下拉列表中进行选择。可选择的数字型及取值范围如表5.2所示。

表 5.2　数字型的几种取值类型

数 字 类 型	取 值 范 围	小 数 位 数	字段长度/B
字节	$0\sim255$	无	1
整型	$-32768\sim32767$	无	2
长整型	$-2147483648\sim2147483647$	无	4
单精度	$-3.4\times10^{38}\sim3.4\times10^{38}$	7	4
双精度	$-1.79734\times10^{308}\sim1.79734\times10^{308}$	15	8
小数	$-10^{28}\sim10^{28}$	15	8

例如,要将"进货情况"表中"药品名称"字段的"字段大小"设置为10,"进货数量"字段的"字段大小"设置为"整型"。只要在"进货情况"表设计视图中,单击"药品名称"字段行,在"字段属性"区的"字段大小"文本框中输入10;单击"进货数量"字段行,在"字段属性"区单击"字段大小"文本框右侧向下箭头,在弹出的下拉列表中选择"整型"项即可。

注意:如果短文本型字段中已经有数据,那么减小字段大小将截去超长的字符,因而可能导致丢失数据。如果在数字字段中包含小数,那么将字段大小设置为整数时,将自动对数据取整。因此,在改变字段大小时要慎重。另外,如果文本型字段的值是汉字,那么每个汉字的"大小"为1。

2. "格式"属性

"格式"属性用于设置文本、数字、日期/时间和是/否类型字段数据的显示或打印格式。例如,可将"进货日期"字段的显示格式设置为"长日期 2007 年 6 月 19 日"。不同数据类型的字段,可以设置的格式有所不同,如表5.3所示。

表 5.3　各种数据类型可选择的格式

日期/时间		数字/货币		文本/备注		是/否	
设 置	说 明	设 置	说 明	设置	说 明	设 置	说 明
常规日期	默认值,显示输入的日期/时间	常规数字	以输入的方式显示数字	@	要求文本字符(字符或空格)	True/False	-1 为真,0 为假

续表

日期/时间		数字/货币		文本/备注		是/否	
设　置	说　明	设　置	说　明	设　置	说　明	设　置	说　明
长日期	格式：2007年 6 月19 日	货币	使用千分位分隔符，按Windows 控制面板中的设置	&	不要求文本字符	是/否	一1 为是，0为否
中日期	格式： 07-06-19	固定	显示至少一位数字	<	使所有字符变为小写	ON/OFF	一1 为开，0为关
短日期	格式：2007/6/19	标准型	使用千分位分隔符	>	使所有字符变为大写		
		百分比	将数值乘以100 并附加一 个 百 分号（%）	!	使所有字符由左向右填充		
		科学记数	使用标准的科学记数法				

利用"格式"属性可以使数据的显示统一美观。但应注意，"格式"属性只改变数据的显示格式，并不改变其存储内容，而且显示格式只有在输入的数据被保存之后才能应用。如果需要控制数据的输入格式并按输入时的格式显示，则应设置输入掩码属性。

3. "输入掩码"属性

设置"输入掩码"属性可以帮助用户按照规定的格式输入数据，并拒绝错误的输入，保证输入的正确性。对于短文本、数字、日期/时间、货币等数据类型的字段，都可以设置"输入掩码"属性。

"输入掩码"只为"短文本"型和"日期/时间"型字段提供向导，其他数据类型没有向导帮助。因此，对于"数字"或"货币"类型的字段来说，只能通过直接输入字符设置"输入掩码"属性。"输入掩码"属性所使用字符及含义如表5.4 所示。

表 5.4　"输入掩码"属性所使用字符的含义

字　符	说　明
0	必须输入数字（0～9）
9	可以选择输入数据或空格
#	可以选择输入数据或空格（在编辑模式下空格以空白显示，但是在保存数据时将空格删除，允许输入加号和减号）
L	必须输入字母（A～Z）
?	可以选择输入字母（A～Z）

续表

字　符	说　明
A	必须输入字母或数字
a	可以选择输入字母或数字
&	必须输入一个任意的字符或一个空格
C	可以选择输入任意的字符或一个空格
. , : ; - /	小数点占位符及千位、日期与时间分隔符(实际的字符将根据"Windows 控制面板"中"区域设置"中的设置而定)
<	将所有字符转换为小写
>	将所有字符转换为大写
!	使输入掩码从右到左显示,而不是从左到右显示。输入掩码中的字符始终都是从左到右填入。可以在输入掩码的任何地方输入感叹号
\	使接下来的字符以原义字符显示(例如,\A 只显示为 A)

例如,设置"进货情况"表中"进货数量"字段的输入掩码属性,使该字段的输入值最多为 3 位数字。那么在设置时,首先进入"进货情况"表的"设计视图",然后在"进货数量"字段的输入掩码属性文本框中输入 000。

当然,在设置"短文本"或"日期/时间"型字段的输入掩码属性时也可以直接输入字符进行设置。例如,"业务员信息"表中"电话号码"字段的前 4 位规定为 2886,后 4 位为数字,则可以直接在"电话号码"字段的输入掩码文本框中输入""2886"0000"。

直接使用字符设置输入掩码属性时,可以根据需要将字符组合起来。例如,某文本型字段的值只能为字母且不允许超过 8 个,则可将该字段的输入掩码属性设置为 LLLLLLLL。

4. "标题"属性

"标题"属性是显示在数据表字段标题行中的文字,也用于窗体、报表中对应控件对象附加标签的显示。

在 Access 数据表视图中,数据表字段标题行中的标题可以与字段名称不相同。因为数据表的字段标题行中显示的标题来自于对应字段的"标题"属性。如果没有设置"标题"属性(默认为空白),数据表字段标题行则显示对应的字段名称。

【例 5.1】 将"药品信息"表中"药品说明"字段的标题属性设置为"说明书"。

操作步骤如下。

(1) 使用"数据表视图"打开"药品信息"表。

(2) 单击选中"药品说明"字段列。

(3) 单击功能区表格工具"字段"选项组→"属性"组→"名称和标题"按钮,打开"输入字段属性"对话框。

(4) 在该对话框"标题"文本框中,输入标题文字"说明书",如图 5.18 所示。

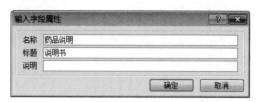

图 5.18　"输入字段属性"对话框

（5）单击"确定"按钮，返回数据表视图。此时，数据表字段标题行中原"药品说明"已显示为"说明书"，如图 5.11 所示。保存数据表，完成操作。

读者也可以自行在表"设计视图"中进行该操作。

5. "默认值"属性

"默认值"属性是当表添加新记录时，以默认值作为该字段的内容。在一个数据库中，往往会有一些字段的数据内容相同或者包含有相同的部分。为减少数据输入量，可以将出现较多的值作为该字段的默认值。

6. "验证规则"和"验证文本"属性

"验证规则"属性允许定义一条规则，限制某字段可以接受的内容。无论是通过"数据表视图"、与表绑定的窗体、追加查询，还是从其他表导入的数据，只要是添加或编辑数据，都将强行实施字段验证规则。验证规则的形式及其设置目的随字段的数据类型不同而不同。对"文本"型字段，可以设置输入的字符个数不能超过某一个值。对"数字"型字段，可以使该字段只接受一定范围内的数据。对"日期/时间"型字段，可以将数值限制在一定的月份或年份以内。

当输入的数据违反了"验证规则"，系统会弹出显示提示信息的对话框，但默认给出的提示信息并不是很清楚、很明确。因此，可以通过定义"验证文本"来解决。字段的"验证文本"属性作为违反"验证规则"时出现在对话框中的提示信息。

【例 5.2】　将"药品信息"表中"有效期"字段的取值范围设在 1～5 年，并在违犯规则时，弹出提示信息为"请输入 1～5 的数据！"的对话框。

具体操作步骤如下。

（1）使用"设计视图"打开"药品信息"表，选择"有效期"字段。

（2）在"字段属性"区中的"验证规则"属性文本框中输入表达式"＞＝1 AND ＜＝5"。在进行此步操作时，也可以单击"验证规则"属性文本框右侧的"生成器"按钮来启动表达式生成器，利用"表达式生成器"输入表达式。

（3）在"字段属性"区中的"验证文本"属性框中输入文本"请输入 1～5 的数据！"。

（4）保存"药品信息"表。

属性设置后，可对其进行检验。方法是单击"视图"按钮，切换到"数据表视图"，在任意一条记录的有效期字段中输入一个不在验证规则范围内的数据，例如输入 6，按 Enter键，这时屏幕上会立即弹出如图 5.19 所示提示信息对话框。

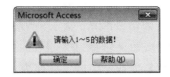

图 5.19　测试所设置的"验证规则"和"验证文本"对话框

7. "索引"属性

索引可以加速对索引字段的查询，能加速排序和分组操作，并且能对表中的记录实施唯一性。按索引功能分，索引有唯一索引、普通索引和主索引 3 种。其中，唯一索引的索引字段值不能相同，即没有重复值。如果为该字段输入重复值，系统会提示操作错误，如果对已有重复值的字段创建索引，则不能创建唯一索引。普通索引的索引字段值可以相同，即有重复值。在 Access 中，同一个表可以创建多个唯一索引，其中一个可设置为主索引，且一个表只有一个主索引。索引属性选项说明如表 5.5 所示。

表 5.5　索引属性选项说明

索引属性值	说　　　　明
无	该字段不建立索引
有(有重复)	该字段建立索引，且字段中的内容可以重复
有(无重复)	该字段建立索引，且字段中的内容不能重复。这种字段适合做主键

如果经常需要同时搜索或排序两个或更多的字段，可以创建多字段索引。使用多个字段索引进行排序时，将首先用定义在索引中的第一个字段进行排序，如果第一个字段有重复值，再用索引中的第二个字段排序，以此类推。

除上面介绍的字段属性外，Access 还提供了很多其他字段属性，例如小数位数、必填字段等，可以根据需要进行选择和设置。这些属性的设置思路和设置方法与上述介绍的类似。

8. 主键字段的设置

主键也称为主关键字，是表中能够标识唯一记录的一个字段或多个字段的组合，可以唯一地识别表中存储的每一条记录。只有为表定义了主键，才能与数据库中其他表建立关系，从而使查询、窗体或报表能够迅速、准确地查找和组合不同表中的信息。指定了表的主键之后，Access 将阻止在主键字段中输入重复值或 Null(空)值。

定义主键的方法有两种：一是在创建表结构时定义主键，例如，在建立"药品信息"表时，将"药品编号"字段定义为主键；二是在创建表结构后，重新打开表"设计视图"定义主键。例如，在建立"进货情况"表时没有定义主键，就可以用打开"设计视图"的方法进行主键定义。

在 Access 中，可以定义 3 种类型的主键，即自动编号、单字段和多字段。自动编号主键的特点是,当向表中增加一条新记录时,主键字段值会自动加1。使用数据表视图创建新表时,系统默认创建的名为 ID 的字段即是。在设计视图保存新建表之前未设置主键,则 Access 会询问是否要创建主键,如果回答"是",Access 将创建自动编号型的主键。单字段主键是以表中某一个没有重复值或空值的字段作为主键,能用于标识表中唯一记录,这类主键可由用户自行定义。当表中无法满足设置单字段主键的条件,仍需要设置主键时,则需要设置多字段主键。多字段主键是由两个或更多字段组合在一起用于标识表中唯一记录。

5.3.3　向表中输入数据

在建立了表结构之后,就可以向表中输入数据了。向表中输入数据就好像在一张纸上的空白表格内填写数字一样简单。在 Access 中,可以利用"数据表视图"向表中输入数据,也可以利用外部数据文件中已有的数据。

1. 使用"数据表视图"输入数据

使用"数据表视图"输入数据的具体操作步骤如下。

(1) 在"数据表视图"中打开表。

(2) 从第 1 条空记录的第 1 个字段开始分别输入各字段的值,每输入完一个字段值按 Enter 键或按 Tab 键转至下一个字段。输入"是/否型"字段值时,在提供的复选框内单击会显示出一个"√",打钩表示"是";再次单击可以去掉"√",不打钩表示"否"。

(3) 输入完一条记录后,按 Enter 键或 Tab 键转至下一条记录,继续输入第 2 条记录。

通常在输入一条记录的同时,Access 将自动添加一条新的空记录,并且该记录选择器上显示一个星号;准备输入的记录选择器上显示高亮的选中状态,当前正在输入的记录选择器上则显示铅笔符号,表示编辑状态。

(4) 完成输入数据后,单击快速访问工具栏上的"保存"按钮,保存表中数据。

【例 5.3】　在"业务员信息"表"简历"字段中输入内容。由于"业务员信息"表中"简历"字段的数据类型为"OLE 对象"型,输入该字段值时,有两种方法可以使用。

方法一。

(1) 在"数据表视图"中打开"业务员信息"表。

(2) 选中第 1 条记录的"简历"字段数据单元格,右击该数据单元格,打开如图 5.20 所示快捷菜单。

(3) 在快捷菜单中单击"插入对象…"命令,打开 Microsoft Access 对话框。

(4) 在该对话框中选中"由文件创建"选项。然后单击"浏览"按钮,打开"浏览"对话框,选择要插入的作为"OLE 对象"的数据文件,本例为"D:\YPJXC\岑智帆简历.docx",关闭"浏览"对话框。此时,Microsoft Access 对话框如

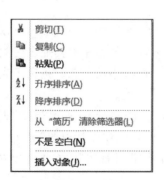

图 5.20　快捷菜单

图 5.21 所示。图中"文件"文本框中显示的是选定文件的位置和文件名,文本框上方显示的是文件类型。若在 Microsoft Access 对话框中选择"新建",则系统将根据选定的应用程序创建一对应的新文件作为"OLE 对象"数据。

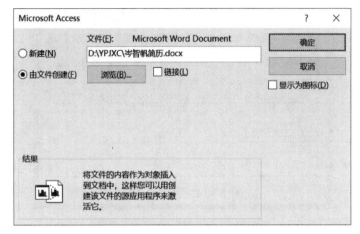

图 5.21　Microsoft Access 对话框

(5) 单击"确定"按钮,将文件作为数据添加到数据单元格中。单元格中显示"Microsoft Word 文档"字样。

方法二。

(1) 在"资源管理器"中,选择要插入的文件,本例为"D:\YPJXC\岑智帆简历.docx",复制之。

(2) 按方法一步骤(1)、(2)操作。

(3) 在如图 5.20 所示快捷菜单中,单击"粘贴"命令,单元格中同样显示"Microsoft Word 文档"字样。

类似的方法也可用于"附件"字段的输入,读者可自行操作。

2. 使用查阅向导

一般情况下,表中大部分字段值都来自于直接输入的数据,或从其他数据源导入的数据。如果某字段值是一组固定数据,例如"业务员信息"表中的"学历"字段值为"大专""大学本科""在职研究生"和"研究生"等,那么输入时,通过手工直接输入显然比较麻烦。此时可通过查阅向导,将这组固定值设置为一个列表,从列表中选择,既可以提高输入效率,也能够减轻输入强度,更重要的是将数据输入值控制在一定范围,减少数据输入错误。

【例 5.4】　使用查阅向导,为"业务员信息"表中"学历"字段创建查阅列表,列表中显示"大专""大学本科""在职研究生"和"研究生"4 个值。

操作步骤如下。

(1) 在"设计视图"中打开"业务员信息"表,选择"学历"字段。

(2) 在"数据类型"下拉列表中选择"查阅向导",打开"查阅向导"第 1 个对话框。

(3) 在该对话框中,单击"自行键入所需的值"单选按钮,然后单击"下一步"按钮,打开"查阅向导"第2个对话框。

（4）在"第1列"的每行中依次输入"大专""大学本科""在职研究生"和"研究生"4个值，每输入完一个值按向下键或Tab键转至下一行，列表设置结果如图5.22所示。

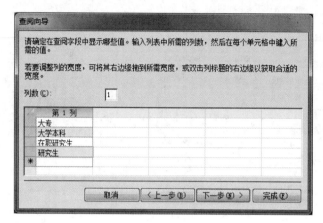

图5.22 "查阅向导"列表设置结果

（5）单击"下一步"按钮，弹出"查阅向导"最后一个对话框。在该对话框的"请为查阅列表指定标签"文本框中输入名称，本例使用默认值。单击"完成"按钮。

完成"学历"的查阅列表设置后，单击"字段属性"区的"查阅"选项卡，显示如图5.23所示经"查阅向导"设置后"查阅"选项卡的内容。读者可以比较设置前后的不同。

常规 查阅	
显示控件	组合框
行来源类型	值列表
行来源	"大专";"大学本科";"在职研究生";"研究生"
绑定列	1
列数	1
列标题	否
列宽	2.54cm
列表行数	16
列表宽度	2.54cm
限于列表	否

图5.23 "学历"字段属性"查阅"选项卡设置结果

将"业务员信息"表的设计视图切换为数据表视图，选中"学历"字段数据单元格，可以看到字段值右侧出现向下箭头，单击该箭头，会弹出一个下拉列表，列表中列出了"大专""大学本科""在职研究生"和"研究生"4个值，如图5.24所示。

3. 获取外部数据

在实际应用中，可以使用多种工具生成表格。例如，使用Excel工作表，使用Access创建数据库表，使用SQL Server创建数据库表等。利用Access提供的导入和链接功能可以将这些外部数据直接添加到当前的Access数据库中。

在Access中，可以导入的数据源包括Access数据库中的表、Excel工作表、带分隔符或定长格式的文本文件、XML文件和DBASE等应用程序创建的表，以及HTML文

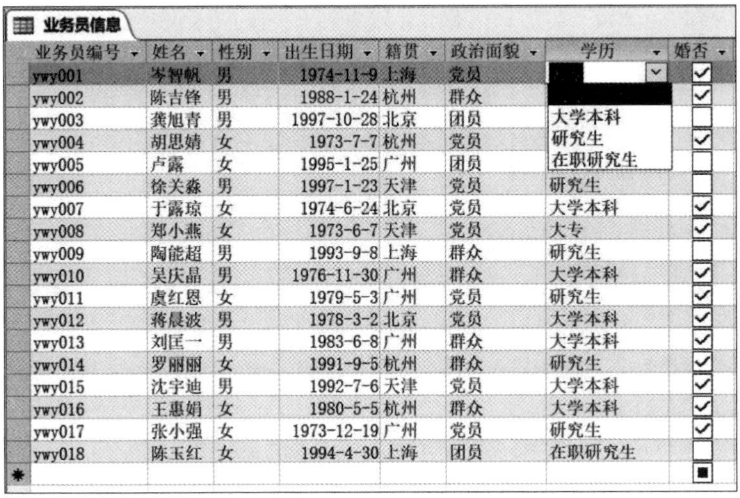

业务员信息

业务员编号	姓名	性别	出生日期	籍贯	政治面貌	学历	婚否
ywy001	岑智帆	男	1974-11-9	上海	党员		✓
ywy002	陈吉锋	男	1988-1-24	杭州	群众		✓
ywy003	龚旭青	男	1997-10-28	北京	团员	大学本科	
ywy004	胡思婧	女	1973-7-7	杭州	党员	研究生	✓
ywy005	卢露	女	1995-1-25	广州	团员	在职研究生	
ywy006	徐关淼	男	1997-1-23	天津	党员	研究生	
ywy007	于露琼	女	1974-6-24	北京	党员	大学本科	✓
ywy008	郑小燕	女	1973-6-7	天津	党员	大专	✓
ywy009	陶能超	男	1993-9-8	上海	群众	研究生	
ywy010	吴庆晶	男	1976-11-30	广州	群众	大学本科	✓
ywy011	虞红恩	女	1979-5-3	广州	党员	研究生	✓
ywy012	蒋晨波	男	1978-3-2	北京	党员	大学本科	✓
ywy013	刘匡一	男	1983-6-8	广州	群众	大学本科	✓
ywy014	罗丽丽	女	1991-9-5	杭州	群众	研究生	✓
ywy015	沈宇迪	男	1992-7-6	天津	党员	大学本科	✓
ywy016	王惠娟	女	1980-5-5	杭州	群众	大学本科	✓
ywy017	张小强	女	1973-12-19	广州	党员	研究生	✓
ywy018	陈玉红	女	1994-4-30	上海	团员	在职研究生	
*							

图 5.24 查阅列表字段设置效果

档等。

从外部导入数据有两种结果。其一是从外部获取数据后成为当前数据库中的数据库对象，并与外部数据源断绝链接。这意味着当导入操作完成后，即使外部数据源的数据发生了变化，也不会影响已经导入的数据。其二是从外部获取数据后在当前数据库中建立一个链接该外部数据的链接对象，实际数据并不在当前数据库内，每次在 Access 数据库中操作该数据时，都是即时从链接对象指向的外部数据源获取数据。这意味着链接的数据并未与外部数据源断绝链接，而将随着外部数据源数据的变动而变动。前者称为导入数据，后者称为链接数据。

【例 5.5】 将 Excel 文件"药品厂商.xlsx"导入"药品进销存管理"数据库中。

具体操作步骤如下。

(1) 在 Access 窗口中，单击"外部数据"选项卡→"导入和链接"组→"新数据源"→"从文件"→Excel 按钮，打开"获取外部数据-Excel 电子表格"对话框之"选择数据源和目标"。

(2) 在该对话框中，单击"浏览"按钮，在"打开"对话框中找到导入文件的位置，或直接在"指定数据源文件名"框输入文件位置和文件名，本例为"D:\YPJXC\药品厂商.xlsx"，如图 5.25 所示。如果要将导入的表放在当前数据库的新表中，选中第一个"将源数据导入当前数据库的新表中"单选按钮；如果要将导入表的数据追加到当前数据库的现有表中，则选中第二个"向表中追加一份记录的副本"单选按钮。本例选中第一个单选按钮。

(3) 单击"确定"按钮，打开"导入数据表向导"第 1 个对话框。

(4) 该对话框列出了所要导入表的内容，单击"下一步"按钮，打开"导入数据表向导"第 2 个对话框。

(5) 在该对话框中选中"第一行包含列标题"复选框，即将列标题作为字段名。单击"下一步"按钮，打开"导入数据表向导"第 3 个对话框。

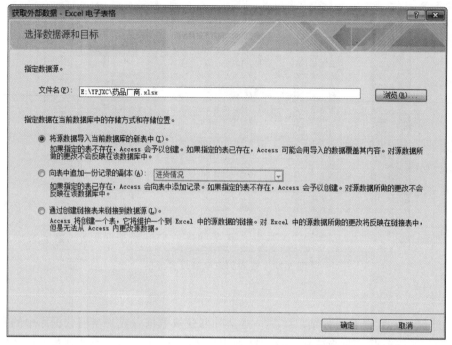

图 5.25 "获取外部数据-Excel 电子表格"对话框之"选择数据源和目标"

（6）在该对话框中，可以对要导入的表中字段进行选择和修改。单击"下一步"按钮，打开"导入数据表向导"第 4 个对话框。

（7）在该对话框中确定主键，若选择"让 Access 添加主键"单选按钮，则由 Access 添加一个自动编号作为主键。本例选择"不要主键"单选按钮。单击"下一步"按钮，打开"导入数据表向导"第 5 个对话框。

（8）在该对话框的"导入到表"文本框中输入导入表的表名"药品厂商"。单击"完成"按钮，关闭"导入数据表向导"对话框。弹出"获取外部数据-Excel 电子表格"对话框之"保存导入步骤"，单击"关闭"按钮，完成 Excel 电子表格数据的导入。

从以上操作过程可以看出，导入数据的操作是在导入向导的引导下逐步完成的。从不同的数据源导入数据，Access 将启动与之对应的导入向导。本例只是描述了从 Excel 电子表格导入数据的操作过程，通过这个操作过程，理解在整个操作过程中所需选定或输入的各个参数的含义，进而理解从不同数据源导入数据时所需要的不同参数的意义。

在图 5.25"获取外部数据-Excel 电子表格"对话框之"选择数据源和目标"中，若选择第三个"通过创建链接表来链接到数据源"单选按钮，将打开"链接数据表向导"对话框，同样在该向导的引导下能方便地完成外部数据的导入，只是导入的结果是链接数据。

虽然导入数据与链接数据操作相似，向导形式也相似，但是导入的数据表对象与链接的数据表对象是完全不同的。导入的数据表对象就如同在 Access 数据库表"设计视图"中新建的数据表对象一样，是一个与外部数据源没有任何联系的 Access 表对象。即导入表的导入过程是从外部数据源获取数据的过程，而一旦导入操作完成，这个表就不再与外部数据源继续存在任何联系。而链接表则不同，它只是在 Access 数据库内创建了一个包含外部数据源地址的链接对象,从而允许在打开链接时从数据源获取数据,即数据本身并不存在 Access 数据库中,而是保存在外部数据源处。因此,在 Access 数据库中通过链接对象对数据所做的任何修改,实质上都是在修改外部数据源中的数据。同样,在外部数据源中对数据所做的任何改动也都会通过该链接对象直接反映到 Access 数据库中。

5.3.4 建立表间关系

前面已经介绍了创建数据库和表的基本方法,并且建立了数据库和表。在 Access 中要想管理和运用表中的数据,就应建立表与表之间的关系,只有这样,才能将不同表中的相关数据联系起来,也才能为建立查询、创建窗体或报表打下良好的基础。

1. 表间关系的概念

关于表间关系的相关概念,在 4.2.4 节已做了介绍。在 Access 中,每个表都是数据库中独立的一个部分,但每个表又不是完全孤立的,表与表之间可能存在着相互的联系。仔细分析前面建立的"药品进销存管理"数据库中包含的表,不难发现,不同表中有相同的字段名,如"药品信息"表中有"药品代码","进货情况"表和"销售情况"表中也有"药品代码",那么通过这个字段,是不是就可以建立起表之间的关系呢?回答是肯定的。关系由主表与相关表中相匹配的主键字段和外键字段定义。具体而言,"药品信息"表中的"药品代码"字段就是主表中的主键,而"进货情况"表和"销售情况"表中的同名字段就是相关表中的外键。因此,建立"药品信息"表和"进货情况"表之间,或"药品信息"表和"销售情况"表之间的关系,就是将"药品信息"表中的主键字段"药品代码"和其在"进货情况"表或"销售情况"表中的外键字段"药品代码"建立联系。一旦两个表之间建立了关系,就可以很容易地从中使用所需要的关联数据。

Access 中表与表之间的关系可以分为一对一、一对多和多对多 3 种。

假设有表 A 和表 B 两个表,如果表 A 中的一条记录与表 B 中的一条记录相匹配,反之也是一样,那么这两个表存在一对一的关系。如果表 A 中的一条记录与表 B 中的多条记录相匹配,且表 B 中的一条记录只与表 A 中的一条记录相匹配,则这两个表存在一对多的关系。如果表 A 中的多条记录与表 B 中的多条记录相对应,且表 B 中的多条记录也与表 A 中的多条记录相对应,则称表 A 与表 B 是多对多的关系。

2. 参照完整性

参照完整性是在输入或删除记录时,为维持表之间已定义的关系而必须遵循的规则。在定义表之间的关系时,应设立一些准则,这些准则将有助于数据的完整。

如果实施了参照完整性,那么当主表中没有相关记录时,就不能将记录添加到相关表中,也不能在相关表中存在匹配的记录时删除主表中的记录,更不能在相关表中有相关记录时,更改主表中的主键值。也就是说,实施了参照完整性后,对表中主键字段进行操作时系统会自动地检查主键字段,看看该字段是否被添加、修改或删除了。如果对主键的修改违背了参照完整性的要求,那么系统会自动强制执行参照完整性。

3. 创建表之间的关系

使用数据库模板创建数据库时，数据库模板自动定义各个表之间的关系。通过创建空白数据库，再逐一创建各个表对象后，就需要进一步定义表之间的关系。在定义表之间的关系之前，应关闭所有需要定义关系的表。

【例5.6】 定义"药品进销存管理"数据库中已存在表之间的关系。

（1）单击"数据库工具"选项卡→"关系"组→"关系"按钮，打开"关系"窗口，然后单击功能区的关系工具"设计"选项卡→"关系"组→"显示表"按钮，打开如图5.26所示"显示表"对话框。

（2）在该对话框中，选中"进货情况"表，然后单击"添加"按钮，接着使用同样方法将"销售情况"表、"药品厂商"表、"药品信息"表和"业务员信息"表添加到"关系"窗口中。

（3）单击"关闭"按钮，关闭"显示表"对话框。返回"关系"窗口，此时该窗口中显示已添加的5张表的"字段列表"。

（4）选定"药品信息"表中的"药品代码"字段，然后按下鼠标左键并拖动到"进货情况"表中的"药品代码"字段上，松开鼠标。此时屏幕上显示如图5.27所示的"编辑关系"对话框。

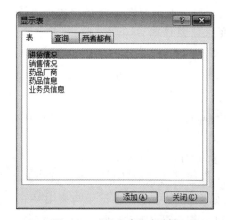

图5.26 "显示表"对话框

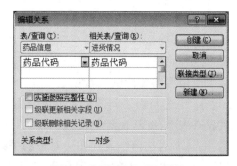

图5.27 "编辑关系"对话框

在"编辑关系"对话框的"表/查询"列表框中，列出了主表"药品信息"表的主键字段"药品代码"，在"相关表/查询"列表框中，列出了相关表"进货情况表"的外键字段"药品代码"。在列表框下方有3个复选框，如果勾选了"实施参照完整性"复选框，就可以勾选"级联更新相关字段"复选框，在主表主键值更改时，自动更新相关表中的对应数值；勾选"级联删除相关字段"复选框，可以在删除主表中的记录时，自动地删除相关表中的相关记录；如果仅勾选"实施参照完整性"复选框，则相关表中的相关记录发生变化时，主表中的主键不会相应变化，而且当删除相关表中的任何记录时，也不会更改主表中的记录。

（5）勾选"实施参照完整性"复选框和其余两个复选框，然后单击"创建"按钮。

（6）用同样方法将"药品信息"表中的"药品代码"字段拖到"销售情况"表中的"药品代码"字段上，将"业务员信息"表中的"业务员编号"字段拖到"进货情况"表中的"经手人

编号"字段上,将"业务员信息"表中的"业务员编号"字段拖到"销售情况"表中的"经手人
编号"字段上,将"药品厂商"表中的"厂商编号"拖到"药品信息"表的"厂商编号"上。勾选
3 个复选框。结果如图 5.28 所示。

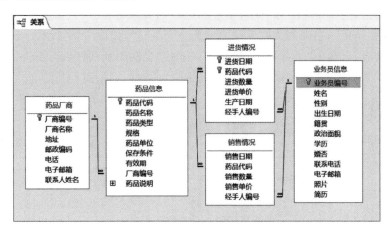

图 5.28　建立关系结果

(7) 单击"关闭"按钮,这时 Access 弹出对话框提示"是否保存对'关系'布局的更
改?",单击"是"按钮,保存创建的表关系。

4. 编辑表之间的关系

在定义了关系以后,有时还需要重新编辑已有的关系,以便进一步优化数据库的性
能。编辑关系的方法是:首先关闭所有打开的表;然后单击"数据库工具"选项卡→"关
系"组→"关系"按钮,打开"关系"窗口,显示已建立的表关系;如果要删除两个表之间的关
系,单击要删除关系的连线,然后按 Delete 键,或者右击要删除关系的连线,在弹出的快
捷菜单中选择"删除"命令;如果要更改两个表之间的关系,右击要更改关系的连线,在弹
出的快捷菜单中选择"编辑"命令,或者双击要更改关系的连线,这时出现如图 5.27 所示
的"编辑关系"对话框,在该对话框中,重新选择关联字段或复选框,然后单击"创建"按钮;
如果要清除"关系"窗口,单击关系工具"设计"选项卡→"工具"组→"清除布局"按钮即可。
单击"清除布局"按钮后,并没有把所建的关系删除,只是隐藏掉了,此时,只需单击"设计"
选项卡→"关系"组→"所有关系"按钮,则又可以显示所建立的关系。

5. 子数据表

在一对多的关系中,通常将处在一端的表称为主表,将处在多端的表称为子数据表。
子数据表是指在一个"数据表视图"中显示已与其建立关系的"数据表视图"。在子数据表
中最多可以嵌套八级子数据表,但是,每个数据表或子数据表只能有一个被嵌套的子数据
表。例如,"药品信息"表与"进货情况"表和"销售情况"表都存在一对多的关系,主表是
"药品信息"表,在药品信息表中要么显示如图 5.29 所示的"进货情况"子数据表,要么显
示"销售情况"子数据表,而不能同时显示"进货情况"子数据表和"销售情况"子数据表。
要选择或更改显示的子数据表,可以单击"开始"选项卡→"记录"组→"其他"按钮,在展开

的列表命令项中,选中"子数据表"级联菜单下的"子数据表"命令,在打开的"插入子数据表"对话框中进行。

在建有关系的主数据表视图上,每条记录左侧都有一个关联标记。在未显示子数据表时,关联标记内为一个"＋"号,此时单击某记录的关联标记,可以显示该记录对应的子数据表记录,而该记录左侧的关联标记内变为一个"-"号,如图 5.29 所示。若需展开所有记录的子数据表,可选中"子数据表"级联菜单下的"全部展开"命令;若需折叠展开的子数据表,则选择"子数据表"级联菜单下的"全部折叠"命令。

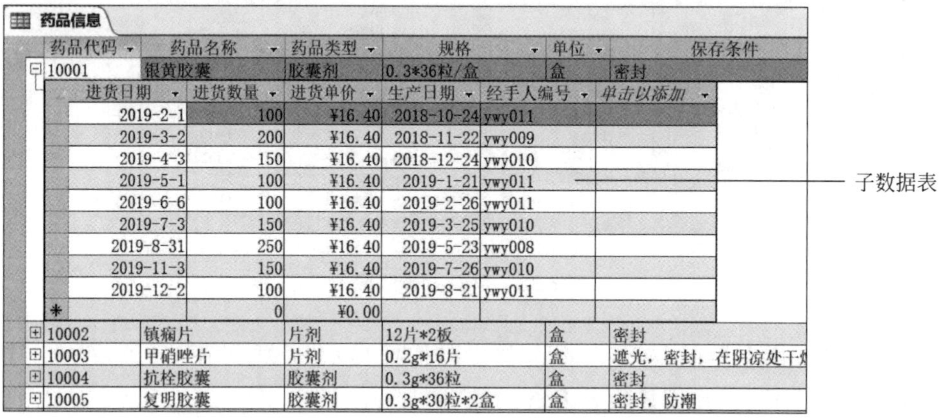

药品信息					
药品代码	药品名称	药品类型	规格	单位	保存条件
10001	银黄胶囊	胶囊剂	0.3*36粒/盒	盒	密封

进货日期	进货数量	进货单价	生产日期	经手人编号	单击以添加
2019-2-1	100	¥16.40	2018-10-24	ywy011	
2019-3-2	200	¥16.40	2018-11-22	ywy009	
2019-4-3	150	¥16.40	2018-12-24	ywy010	
2019-5-1	100	¥16.40	2019-1-21	ywy011	
2019-6-6	100	¥16.40	2019-2-26	ywy011	
2019-7-3	150	¥16.40	2019-3-25	ywy010	
2019-8-31	250	¥16.40	2019-5-23	ywy008	
2019-11-3	100	¥16.40	2019-6-29	ywy010	
2019-12-2	100	¥16.40	2019-8-21	ywy011	
*	0	¥0.00			

10002	镇痛片	片剂	12片*2板	盒	密封
10003	甲硝唑片	片剂	0.2g*16片	盒	遮光, 密封, 在阴凉处干燥
10004	抗栓胶囊	胶囊剂	0.3g*36粒	盒	密封
10005	复明胶囊	胶囊剂	0.3g*30粒*2盒	盒	密封, 防潮

子数据表

图 5.29 子数据表显示形式

5.4 操作和维护表

在创建数据库和表时,可能由于种种原因,使表的结构设计不合适,有些内容不能满足实际需要。另外,随着数据库的不断使用,也需要增加一些内容或删除一些内容,这样表结构和表内容都会发生变化。为了使数据库中表结构更合理,内容更新,使用更有效,需要经常对表进行维护。

表的操作结束后,应该将其关闭。无论表是处于"设计视图"状态,还是处于"数据表视图"状态,单击数据表标题栏上的"关闭"按钮都可以将打开的表关闭。在关闭表时,如果曾对表的结构或布局进行过修改,会显示一个提示框,询问用户是否保存所做的修改。单击"是"按钮保存所做的修改;单击"否"按钮放弃所做的修改;单击"取消"按钮则取消关闭操作。

5.4.1 修改表结构

修改表结构的操作主要包括添加字段、删除字段、修改字段、重新设置主键等。

1. 添加字段

在表中添加一个新字段不会影响其他字段和现有数据。但利用该表建立的查询、窗体或报表,新字段不会自动加入,需要手工添加上去。

添加字段既可以在设计视图中进行，也可以在数据表视图中进行。在设计视图中进行，只需单击要插入新字段行的字段选定器，再单击表格工具"设计"选项卡→"工具"组→"插入行"按钮，在新行的"字段名称"列中输入新字段名称，确定新字段数据类型，在字段属性区设置属性。在数据表视图中进行，只需右击要插入新字段的列位置，在快捷菜单中选择"插入字段"命令，再双击新列中的字段名"字段 1"，为该列输入唯一的名称，在功能区表格工具"字段"选项卡中设置相应属性值。

2. 修改字段

修改字段包括修改字段的名称、数据类型、说明、属性等。与添加字段类似，在设计视图中进行，只需单击要修改字段的字段选定器，就能修改字段名称、数据类型和其他属性值。在数据表视图中进行，只需选中要修改字段的列位置，在功能区的表格工具"字段"选项卡中就能修改字段名称、数据类型和相应属性值。

3. 重新设置主键

如果已定义的主键不合适，可以重新定义。重新定义主键需要先删除先前已定义的主键，然后再定义新的主键，具体操作步骤如下。

（1）使用"设计视图"打开需要重新定义主键的表。

（2）单击主键所在行字段选定器，然后单击表格工具"设计"选项卡→"工具"组→"主键"按钮。完成此步操作后，系统将取消当前设置的主键。

（3）单击要设为主键的字段选定器，然后单击表格工具"设计"选项卡→"工具"组→"主键"按钮。完成此步操作后，这时主键字段选定器上显示一个"主键"图标，表明该字段是主键字段。

4. 删除字段

与添加字段操作相似，在设计视图中打开需要删除字段的表，然后将光标移到要删除字段行上；如果要选择一组连续的字段，可将鼠标指针拖过所选字段的字段选定器；如果要选择一组不连续的字段，可先选中要删除的某一个字段的字段选定器，然后按下 Ctrl 键不放，再单击每一个要删除字段的字段选定器，最后单击表格工具"设计"选项卡→"工具"组→"删除行"按钮。在"数据表视图"打开需要删除字段的表，右击要删除的字段列，在快捷菜单选中"删除字段"命令。

5. 移动字段

移动字段就是在表中调整字段的显示次序。在默认情况下，Access 数据表中字段的显示次序与其在表或查询中创建的次序相同。但是，在使用"数据表视图"时，往往需要移动某些列来满足查看数据的要求。此时，可以通过移动字段实现改变字段的显示次序。具体操作步骤如下。

（1）使用"设计视图"打开需要移动字段的表。

（2）单击要移动字段的行选定器选中该行。

（3）使用鼠标将选中的字段行拖曳到所需位置后释放即可。

5.4.2 编辑表内容

编辑表中内容是为了确保表中数据的准确，使所建表能够满足实际需要。编辑表中内容的操作主要包括定位记录、选择记录、添加记录、删除记录、修改数据和复制数据等。

1. 定位记录

当数据表中记录较多时，要修改某条记录，使用定位记录是快捷方便的方法。常用的定位记录方法有两种：一是使用记录编号框定位，直接在记录编号框中输入记录编号，如图5.30所示，定位于“药品信息表”中的第23条记录；二是使用快捷键定位，具体操作如表5.6所示。

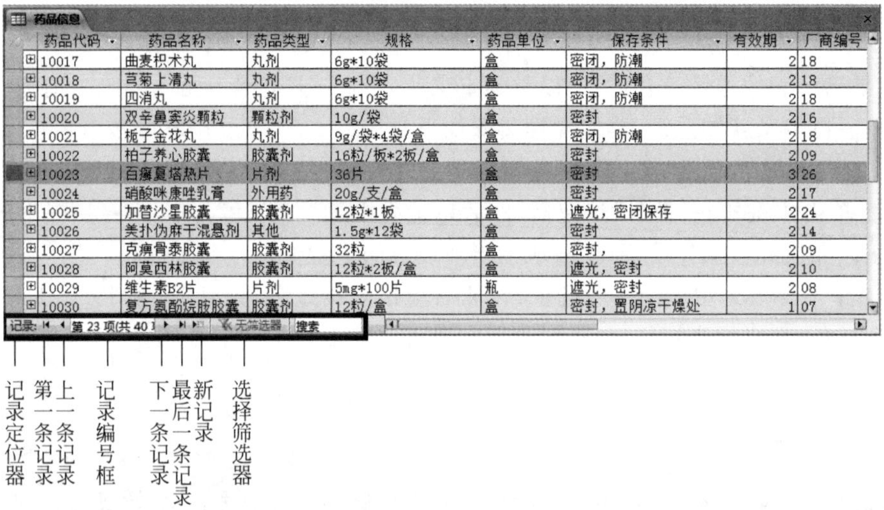

药品代码	药品名称	药品类型	规格	药品单位	保存条件	有效期	厂商编号
10017	曲麦枳术丸	丸剂	6g*10袋	盒	密闭，防潮	2	18
10018	芎菊上清丸	丸剂	6g*10袋	盒	密闭，防潮	2	18
10019	四消丸	丸剂	6g*10袋	盒	密闭，防潮	2	18
10020	双辛鼻窦炎颗粒	颗粒剂	10g/袋	盒	密封	2	16
10021	栀子金花丸	丸剂	9g/袋*4袋/盒	盒	密闭，防潮	2	18
10022	柏子养心胶囊	胶囊剂	16粒/板*2板/盒	盒	密封	2	09
10023	百癣夏塔热片	片剂	36片	盒	密封	3	26
10024	硝酸咪康唑乳膏	外用药	20g/支/盒	盒	密封	2	17
10025	加替沙星胶囊	胶囊剂	12粒*1板	盒	遮光，密闭保存	2	24
10026	美扑伪麻干混悬剂	其他	1.5g*12袋	盒	密封	2	14
10027	克痹骨泰胶囊	胶囊剂	32粒	盒	密封，	2	09
10028	阿莫西林胶囊	胶囊剂	12粒*2板/盒	盒	遮光，密封	2	10
10029	维生素B2片	片剂	5mg*100片	瓶	遮光，密封	2	08
10030	复方氨酚烷胺胶囊	胶囊剂	12粒/盒	盒	密封，置阴凉干燥处	1	07

图 5.30 定位查找记录

表 5.6 快捷键及定位功能

快捷键	定位功能	快捷键	定位功能
Tab＋Enter＋右箭头	下一字段	Ctrl＋End	最后一条记录中的最后一个字段
Shift＋Tab＋左箭头	上一字段	上箭头	上一条记录中的当前字段
Home	当前记录中的第一个字段	下箭头	下一条记录中的当前字段
End	当前记录中的最后一个字段	PgDn	下移一屏
Ctrl＋上箭头	第一条记录中的当前字段	PgUp	上移一屏
Ctrl＋下箭头	最后一条记录中的当前字段	Ctrl＋PgDn	左移一屏
Ctrl＋Home	第一条记录中的第一个字段	Ctrl＋PgUp	右移一屏

2. 选择记录

可以在"数据表视图"下用鼠标或键盘两种方法选择记录或数据的范围。使用鼠标的操作方法如表 5.7 所示,使用键盘的操作方法如表 5.8 所示。

表 5.7 鼠标操作方法

数 据 范 围	操 作 方 法
字段中的部分数据	单击开始处,拖动鼠标到结尾处
字段中的全部数据	移动鼠标到字段左侧,待鼠标指针变成"+"后单击
相邻多字段中的数据	移动鼠标到第一个字段左侧,待鼠标指针变成"+"后,拖动鼠标到最后一个字段尾部
一列数据	单击该列的字段选定器
多列数据	移动鼠标到第一列顶端字段名处,待鼠标指针变成"↓"后,拖动鼠标到选定范围的结尾处
一条记录	单击该记录的记录选定器
多条记录	单击第一个记录的激励选定器,按住鼠标左键,拖动鼠标到选定范围的结尾处
所有记录	选择"编辑"→"选择所有记录"命令

表 5.8 键盘操作方法

选 择 对 象	操 作 方 法
一个字段的部分数据	光标移到字段开始处,按住 Shift 键,再按方向键到结尾处
整个字段的数据	光标移到字段中,按 F2 键
相邻多个字段	选择第一个字段,按住 Shift 键,再按方向键到结尾处

3. 添加记录

添加新记录时,使用"数据表视图"打开要编辑的表,可以将光标直接移动到表的最后一行,直接输入要添加的数据;也可以单击"记录定位器"上的添加新记录按钮,或右击数据表最左边的记录选定器,在快捷菜单中选中"新记录"命令。待光标移到表的最后一行后输入要添加的数据。

4. 删除记录

删除记录时,使用"数据表视图"打开要编辑的表,右击要删除记录的记录选定器,在快捷菜单中选中"删除记录"命令。一次删除多条相邻的记录,先单击第一条要删除记录的记录选定器,然后拖动鼠标经过要删除的每条记录,按下 Delete 键。

注意,删除操作是不可恢复的操作,系统在执行删除前,都将弹出"删除记录"警告对话框,确认该记录是否要删除。单击"是"按钮,执行删除记录操作。

5. 修改数据和复制数据

在"数据表视图"中修改数据的方法非常简单，只要将光标移到要修改数据的相应字段直接修改即可。修改时，可以修改整个字段的值，也可以修改字段的部分数据。如果要修改字段的部分数据可以先将要修改的部分数据删除，然后再输入新的数据；也可以先输入新数据，再删除要修改的数据。删除时可以将鼠标指针放在要删除数据的右侧单击，然后按 BackSpace 键；每按一次 BackSpace 键，删除一个字符或汉字。

在输入或编辑数据时，有些数据可能相同或相似，这时可以使用复制和粘贴操作将某数据单元格中的部分或全部数据复制到另一个数据单元格中。操作也可以使用右键快捷菜单进行。

6. 查找/替换数据

前面已经介绍了定位记录，实际上，它也是一种查找记录的方法。虽然这种方法简单，但多数情况下，在查找数据之前并不知道所要找的数据的记录号和位置。因此，这种方法并不能满足更多的查找要求。此时，可通过使用如图 5.31 所示"查找和替换"对话框来进行数据的查找，也可以在指定的范围内将指定查找的所有记录或某些记录替换为新的内容。该方法与其他 Office 组件相同，不再赘述。

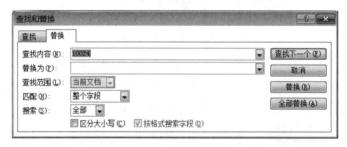

图 5.31　"查找和替换"对话框的"替换"选项卡

值得注意的是，用户在指定查找内容时，如果希望在只知道部分内容的情况下对数据表进行查找，或者按照特定的要求查找记录，可以使用通配符作为其他字符的占位符，"查找和替换"可以使用如表 5.9 所示的通配符。

表 5.9　通配符的用法

字　符	用　　　法	示　　　例
*	通配任意个数的字符	wh * 可以找到 while 和 why，但找不到 wash 和 without
?	通配任何单个字符	b? ll 可以找到 ball 和 bill，但找不到 blle 和 beall
[]	通配方括号内任何单个字符	b[ae]ll 可以找到 ball 和 bell，但找不到 bill
!	通配任何不在括号内的字符	b[! ae]ll 可以找到 bill 和 bull，但找不到 ball 和 bell

续表

字　符	用　　法	示　　例
-	通配范围内的任何一个字符。必须以递增顺序来指定区域（A～Z,而不是 Z～A）	b[a-c]d 可以找到 bad、bbd 和 bcd,但找不到 bdd
#	通配任何单个数字字符	1#3 可以找到 103、113、123

在使用通配符搜索星号（*）、问号（?）、井号（#）、左方括号（[）或连字号（-）时,必须将搜索的符号放在方括号内。例如,搜索问号,在"查找内容"输入框中输入[?]符号;搜索连字号,在"查找内容"输入框中输入[-]符号。如果同时搜索连字号和其他单词时,需要在方括号内将连字号放置在所有字符之前或之后,但是,如果有惊叹号（!）,则需要在方括号内将连字号放置在惊叹号之后。如果搜索惊叹号或右方括号（]）,则不需要将其放在方括号内。

每次使用"查找和替换"对话框时,在对话框中都会保留上次查找的设置,且在"查找内容"输入框的列表中还会保留前面的查找内容,可以直接在列表中选取再次查找的内容。

在 Access 表中,如果某条记录的某个字段尚未存储数据,则称该记录的这个字段的值为空值。空值与空字符串的含义不同。空值是缺值或还没有值（即可能存在但当前未知）,允许使用 Null 值来说明一个字段里的信息目前还无法得到。空字符串是用双引号括起来的字符串,且双引号中间没有空格（即""）,这种字符串的长度为 0。在 Access 中,如果要查找空值,在"查找内容"框中输入 Null;如果要查找空字符串,在"查找内容"框中输入不包含空格的一对英文双引号。

在进行查找和替换操作时,有时希望以全字匹配方式搜索当前字段;有时则希望搜索所有字段,并且只需符合字段的任一部分即可;而有时则要搜索与当前字段起始字符匹配的数据,这时可以通过更改系统默认设置来实现。更改系统默认设置的具体操作步骤如下。

（1）在 Backstage 视图中,打开 Access"选项"对话框。

（2）单击"客户端设置"命令,打开"客户端设置"选项。

（3）在"默认查找/替换行为"选项组中,单击所需的单选按钮。其中,选择"快速搜索"将以全字匹配方式搜索当前字段。选择"常规搜索"将搜索所有字段,并且只需符合字段的任一部分即可。选择"与字段开头匹配搜索"则搜索当前字段并且与字段起始字符匹配。

5.4.3　调整表外观

调整表的外观是为了使表看上去更清楚、美观。调整数据表外观的操作包括：调整行显示高度和列显示宽度、隐藏列和显示列等。

1. 调整行显示高度和列显示宽度

通过调整行显示高度和列显示宽度，可以使数据表获得更好的显示效果。操作步骤如下：

（1）使用"数据表视图"打开要调整的表。

（2）选中任一数据单元格，然后单击功能区"开始"选项卡→"记录"组→"其他"按钮。

（3）在展开的选项列表中，若单击"行高"命令，则调整行显示高度；若单击"字段宽度"命令，则调整列显示宽度。

（4）在弹出的"行高"或"列宽"对话框中输入合适的数值，单击"确定"按钮，完成对数据表行高或数据单元格所在字段宽度的操作。

也可以右击任一记录选定器，或右击某字段列，在随后弹出的快捷菜单中选中"行高"或"字段宽度"命令，也能实现调整数据表行高或数据单元格所在字段宽度的操作。

改变行高，是对整个数据表记录行行高的调整。设定字段宽度值，不会改变表中字段的"字段大小"属性所允许的字符数，它只是简单地改变字段所包含数据的显示宽度。如果将字段宽度值设为 0，则隐藏该字段列。

2. 隐藏列和显示列

在"数据表视图"中，为了便于查看表中主要数据，可以将某些字段列暂时隐藏起来，需要时再将其显示出。如果希望将某列字段隐藏起来，操作步骤如下。

（1）用"数据表视图"打开表。

（2）单击需隐藏字段的字段列。如果要一次隐藏多个连续列，单击要隐藏的第 1 个字段列，然后按住鼠标左键不放，拖动鼠标到最后一个需要选择的字段列。

（3）单击"开始"选项卡→"记录"组→"其他"按钮。在展开的选项列表中，单击"隐藏字段"命令，这时 Access 将选定的列隐藏起来。

步骤（3）也可以使用右键快捷菜单来实现。

将隐藏的列重新显示出来，只需在上面步骤（3）中，单击"取消隐藏列"命令，在弹出的"取消隐藏列"对话框"列"表中选中要显示的字段复选框，再单击"关闭"按钮即可。

3. 冻结列和取消对所有列的冻结

当数据表包含的字段较多时，在"数据表视图"窗格中会出现水平滚动条，一些关键字段需要移动水平滚动条才能查看。如果想让重要数据始终显示在窗格的最左侧，可以利用系统提供的冻结列功能，冻结这几个字段列。操作方法与上面"隐藏列和显示列"相似，冻结列和取消对所有列的冻结操作只要在步骤（3）选中"冻结字段"或"取消冻结所有字段"命令即可。

4. 设置数据表格式

在 Access 中，改变单元格的显示效果，可以选择网格线的显示方式和颜色，表格的背景颜色等。如果需要改变默认选项，可以在 Backstage 视图中，单击"选项"→"数据表"命

令,在图 5.32 中进行设置。设置后数据库中所有数据表的外观均发生改变。如果只是需
要改变某张数据表的外观,则在"数据表视图"中打开该数据表,通过单击"开始"选项卡→
"文本格式"组右下角"设置数据表格式"按钮 ,弹出如图 5.33 所示"设置数据表格式"对
话框中进行设置,需注意的是,当选择了"凸起"或"凹陷"单选按钮后,不能再对其他选项
进行设置。

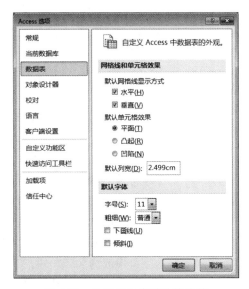

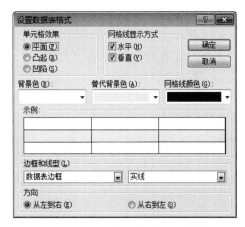

图 5.32 设置数据表默认格式的   图 5.33 "设置数据表格式"对话框
　　　　"Access 选项"对话框

5. 改变字体

为了使数据的显示美观清晰、醒目突出,可以改变数据表中数据显示的字体、字型和
字号。在"数据表视图"下,打开需要改变字体的数据表,在"开始"选项卡中"文本格式"组
找到相应的设置按钮命令进行设置即可。

5.4.4 排序和筛选记录

排序就是将数据表中的数据按照一定的逻辑顺序排列。一般情况下,向数据表中输
入数据时,用户只考虑输入的方便性,按照数据到来的先后顺序输入。例如,在登记药品
进货情况时,哪一个药品先进货,就先输入哪一个,这符合实际情况和习惯。但若要了解
所进药品生产日期的先后,则需对"生产日期"字段进行排序。在 Access 中可以进行简单
排序或高级排序,排序后,系统将重新组织表中记录的顺序。

当需要从数据表众多的数据中挑选出一部分满足某种条件的数据进行处理时,就需
要使用数据表的"筛选记录"操作。关闭数据表时,保存的筛选结果会存放在筛选器中。
重新打开表,可以在"记录定位器"中,单击"选择筛选器",可以显示最近一次保存的筛选
结果。Access 提供了多种筛选记录的方法,本节介绍使用"筛选器"筛选、按窗体筛选和

高级筛选等筛选操作方法。

1. 排序规则

排序是根据当前表中的一个或多个字段的值对整个表中的所有记录进行重新排列。排序时可按升序，也可按降序。排序记录时，不同的字段类型，排序规则有所不同，具体规则如下。

（1）英文按字母顺序排序，大、小写视为相同，升序时按 A 到 Z 排列，降序时按 Z 到 A 排列。

（2）中文按拼音字母的顺序排序，升序时按 A 到 Z 排列，降序时按 Z 到 A 排列。

（3）数字按数值的大小排序，升序时从小到大排列，降序时从大到小排列。

（4）日期和时间字段，按日期的先后顺序排序，升序时按从前向后的顺序排列，降序时按从后向前的顺序排列。

排序时，要注意以下几点。

（1）对于文本型的字段，如果它的取值有数字，那么 Access 将数字视为字符串。因此，排序时是按照 ASCII 码值的大小排列，而不是按照数值本身的大小排列。如果希望按其数值大小排列，则应在较短的数字前面加零。例如，希望文本字符串"5""6""12"按升序排列，如果直接排列，那么排序的结果将是"12""5""6"，这是因为"1"的 ASCII 码小于"5"的 ASCII 码。要想实现所需要的升序顺序，应将单个数字字符的字符串改为"05""06"。

（2）按升序排列字段时，如果字段中同时包含 Null 值和零长度字符串的记录，则包含 Null 值的记录将首先显示，紧接着是零长度字符串。

（3）数据类型为长文本、超链接、OLE 对象和附件的字段不能排序。

（4）排序后，更改的排序结果将与表一起保存。

2. 按一个字段排序

按一个字段排序记录，可以在表"数据表视图"中进行。单击需要排序字段所在的列，然后单击"开始"选项卡→"排序和筛选"组→"升序"按钮 ⏶ 或"降序"按钮 ⏷，就可以改变表中原有的排列次序，而变为新的次序。保存表时，将同时保存排序结果。按一个字段排序记录也可以通过右键快捷菜单实现。

3. 按多个字段排序

按多个字段进行排序时，首先根据第一个字段按照指定的顺序进行排序，当第一个字段具有相同值时，再按照第二个字段进行排序，以此类推，直到按全部指定的字段排好序为止。按多个字段排序记录的方法有两种：一种是使用"数据表视图"实现排序；另一种是使用"筛选"窗口来完成排序。

使用"数据表视图"实现排序的方法与按一个字段排序类似，只是在选择字段时，选中多个字段列即可。若要取消对记录的排序，单击"开始"选项卡→"排序和筛选"组→"取消排序"按钮 ⏷ 即可。

使用"数据表视图"按多个字段排序虽然简单，但这些字段必须相邻，并且所有字段都按同一种次序排序。如果希望多个字段按不同的次序排序,或者对不相邻的字段排序,就必须使用"筛选"窗口。

【例 5.7】 在"药品信息"表中先按"药品类型"升序排列,再按"药品名称"降序排列,最后按"厂商编号"升序排列。

操作步骤如下。

(1)用"数据表视图"打开"药品信息"表,单击"开始"选项卡→"排序和筛选"组→"高级"按钮 🖫 。

(2)在展开的"高级筛选选项"列表中,单击"高级筛选/排序"命令,打开如图 5.34 所示"筛选"窗口。该窗口分为上、下两部分。上半部分显示了被打开表的字段列表。下半部分是设计网格,用来指定排序字段、排序方式和排序条件。

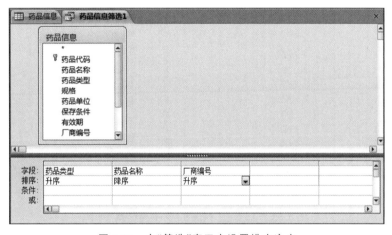

图 5.34 在"筛选"窗口中设置排序次序

(3)单击设计网格中"字段"行第 1 列右侧的下拉箭头,从打开的列表中选择"药品类型"字段,然后用同样的方法在第 2 列选择"药品名称"字段,在第 3 列选择"厂商编号"字段。选择字段也可以直接在上半部分的字段列表中双击要选择的字段。

(4)单击设计网格中"排序"行"药品类型"单元格右侧的下拉箭头,从打开的列表中选择"升序";使用同样的方法在"药品名称"单元格中选择"降序",在"厂商编号"单元格中选择"升序"。

(5)单击"开始"选项卡→"排序和筛选"组→"高级"按钮→"应用筛选"按钮 ▼ ,此时系统将按上面的设置排序"药品信息"表中的所有记录。

在指定排序次序以后,单击"排序和筛选"组中"清除所有排序"按钮,可以取消所设置的排序顺序。

4. 使用"筛选器"筛选

使用"筛选器"筛选是一种最简单的筛选方法,使用它可以很容易地找到包含/不包含或部分包含某字段值的记录。操作步骤如下。

(1)在"数据表视图"中打开表。选中需要作为筛选内容的字段列。

（2）单击"开始"选项卡→"排序和筛选"组→"筛选器"按钮，展开"筛选器"选项列表。此时，列表中列出了该字段的所有取值，选中或取消字段值左侧的复选框，就能取得不同的筛选条件，单击"确定"按钮，将显示筛选结果。

（3）若筛选的内容是字段值的一部分，则单击列表中"文本筛选器"命令，进一步展开文本筛选器列表，如图 5.35 所示。选中符合要求的列表选项，系统将弹出"自定义筛选"对话框，输入筛选值，单击"确定"按钮，关闭该对话框。再单击"筛选器"列表上的"确定"按钮，显示筛选结果。

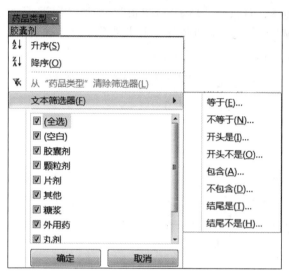

图 5.35 "筛选器"列表和"文本筛选器"列表

5. 按窗体筛选

"按窗体筛选"是一种快速的筛选方法。按窗体筛选记录时，Access 将数据表第一条记录切换为字段值下拉列表，用户可以从每个下拉列表中选取一个值或输入筛选条件作为筛选的内容。在设置按窗体进行筛选的条件时，条件是"与"的关系设在同一行，若条件是"或"的关系，则单击窗体底部的"或"标签后，再在下拉列表进行设置。

【例 5.8】 从"业务员信息表"中将男团员筛选出来。

（1）在数据表视图中打开"业务员信息"表。单击"开始"选项卡→"排序和筛选"组→"高级"按钮，在展开的"高级筛选选项"列表项中，单击"按窗体筛选"命令，切换到如图 5.36 所示"按窗体筛选"窗口。

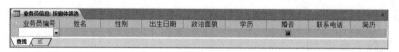

图 5.36 "按窗体筛选"窗口

（2）单击"性别"字段值右侧下拉箭头，从下拉列表中选择"男"。同样，在"政治面貌"下拉列表中选择"团员"，如图 5.37 所示。

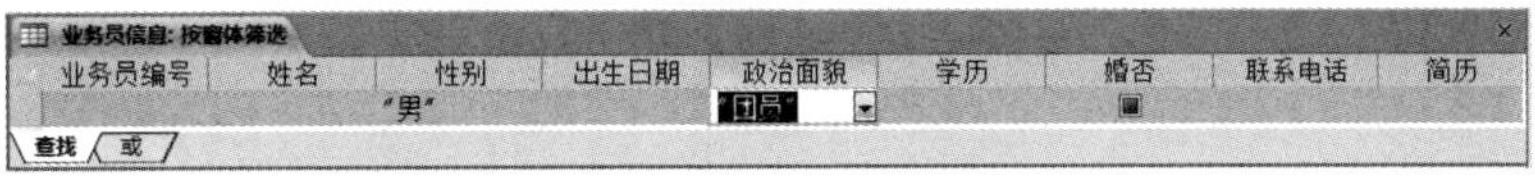

图 5.37　选择筛选字段值

（3）单击"排序和筛选"组中的"应用筛选"按钮，执行筛选。

6. 高级筛选

前面介绍筛选记录的几种方法，筛选的条件比较单一，操作简单。在实际应用中，常常涉及比较复杂的筛选条件，此时，就需要使用"高级筛选"进行复杂的筛选操作，挑选出符合多重条件的记录（筛选条件的书写规则将在第 6 章中介绍）。"高级筛选"的操作步骤如下。

（1）用"数据表视图"打开表。单击"开始"选项卡→"排序和筛选"组→"高级"按钮，在展开的"高级筛选选项"列表项中，单击"高级筛选/排序"命令，打开如图 5.34 所示的"筛选"窗口。

（2）在"筛选"窗口上半部分的字段列表中双击要筛选的字段。

（3）在条件行输入筛选条件。

（4）单击"排序和筛选"组中的"应用筛选"按钮，执行筛选。注意，此时该按钮处在有效状态 ，并切换为"取消筛选"按钮。

使用"筛选"窗口不仅可以筛选出满足复杂条件的记录，还可以对筛选的结果进行排序。经过筛选后的表，只显示满足条件的记录，而那些不满足条件的记录将被隐藏起来。若要查看表中完整的数据，可以单击数据表下方的"记录选定器"中的"选择筛选器"进行切换。要取消筛选，单击"排序和筛选"组中的"取消筛选"按钮 即可。

在"筛选"窗口，单击快速访问工具栏中的"保存"按钮，"按窗体筛选"和"高级筛选"都能单独另存为数据库"查询"对象。

5.5　数据库和表实验

5.5.1　知识概要

在本章实验中，需要用到 Access 数据库的相关知识点如下。

（1）创建数据库。

（2）数据表的概念。创建数据表的方法，包括应用"设计视图""数据表视图"、模板和导入外部数据 3 种方法创建数据表，以及定义主键。

（3）表结构的概念，数据类型的概念。设置表中字段的属性，包括设置"字段大小"属性、"格式"属性、"输入掩码"属性、"标题"属性、"默认值"属性、"验证规则"属性、"验证文本"属性、"必需"属性、"索引"属性等。

（4）表间关系的概念。建立表间关系，包括一对一关系、一对多关系、多对多关系等。

（5）操作和维护数据表。修改表结构、调整表外观、查找和替换数据、排序和筛选记录等。

5.5.2　实验目的和实验内容

本章通过创建一个名为"药品进销存管理"的数据库，并在该数据库中使用不同的方法添加若干数据表，使读者能够熟悉 Access 数据库的开发环境，掌握在 Access 环境中创建数据库和数据表的基本方法，掌握操作和维护数据表的基本方法，进而了解关系数据库设计的一般方法以及数据表结构的设计原则。

具体实验内容如下。

（1）创建数据库和数据表。

（2）设置表中字段的属性和建立表间关系。

（3）操作和维护数据表。

5.5.3　实验 1　创建数据库和数据表

1. 实验任务

在本实验中，需要分步完成下列任务。

（1）创建"药品进销存管理"空白数据库。

（2）使用"设计视图"建立"药品信息"表和"业务员信息"表。

（3）使用"数据表视图"建立"进货情况"表。

（4）以"进货情况"表为模板，创建"销售情况"表。

（5）使用导入外部数据的方法建立"药品厂商"表。

（6）为数据库中已创建的数据表定义主键。

本实验中，创建的数据表结构，均依据表 5.1 和图 5.8。

2. 操作要点

1）创建空数据库

（1）在 D 盘上创建文件夹 YPJXC。该文件夹将存放本操作所创建的数据库文件。

（2）应用 5.1.1 节的方法，创建名为"药品进销存管理"的空白数据库，并将该数据库存放在 D:\YPJXC 中。创建结果如图 5.4 所示。后续操作中即可为本数据库添加表、查询等各种对象。

2）使用设计视图创建"药品信息"表和"业务员信息"表

（1）打开"药品进销存管理"数据库，单击"创建"选项卡→"表格"组→"表设计"按钮。将在数据表"设计视图"中显示名为"表 1"的空白表结构。

（2）在"设计视图"中，按图 5.8 所示，依次输入字段名，选择数据类型，设置属性（可以取默认值）。

（3）输入完毕，单击数据库窗口快速访问工具栏上的"保存"按钮，在"另存为"对话框中，将"表 1"命名为"药品信息"。单击"确定"按钮，返回设计视图。此时，导航窗格中将显示名为"药品信息"的表对象。设计视图中表标题也显示为"药品信息"。

（4）完成"药品信息"表的创建，关闭数据表。

按上述操作方法，完成"业务员信息"表的创建。

3）使用数据表视图创建"进货情况"表

（1）打开"药品进销存管理"数据库，单击"创建"选项卡→"表格"组→"表"按钮，将在"数据表视图"中显示名为"表 1"的空白表（若在创建空白数据库后，不关闭数据库，将直接显示"表 1"）。

（2）单击数据库窗口快速访问工具栏上的"保存"按钮，在"另存为"对话框中，将"表 1"命名为"进货情况"。

（3）单击"确定"按钮，返回数据表视图。参考 5.3.1 节，在数据表视图中完成"进货情况"表结构的创建，然后关闭"进货情况"表。

4）以"进货情况"表为模板，创建"销售情况"表

由于"销售情况"表结构与"进货情况"表接近，故可以以"进货情况"表为模板，创建"销售情况"表。

（1）打开"进货情况"表，单击"文件"选项卡→"另存为"命令，在"另存为"对话框中，在"文件类型"项目中选择"对象另存为"，再单击"另存为"按钮，将数据表命名为"销售情况"；也可以不打开数据表，在导航窗格选中"进货情况"表，通过右键快捷菜单"复制/粘贴"的方法，将"进货情况"表复制为"销售情况"表。

（2）单击"确定"按钮，返回数据表视图。此时，原先打开的"进货情况"表已更改为"销售情况"表。

（3）双击数据表字段名标题"进货日期"，将其更改为"销售日期"，同样方法，修改"进货数量"为"销售数量"，"进货单价"为"销售单价"。单击"生产日期"列，按下 Delete 键，删除"生产日期"字段。

（4）单击"保存"按钮，完成"销售情况"表的创建，然后关闭"销售情况"表。

5）使用导入外部数据的方法建立"药品厂商"表

（1）在 D:\YPJXC 中创建电子表格文件"药品厂商.xlsx"，表中数据如图 5.38 所示。

（2）参考例 5.5，将"药品厂商.xlsx"作为外部数据导入数据库，创建同名数据表。

6）为"药品信息"表定义主键

（1）右击"导航窗格"中的"药品信息"表，在弹出的快捷菜单上选中"设计视图"，在设计视图中打开"药品信息"表。

（2）在表"设计视图"中，单击"药品代码"字段的字段选定器，选中"药品代码"字段，再单击表格工具"设计"选项卡上的"主键"按钮。此时，主键所在的字段选定器上显示一个"主键"图标，表明该字段是主键字段。

（3）单击"保存"按钮后关闭"药品信息"表。

按上述操作方法，为"业务员信息"表定义主键"业务员编号"，为"药品厂商"定义主键"厂商编号"。

	A	B	C	D	E	F
1	厂商编号	厂商名称	地址	邮政编码	电话号码	联系人姓名
2	01	安徽省仁和药业有限公司	安徽省阜阳市经济技术开发区新阳大道27号	236000	0558-2218098	蒋晨波
3	02	四川省成都市新津事丰医疗器械有限公司	四川省成都市新津县龙马街	611438	028-82459164	刘匡一
4	03	山东德州博诚制药有限公司	山东德州市陵县经济开发区	253500	0534-2135828	罗丽丽
5	04	湖南福寿堂制药有限公司	湖南省湘潭市岳塘区双马工业园	415601	0731-55188677	沈宇迪
6	05	广东罗浮山制药有限公司	广东省惠州市博罗县长宁镇罗浮路56号	516133	0752-6869373	王惠娟
7	06	贵州百花医药股份有限公司	贵州省遵义市高新技术产业园	563000	0852-8433718	张小强
8	07	湖北华中制药有限公司	湖北省襄阳市春园西路71号	441002	0710-3154682	陈建红
9	08	吉林省利华制药有限公司	吉林省长春市高新区创新路333号	130012	0431-87013006	陈玉红
10	09	江西红星药业有限公司	江西省抚州市东乡县大富工业区	331800	0791-88518350	朱伟
11	10	浙江金华恒迪医药用品有限公司	浙江省金华市金东区多湖街道王宅埠工业区	321000	0579-82199930	于霞
12	11	江苏立业制药股份有限公司	江苏省南京市浦口区经济开发区兴隆路1号	211800	025-58287222	王平
13	12	辽宁奥达制药有限公司	辽宁省营口市路南高新技术产业区	115001	0417-3826105	陈红
14	13	宁夏金太阳药业有限公司	宁夏灵武市北门工业区	710075	0951-451352	高晓芬
15	14	河南确山龙源药业有限公司	河南省驻马店市确山县爱民路15号	463200	0396-2597692	周倩
16	15	山西迈迪制药有限公司	山西省太原市清徐县清源镇吴村	030400	0351-5996515	陈小青
17	16	上海辛帕斯制药有限公司	上海市松江区新桥镇区	201612	021-57681311	万林峰
18	17	四川省通园制药有限公司	四川省广汉市深圳路	618300	0838-5106558	王青青
19	18	天津华津制药厂	天津市河北区水产前街28号	300241	022-26432921	南洋
20	19	陕西西安圣威制药有限公司	陕西省西安市和平路108号佳腾大厦	710001	029-87520558	武大卫

药品厂商

图 5.38 "药品厂商"Excel 电子表格

7）为"进货情况"表定义多字段主键

与"药品信息"表不同，在"进货情况"表中，没有一个字段能满足主键所要求的取值唯一性。如图 5.12 所示，同一日期可以进不同的药品，不同日期可以进同一种药品。分析该表数据，可以得出由"药品代码"和"进货日期"两个字段组合，才能确保表中记录的唯一性的要求。因此，需要将两个字段都定义为主键，成为多字段主键。

（1）在设计视图中打开"进货情况"表。

（2）定义多字段主键。按住 Ctrl 键，使用字段选定器分别选中"进货日期"和"药品代码"两个字段，即同时选定两个字段。然后单击表格工具"设计"选项卡上的"主键"按钮 ，此时"进货日期"和"药品代码"的字段选定器上都显示一个"主键"图标，表明这两个字段都是主键字段。

（3）单击"保存"按钮，关闭"进货情况"表。

5.5.4 实验 2 设置表中字段的属性和建立表间关系

1. 实验任务

在实验 1 创建的数据表结构过程中，已经确立了字段名称和字段类型，但在实际应用中，还需进一步设置字段的属性，并建立表间关系。本实验中，需要分步完成下列任务。

（1）设置"药品信息"表字段属性。将"药品代码"字段的"字段大小"属性设置为 5，"输入掩码"属性设置为只能输入数字。将"有效期"字段的"字段大小"属性设置为"单精度型"，设置"默认值"属性为 2 年，验证规则设置为"大于或等于 0.5 年，小于或等于 5 年"，并设置验证文本为"请输入大于或等于 0.5 的数据"。将"药品说明"字段的标题设置为"说明书"。

（2）设置"进货情况"表字段属性。将"进货日期"和"生产日期"字段的"格式"属性设置为"短日期"，将"进货单价"字段的"格式"属性设置为"货币"。

（3）为"销售情况"表创建多字段索引，索引字段包括"销售日期""药品代码"。

（4）建立"药品进销存管理"数据库中现存表的表间关系，并实施参照完整性。

2. 操作要点

1）设置字段大小

（1）打开"药品信息"表设计视图。

（2）选择"药品代码"字段。此时，在"字段属性"区中显示了该字段的所有属性。在"字段大小"属性文本框中输入 5 即可。

（3）选择"有效期"字段，单击"字段大小"属性组合框下拉箭头，在列表中选择"单精度型"即可。

（4）保存并关闭"药品信息"表

2）设置格式

（1）打开"进货情况"表设计视图。

（2）选择"进货日期"字段，单击"格式"属性组合框下拉箭头，在列表中选择"短日期"即可。同样方法可设置"生产日期"字段的格式属性。

（3）选择"进货单价"字段，单击"格式"属性组合框下拉箭头，在列表中选择"货币"即可。

（4）保存并关闭"进货情况"表

（5）按上述操作方法，设置"销售情况"表中对应的"销售日期"和"销售单价"字段的格式属性。

3）设置输入掩码

（1）打开"药品信息"表设计视图。

（2）选择"药品代码"字段，根据表 5.4，可以用字符"0"表示必须输入数字。因此，在"输入掩码"属性文本框，直接输入 5 个 0，每个 0 代表一位数字，5 个 0 表示只能输入 5 个数字。

（3）单击"保存"按钮。将设计视图切换为数据表视图，此时，要在"药品代码"字段中输入数据，会显示 5 段下画线组成的占位符，无法输入除 0～9 数字外的其他字符。

（4）关闭"药品信息"表。

按上述操作方法，可以为其他数据表中需要用户按特定要求输入数据的字段，设置对应的"输入掩码"属性。

4）设置默认值、验证规则和验证文本

（1）打开"药品信息"表设计视图。

（2）选择"有效期"字段，在"默认值"属性文本框中输入数据 2。

（3）在"验证规则"属性文本框中输入表示"大于或等于 0.5 年，小于或等于 5 年"规则的表达式">＝0.5 and ＜=5"或"between 0.5 and 5"。也可以单击"生成器"按钮，启动表达式生成器，利用"表达式生成器"输入表达式。

（4）在"验证文本"属性文本框中输入文本"请输入大于或等于 0.5 小于或等于 5 的数据！"。

（5）保存并关闭"药品信息"表。

"验证规则"属性设置后，如果输入的值与验证规则发生冲突，系统将拒绝接收该输入值，并显示提示信息。当设置了"验证文本"后，则系统以"验证文本"的内容作为出错提示信息。

5）设置标题

（1）打开"药品信息"表设计视图。

（2）选择"药品说明"字段，在"标题"属性文本框中输入文本"说明书"。

（3）单击"保存"按钮。将设计视图切换为数据表视图，此时，数据表字段标题行原"药品说明"将显示为"说明书"。

（4）关闭"药品信息"表。

6）设置多字段索引

（1）打开"销售情况"表设计视图。

（2）单击表格工具"设计"选项卡→"显示/隐藏"组→"索引"按钮 ，打开"索引"对话框。单击第1行"索引名称"列，输入索引名称，也可以选用字段名称作为索引名称，本操作将"销售"作为索引名称。光标移到"字段名称"列，单击右侧下拉箭头，从下拉列表中选择"销售日期"字段。

（3）再将光标下移一行，用同样方法将"药品代码"字段加入到"字段名称"列。"排序次序"列都沿用默认的"升序"排列方式。设置结果如图5.39所示。

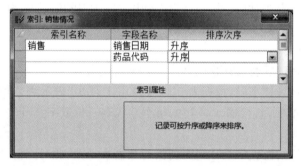

图5.39 "索引"对话框

设置"销售日期""药品代码"的索引属性后，以后如果以这两个字段作为查询、排序或分组依据时，速度上会有相应的提高。

除上述这些字段属性的设置之外，对于 Access 所提供的其他属性，也可用类似的方式进行设置。

7）建立表间关系

（1）打开"药品进销存管理"数据库。注意，不要打开需要建立关系的数据表对象。

（2）按例5.6的方法，建立数据库中药品信息、进货情况、销售情况、业务员信息和药品厂商等5张数据表的表间关系，并实施参照完整性。结果如图5.28所示。

5.5.5　实验 3　维护和操作表

1. 实验任务

在本实验中,需要分步完成下列任务。

(1) 使用查阅向导为"业务员信息"表中"学历"字段设置"大专""大学本科""在职研究生"和"研究生"4 个值的查阅列表。

(2) 在"数据表视图"中为药品信息、进货情况、销售情况和业务员信息 4 张数据表输入数据。

(3) 修改"药品厂商"的表结构。

(4) 将"药品信息"表的数据显示字号设为 12,行高设为 20,"药品名称"列宽设为 17.5,并将"药品名称"设为冻结列。

(5) 在"销售情况"表中,将每一天所销药品根据销量进行降序排列。在该表中筛选出所有"银黄胶囊"药品;再筛选出所有"销售数量"大于 10 的"银黄胶囊"药品。

(6) 通过复制表方法,备份"销售情况"表。将"销售情况"表导出为 Excel 表。

2. 操作要点

1) 使用查阅向导

(1) 打开"业务员信息"表设计视图。

(2) 按例 5.4 的方法,为表中"学历"字段设置查阅列表。列表中显示"大专""大学本科""在职研究生"和"研究生"4 个值。

(3) 保存并关闭"业务员信息"表。

按上述操作方法也可以为其他表中的类似字段设置查阅列表。

2) 使用"数据表视图"输入数据

(1) 在导航窗格的"表"对象列表中,双击"药品信息"表,即在数据表视图中打开"药品信息"表。

(2) 从第 1 行空记录的第 1 个字段开始分别输入各个字段的值,每输入完一个字段值按 Enter 键或按 Tab 键转至下一个字段。

(3) 输入完一条记录后,按 Enter 键或 Tab 键转至下一条记录,继续输入数据。全部记录输入完毕,单击"保存"按钮,保存表中数据。

按上述操作方法,为"进货情况""销售情况"和"业务员信息表"3 张表输入记录。其中"业务员信息表"输入"婚否"字段值时,在显示的复选框内单击显示出一个"√",表示已婚,否则为未婚;再次单击可以去掉"√"。

3) 修改表结构

由于"药品厂商"表是由同名 Excel 文件导入,需要对该表进一步处理,包括增加字段、修改字段属性等表结构的修改。本操作要求在"药品厂商"表中,将"厂商编号"字段大小改为 4,"联系电话"字段前插入"电子邮箱"字段,字段类型为"超链接"型。

（1）打开"药品厂商"表设计视图。

（2）将字段选定器定位于"厂商编号"字段行，在属性区"字段大小"属性文本框中输入 4。

（3）增加"电子邮箱"字段。将字段选定器定位于"联系人姓名"字段行。单击表格工具"设计"选项卡上"插入行"按钮 ，将在"联系人姓名"字段行上插入一新行，在新行的"字段名称"列中输入"电子邮箱"，"数据类型"设为"超链接"型。

（4）单击"保存"按钮，保存对"药品厂商"表结构的修改。至此，为"药品厂商"表添加了一个新字段"电子邮箱"。

（5）将设计视图切换为数据表视图，在该视图中输入"电子邮箱"数据，如图 5.15 所示。

在上述步骤（3）中，若选中"删除行"按钮，将删除"联系电话"字段。

4）调整表外观

调整表外观，首先在"数据表视图"中打开要调整的表对象，选择全部或部分单元格，然后通过单击"开始"选项卡→"文本格式"选项组的各按钮命令实现。若粗略调整行高或列宽，可以直接使用鼠标拖曳记录或字段分隔线进行调整。要精确调整行高和列宽，应右击选中的行或列，在快捷菜单上选中对应命令，打开对话框来实现。

（1）打开"药品信息"表数据表视图。单击"开始"选项卡→"文本格式"组→"字号"组合框，在下拉列表中选择 12 即可。调整字体、字号、字型对整个数据表有效。

（2）右击某一记录行，在弹出的快捷菜单上选中"行高"命令，打开"行高"对话框，在"行高"文本框中输入 20，然后单击"确定"按钮关闭对话框。调整行高对整个数据表有效。

（3）右击"药品名称"字段列标题，在弹出的快捷菜单上选中"字段宽度"命令，打开"列宽"对话框，在"列宽"文本框中输入 17.5，然后单击"确定"按钮关闭对话框。

（4）右击"药品名称"字段列标题，在弹出的快捷菜单上选中"冻结字段"命令，即将该列冻结，并且该列自动成为数据表的第一列。若要取消冻结列，只需选中快捷菜单上的"取消冻结所有列"的命令即可。

其他操作还包括数据表格式设置、隐藏列等，读者可自行练习掌握。

5）排序记录

本操作要求在"销售情况表"中，将每一天所销药品根据销量进行降序排列，涉及"销售日期"和"销售数量"两个字段，属于对多字段排序记录，需要使用"高级筛选/排序"功能。

（1）打开"销售情况"表数据表视图。单击"开始"选项卡→"排序和筛选"组→"高级"按钮 ，在打开的列表项中选择"高级筛选/排序"命令，打开"销售情况筛选 1"窗口。

该窗口分为上、下两部分。上半部分显示了被打开表的字段列表。下半部分是设计网格，用来指定排序字段、排序方式和排序条件。

（2）单击设计网格中字段行第 1 列下拉箭头，从展开的列表中选择"销售日期"字段，然后用同样的方法在字段行第 2 列上选择"销售数量"字段。

（3）单击"销售日期"的"排序"单元格，单击下拉箭头，并从打开的列表中选择"升序";使用同样的方法在"销售数量"的"排序"单元格中选择"降序",如图 5.40 所示。

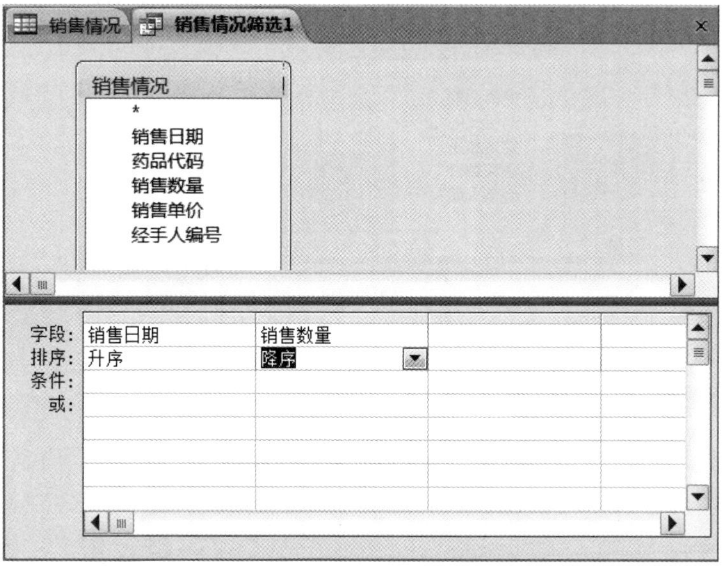

图 5.40 在"筛选"窗口中设置排序次序

(4) 单击"开始"选项卡→"排序和筛选"组→"高级"按钮,在打开的列表项中选择"应用筛选/排序"命令。此时 Access 会按上面的设置排序"销售情况"表中的所有记录。关闭"筛选"窗口。

在指定排序次序以后,单击"开始"选项卡上的"清除所有排序"按钮,可以取消所设置的排序顺序。

6) 高级筛选

(1) 与排序记录操作步骤(1)相同,打开"销售情况筛选 1"窗口。

(2) 单击设计网格中"字段"行第 1 列下拉箭头,从展开的列表中选择"药品代码"字段,然后用同样的方法在"字段"行第 2 列上选择"销售数量"字段。

(3) 在"药品代码"的"条件"单元格中输入筛选条件10001,在"销售数量"的"条件"单元格中输入条件">10",设置结果如图 5.41 所示。

(4) 单击"开始"选项卡上的"应用筛选"按钮 执行筛选。

7) 复制数据表

可以通过复制数据表来实现表的备份和创建新表的表结构。

(1) 在导航窗格的"表"对象列表中,选中"销售情况"表,单击"开始"选项上"复制"按钮或右击数据表,在快捷菜单中选择"复制"命令。

(2) 单击"开始"选项上"粘贴"按钮或右击数据表,在快捷菜单中选择"粘贴"命令,弹出如图 5.42 所示"粘贴表方式"对话框。

(3) 在该对话框的"粘贴选项"选项组中,单击"仅结构"单选按钮,在表名称文本框填入"销售表"作为新建表的名称。单击"确定"按钮,完成创建"销售表"的表结构。

(4) 重复步骤(1)、(2),在"粘贴选项"选项组中,单击"结构和数据"单选按钮,在表名

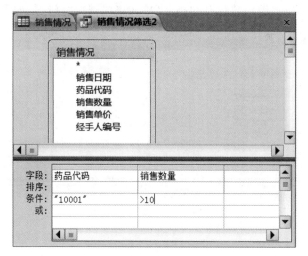

图 5.41　设置筛选条件和排序条件

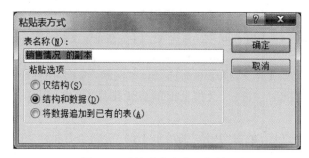

图 5.42　"粘贴表方式"对话框

称文本框填入"销售情况备份"。单击"确定"按钮，完成备份数据表操作。

注意，单击"将数据追加到已有的表"单选按钮，则实现表的数据追加功能。

此外，复制表实现备份表操作，也可以通过单击"文件"选项卡→"另存为"→"对象另存为"命令，弹出"另存为"对话框，单击"确定"按钮，直接将选中的表复制出一个副本，即备份表。

完成本操作后，在数据库窗口的"表"对象列表中，将增加"销售表"和"销售情况表备份"两张数据表。

8）导出数据表

（1）在导航窗格的"表"对象列表中，选中"销售情况"表。

（2）单击"外部数据"选项卡→"导出"组→Excel 按钮，弹出"导出-Excel 电子表格"对话框，在"文件名"文本框选择文件保存位置和文件名。在"文件格式"列表框中选择"Excel 工作簿（＊.xlsx)"文件类型，如图 5.43 所示。还可以选择其他"指定导出选项"。

（3）单击"确定"按钮，完成数据的导出。

导出数据表除了实现在数据库外备份数据，还可以将数据导出为特定格式，便于使用其他工具对数据进行处理。

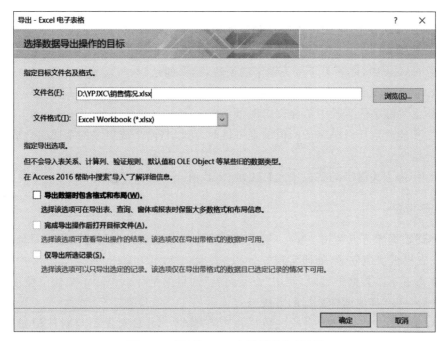

图 5.43 "导出-Excel 电子表格"对话框

练习与思考

一、判断题

1. 二维表中的列称为关系的字段或属性,二维表中的行称为关系的记录或元组。
                                                           (   )

2. 在建立表关系时,要求主键字段和外键字段不仅数据类型要一致,还要求字段名必须相同。   (   )

3. 数据表中的记录可根据任意一个字段进行排序。   (   )

4. 在 Access 表的字段设置中,要求该字段内只允许输入 0~9 的数字,则输入掩码属性应设置为 0。   (   )

5. 在 Access 中,对数据表进行筛选操作的结果不能被保存。   (   )

二、选择题

1. Access 中表和数据库的关系是(   )。
    A. 一个数据库可以包含多个表   B. 一个表只能包含两个数据库
    C. 一个表可以包含多个数据库   D. 一个数据库只能包含一个表

2. 在 Access 中,定义表结构时,不用定义的是(   )。
    A. 字段名   B. 数据库名   C. 数据类型   D. 字段属性

3. Access 数据库中(   )数据库对象是其他数据库对象的基础。

     A. 表   B. 查询   C. 窗体   D. 模块

4. 在 Access 表中，字段可以定义验证规则，验证规则是（   ）。

     A. 控制符   B. 文本   C. 条件   D. 前 3 种说法都不对

5. 在 Access 中，以下关于主关键字的说法，错误的是（   ）。

     A. 使用自动编号是创建主关键字最简单的方法

     B. 主关键字的字段中不允许出现重复值

     C. 不能确定任何单字段的值的唯一性时，可以将两个或更多的字段组合成为主关键字

     D. 作为主关键字的字段中允许出现 Null 值

三、思考题

1. 创建数据库可以利用 Access 提供的数据库模板实现。在创建数据表对象时，是否可以借助表模板快速创建，如何实现？

2. 在设置字段数据类型时，使用"查阅向导"的目的是什么？除了实验中使用选择数据的方法外，还有其他选择数据的方法吗？

3. Access 表中可以设置字段的数据类型有哪些？OLE 对象型与附件型如何区分？设计时如何选取？

4. 创建或修改表结构，既可以在设计视图中进行，又可以在数据表视图中进行，两者的区别有哪些？

5. 创建表间关系，使得数据库表之间有了关联。那么关系中的主表和子表是怎么区分的？"编辑关系"对话框中的"连接类型"的含义是什么？

第6章 查　　询

在数据库中使用数据,虽然可以应用前面介绍的数据表操作方法,对数据进行排序、筛选和浏览等操作,但是当操作涉及多个数据来源,也就是多个数据表,并且需要对数据进行分类、计算和检索等操作时,则必须使用数据库提供的查询对象。查询是 Access 处理和分析数据的重要工具。本章将详细介绍查询的基本操作,包括查询的功能、类型,查询的创建和使用等。

6.1　查询概述

查询是关系数据库中的一个重要概念,是对数据库中一个或多个数据表进行的浏览、筛选、排序、检索和统计等加工处理操作。通过查询可以将数据转化为信息。查询的运行结果是一个数据集,也称为动态集。虽然从查询结果的运行视图上看到的数据集合形式与从表的数据表视图上看到的数据集合形式完全相同,但它们的实质是完全不同的。查询对象不是数据的集合,而是操作的集合,是设计者根据用户需求,按照一定条件从 Access 数据库表或已建立的查询中检索需要数据的最主要方法。可以这样理解:数据表是数据源之所在,查询是针对数据源的操作命令,相当于程序。

6.1.1　查询的功能和类型

1. 查询的功能

查询最主要的目的是根据指定的条件对表或者其他查询进行检索,筛选出符合条件的记录,构成一个新的数据集合,从而方便对数据库表进行查看和分析。在 Access 中,利用查询可以实现多种功能。

(1) 选择字段。在查询中,可以只选择一个表或多个表中的部分字段。利用此功能,可以选择一个表中的不同字段来生成所需的多个表或多个数据集。

(2) 选择记录。可以根据指定的条件查找所需的记录,并显示找到的记录;也可以设置参数,形成交互式的查询方式。

(3) 编辑记录。包括添加记录、修改记录和删除记录等。在 Access 中,可以利用查询添加、修改和删除表中的记录。

(4) 实现计算。查询不仅可以找到满足条件的记录,而且还可以在建立查询的过程中进行各种统计计算。另外,还可以建立计算字段,利用计算字段保存计算的结果。

(5) 建立新表。利用查询得到的结果可以建立一个新数据表。

(6) 作为其他查询、窗体、报表的数据源。为了从一个或多个表中选择合适的数据显示在窗体、报表中，用户可以先建立一个查询，然后将该查询的结果作为数据源。每次打印报表或打开窗体时，该查询就从它的数据源中检索出符合条件的最新记录。

查询的运行结果显示得很像一个表，但并没有存储在数据库中。创建查询后，只保存运行查询的操作命令，只有在运行查询时才会根据操作命令从数据源中抽取数据，并创建动态集；只要关闭查询，查询的结果——动态集——就会自动消失。

2. 查询的类型

在 Access 中，查询一般可分为选择查询、交叉表查询、参数查询、操作查询和 SQL 查询 5 类。查询的应用目标不同，对数据源的操作方式和操作结果也不同。

（1）选择查询是最常用的查询类型。顾名思义，它是根据指定的条件，从一个或多个数据源中获取数据并显示结果。还可以对记录进行分组，并且对分组的记录进行总计、计数、平均以及其他类型的计算。

（2）交叉表查询能够特别显示数据字段的汇总内容，汇总计算的结果显示在行与列交叉的单元格中。交叉表查询可以计算平均值、总计、最大值、最小值等。交叉表查询是对源表或查询中的数据进行计算和重新组织，可以起简化数据分析的作用。

（3）参数查询是一种根据用户输入的条件或参数来检索记录的交互方式的查询。输入不同的值，得到不同的结果。因此，参数查询可以提高查询的灵活性。执行参数查询时，屏幕会显示一个已设计好的对话框，提示并输入信息。

（4）操作查询与选择查询类似，都需要指定查找记录的条件，但选择查询是检索符合特定条件的一组记录，而操作查询是在一次查询操作中对检索的记录进行编辑等操作。操作查询有 4 种，分别是生成表查询、删除查询、更新查询和追加查询。生成表查询是利用一个或多个表中的全部或部分数据建立新表。删除查询可以从一个或多个表中删除记录。更新查询可以对一个或多个表中的一组记录进行全面快速的修改。追加查询能够将一个或多个表中的记录追加到另一个表的尾部。

在 Access 中，也可以根据查询运行的结果是否改变数据源，将查询分为操作查询和选择查询。由于交叉表查询和参数查询的运行结果不会改变数据源，因此也属于选择查询。

（5）SQL 查询是使用结构化语言（Structure Query Language，SQL）创建的查询。SQL 语句可以用来查询、更新和管理 Access 关系数据库。

3. 建立查询的方法

建立查询的方法主要有查询"设计视图"、查询向导和 SQL 查询语句 3 种。

利用查询向导能够创建简单的选择查询、交叉表查询、查找重复项查询和查找不匹配项查询，这是方便初学者采用的查询方法。使用查询"设计视图"创建和修改各类查询是 Access 建立查询最主要的方法，也是一般用户使用的常用方法。使用 SQL 查询语句可以快速高效地编写查询命令，更适合有经验的数据库管理员使用。

Access 提供的查询"设计视图"实质上是一种方便用户操作的，可视化编写 SQL 语句的图形用户界面（Graphical User Interface，GUI）工具。当用户使用"设计视图"创建查询时,Access 实际上就在后台构造等效的 SQL 语句。因此,每个 Access 查询对象实质上对应一条 SQL 语句,不论是选择查询还是操作查询,其实质都是 SQL 查询。

6.1.2 查询条件

查询条件也称查询规则,其形式是一种条件表达式,是常量、运算符、字段值、函数以及字段名和属性等的组合。表达式能够计算出一个结果。在 Access 中,许多操作都要使用条件表达式,如创建有效性规则、数据筛选、各种查询、报表的计算控件以及宏的条件等。因此,了解表达式的组成,掌握其书写规则非常重要。

1. 常量的写法

常量是指固定的数据,在 Access 中有数字型常量、文本型常量、日期型常量和是否型常量。

数字型常量:直接书写数值,例如 125、12.5。

文本型常量:又称字符串常量,用一对单字节双引号""""界定,例如"胶囊剂"。

日期型常量:用左右两个单字节#字符界定,例如 #2019-5-6#。

是否型常量:使用 True 或 Yes 表示"是",使用 False 或 No 表示"否"。

2. 表达式中的运算符

运算符是构成查询条件表达式的基本元素。Access 提供了算术运算符、关系运算符、逻辑运算符、特殊运算符和连接运算符。各种运算符如表 6.1~表 6.5 所示。

表 6.1 算术运算符

算术运算符	含 义	举 例	结 果
+、-	单目运算符正负号	-3	-3
+	相加	2 + 3	5
-	相减	5.6 - 2	3.6
*	相乘	2 * 5	10
/	相除	5 / 2	2.5
^	指数运算	2^3	8
\	整除	14 \ 3	4
mod	求模(取余数)	14 mod 3	2

算术运算符的优先级别是:指数→负数→乘法/除法→整除→求模→加法/减法。

表 6.2 关系运算符

关系运算符	说　明	关系运算符	说　明
=	等于	<>	不等于
<	小于	<=	小于或等于
>	大于	>=	大于或等于

关系运算符也称为比较运算符，关系运算符的优先级别相同。由关系运算符连接的表达式（即关系表达式）结果只有 True(真)或 False(假)两个值。

表 6.3 逻辑运算符

逻辑运算符	含　义	举　例	结　果
Not	逻辑非(取反)	Not"群众"	非群众
And	逻辑与(并且)	>=60 And <90	60(含)到 89 数字范围
Or	逻辑或(或者)	<60 Or >90	小于 60 或大于 90

逻辑运算符的优先级别是：逻辑非(Not)→逻辑与(And)→逻辑或(Or)。由逻辑运算符连接的表达式（即逻辑表达式）结果只有 True(真)或 False(假)两个值。

表 6.4 特殊运算符

特殊运算符	含　义	举　例	结　果
In	一个字符串是否是一列表值的成员	In("党员","团员")	是"党员"或"团员"中的任意一种情况
Between	一个值是否在一个指定值的范围内	Between 60 And 90	在 60 到 90 数字范围
Like	一个字符串是否以一个或多个字符开始。需要通配符"＊"或"？"，以使 like 运算符正确地使用	Like"吉林＊" Like"陈??"	以"吉林"开头的字符串 第一个字符是"陈"，后两个字符任意
Is	与 Null 一起使用，以决定一个值是 Null 或 Not Null	Is Null Is Not Null	表示该字段为空值，无数据 表示该字段有数据

表 6.5 字符串连接运算符

连接运算符	含　义	举　例	结　果
&	强制将表达式连接成一个字符串	2015 & "销售量"	2015 销售量
＋	连接两个字符串，要求＋号两边的数据类型必须一致	"2015" ＋ "销售量" 2015 ＋"销售量"	2015 销售量 出现类型不匹配错误

以上各种运算符的优先级别是：算术运算符→连接运算符→关系运算符→逻辑运算符，括号的优先级别最高。

注意：运算符、常量界定符均为单字节字符。

3. 函数

Access 提供了大量的内置函数,也称为标准函数或函数,如算术函数、字符函数、日期/时间函数和统计函数等。这些函数为更好地构造查询条件提供了极大的便利,也为更准确地进行统计计算、实现数据处理提供了有效的方法。各种常用函数格式和功能如表 6.6~表 6.10 所示。

表 6.6　数值函数

函　　数	功　　能	举　　例	结　　果
Abs(<数值表达式>)	返回数值表达式值的绝对值	Abs(−3)	3
Int(<数值表达式>)	返回数值表达式值的整数部分值,参数为负值时返回小于或等于参数值的第一个负数	Int(9.8) Int(−9.8)	9 −10
Fix(<数值表达式>)	返回数值表达式值的整数部分值,参数为负值时返回大于或等于参数值的第一个负数	Fix(9.8) Fix(−9.8)	9 −9
Round(<数值表达式>[,<表达式>])	按照指定的小数位数进行四舍五入运算的结果。[<表达式>]是进行四舍五入运算小数点右边应保留的位数	Round(123.66,0) Round(123.66,1)	124 123.7
Sqr（<数值表达式>）	返回数值表达式值的平方根值	Sqr(16)	4
Sgn(<数值表达式>)	返回数值表达式值的符号值。当数值表达式的值大于 0,返回值为 1;当数值表达式的值等于 0,返回值为 0;当数值表达式的值小于 0,返回值为-1	Sgn(−156) Sgn(0) Sgn(12)	−1 0 1

表 6.7　字符串函数

函　　数	功　　能	举　　例	结　　果
Space(<数值表达式>)	返回由数值表达式的值确定的空格个数组成的字符串	Space(5)	包含 5 个空格的字符串
String(<数值表达式>,<字符表达式>)	返回一个由字符表达式的第 1 个字符重复组成的指定长度为数值表达式值的字符串	String(3,"＊") String(4,"abc")	"＊＊＊" "aaaa"
Left(<字符表达式>,<数值表达式>)	返回一个值,该值是从字符表达式左侧第 1 个字符开始,截取的若干个字符	Left("中国杭州",2) Left("中国杭州",6)	"中国" "中国杭州"
Right(<字符表达式>,<数值表达式>)	返回一个值,该值是从字符表达式右侧第 1 个字符开始,截取的若干个字符	Right("中国杭州",2) Right("中国杭州",6)	"杭州" "中国杭州"
Mid(<字符表达式>,<n1>[,<n2>])	返回一个值,该值是从字符表达式的左端第 n1 个字符开始,截取 n2 字符的若干个字符。若省略了 n2,则截取的字符为从 n1 个字符开始到最后。	Mid("abcdef",3,2) Mid(vabcdef",3)	"cd" "cdef"

续表

函　　数	功　　能	举　　例	结　　果
Len(＜字符表达式＞)	返回字符表达式的字符个数	Len("中国杭州") Len("中国 杭州")	4 5
Ltrim(＜字符表达式＞)	返回去掉字符表达式开始空格的字符串	Ltrim("　杭州　")	"杭州　"
Rtrim(＜字符表达式＞)	返回去掉字符表达式尾部空格的字符串	Ltrim("　杭州　")	"　杭州"
Trim(＜字符表达式＞)	返回去掉字符表达式开始和尾部空格的字符串	Ttrim("　杭州　")	"杭州"
Ucase(＜字符表达式＞)	将字符表达式中小写字母转换成大写字母	Ucase("abcDEF")	"ABCDEF"
Lease(＜字符表达式＞)	将字符表达式中大写字母转换成小写字母	Lcase("abcDEF")	"abcdef"

表 6.8　日期/时间函数

函　　数	功　　能	举　　例	结　　果
Date()	返回当前系统日期	Date()	2021-5-10
Time()	返回当前系统时间	Time()	10:02:17
Now()	返回当前系统日期和时间	Now()	2021-5-10 10:03:05
Year(＜日期表达式＞)	返回某个年份的 4 位整数	Year(Date())	2021
Month(＜日期表达式＞)	返回某个日期的月份，为 1～12 的整数	Month(Date())	5
Day(＜日期表达式＞)	返回某个日期的某一天，为 1-31 的整数	Day(Date())	10

表 6.9　统计函数

函　　数	功　　能	举　　例	结　　果
Sum(＜字符表达式＞)	返回字符表达式中值的总和。字符表达式可以是一个字段名，也可以是一个含字段名的表达式，但所含字段应该是数字数据类型的字段	Sum([销售数量])	计算出"销售数量"的总和
Avg(＜字符表达式＞)	返回字符表达式中值的平均值。字符表达式可以是一个字段名，也可以是一个含字段名的表达式，但所含字段应该是数字数据类型的字段	Avg([进货单价])	计算出"进货单价"的平均值
Count(＜字符表达式＞)	返回字符表达式中值的个数，即统计记录个数。字符表达式可以是一个字段名，也可以是一个含字段名的表达式	Count([药品名称])	统计药品名称不含 Null 值的所有记录数

续表

函 数	功 能	举 例	结 果
Max(＜字符表达式＞)	返回字符表达式中值的最大值。字符表达式可以是一个字段名,也可以是一个含字段名的表达式,但所含字段应该是数字数据类型的字段	Max(［销售数量］)	计算出"销售数量"的最大值
Min(＜字符表达式＞)	返回字符表达式中值的最小值。字符表达式可以是一个字段名,也可以是一个含字段名的表达式,但所含字段应该是数字数据类型的字段	Min(［进货单价］)	计算出"进货单价"的最小值

表 6.10 转换函数

函 数	功 能	举 例	结 果
Asc(＜字符表达式＞)	返回字符表达式首字符的 ASCII 值	Asc("Abc") Asc("bAc")	65 98
Chr(＜字符代码＞)	返回与字符代码对应的字符	Chr(97)	"a"
Str(＜数值表达式＞)	将数值表达式转换成字符串	Str(678)	"678"
Val(字符表达式)	将数值字符串转换成数值型数字	Val("12 and 34") Val("1234") Val("and12")	12 1234 0

6.2 选择查询

选择查询是最常见的查询类型。根据指定条件,从一个或多个数据源中获取数据的查询称为选择查询。还可以使用选择查询对记录进行分组,并且对记录作总计、计数、平均值、最大值及其他类型的统计计算。

创建选择查询有两种方法:一是使用查询设计器,即查询"设计视图";二是使用"查询向导"。"设计视图"功能丰富、灵活,在查询"设计视图"中,不仅可以完成新建查询的设计,也可以修改已有查询。查询向导能够快速、有效地创建查询,查询向导操作简单、方便,将在 6.5 节查询实验内容中学习,这里不做介绍。

6.2.1 使用"查询设计"视图

在 Access 数据库窗口中,单击"创建"选项卡→"查询"组→"查询设计"按钮,打开如图 6.1 所示的查询"设计视图"窗口和"显示表"对话框。同时,功能区将切换为查询工具之"设计"选项卡。

1. "设计视图"窗格

查询"设计视图"窗格分为上下两部分:上部为字段列表区,显示数据源,即所选数据

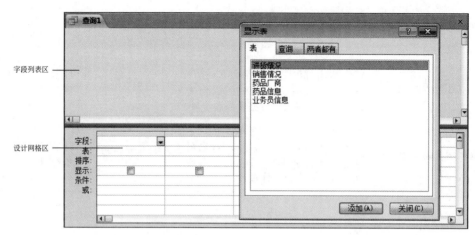

图 6.1　查询"设计视图"窗口和"显示表"对话框之"表"选项卡

表或查询中的所有字段；下部为设计网格区，设计网格区中的每一列对应查询动态集中的一个字段，每一行对应字段的一个属性或查询要求。每行的作用如表 6.11 所示。

表 6.11　设计网格中行的作用

行 的 名 称	作 用
字段	设置查询对象时要选择的字段
表	设置字段所在的表或查询的名称
总计	定义字段在查询中的运算方法
排序	定义字段的排序方式
显示	定义选择的字段是否在数据表（查询结果）视图中显示出来
条件	设置字段限制条件
或	设置"或"条件来限制记录的选择

在图 6.1 中，单击"显示表"对话框中的"关闭"按钮，则关闭"显示表"对话框。查询对象是基于数据源而生成的，数据源可以是数据表对象，也可以是查询对象，可以是一个，也可以是多个。设计查询时若要添加数据源，就需要打开"显示表"对话框。在字段列表区右击，在弹出的快捷菜单上单击"显示表"命令，或单击"查询设计"工具"设计"选项卡→"查询设置"组→"显示表"按钮，均会弹出"显示表"对话框。

在查询"设计视图"中，选择确定多个数据源（表或查询）后，必须保证各个数据源数据间存在必要的关系。对于已建立了表间关系的数据表，这些关系将显示在查询设计视图中。没有建立关系的数据源，则必须在查询设计视图中指定关系，这样的关系只在当前查询中有效。

在查询"设计视图"中指定数据源间关系的操作方法是：从作为数据源的表或查询字段列表中将一个字段拖到另一个作为数据源的表或查询字段列表中的对应字段（即具有相同或兼容的数据类型且包含相似的数据字段）上。

【例6.1】 使用"设计视图"创建"药品进货量"查询,要求显示"药品代码""药品名称""药品类型""进货日期""进货数量"和"进货单价"字段。

操作步骤如下。

(1) 打开查询"设计视图",并显示一个"显示表"对话框之"表"选项卡,如图6.1中所示。

(2) 在"显示表"对话框中选择数据源。注意到要求显示的字段分别存在于"药品信息"和"进货情况"两表中。在图6.1所示"显示表"对话框之"表"对话框中,分别双击"药品信息"和"进货情况"表,将两表的字段列表添加到查询"设计视图"上半部分的字段列表区中。关闭"显示表"对话框。

(3) 在字段列表中选择字段并放在设计网格的字段行上。选择字段的方法有3种:一是单击某字段,将其拖到设计网格中的字段行上;二是双击选中的字段;三是单击设计网格中字段行上要放置字段的列,再单击列下拉箭头按钮,从下拉列表中选择所需的字段。在本例中,分别双击"药品信息"表中的"药品代码""药品名称""药品类型"字段和"进货情况"表中的"进货日期""进货数量"和"进货单价"字段,将它们添加到"字段"行的第1列到第6列上,此时"表"行上显示了这些字段所在表的名称,如图6.2所示。

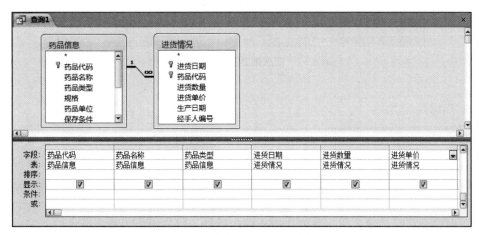

图6.2 确定查询所需的字段

从图6.2中可以看到,在设计网格中的第4行是"显示"行,行上每一列都有一个复选框,用它来确定其对应的字段是否在查询结果中显示。按照本例的查询要求和显示要求,所有字段都需要显示出来,因此需确保6个字段所对应的复选框全部选中。如果其中有些字段仅作为条件使用,而不需要在查询结果中显示,应取消选中的复选框。

(4) 单击"设计"选项卡→"结果"组→"数据表视图"按钮 ;或单击状态栏上"视图切换"按钮组 SQL 中的"数据表视图"按钮 ,可以预览查询结果。返回设计视图。

(5) 保存查询。单击快速访问工具栏上的"保存"按钮,打开"另存为"对话框,在"查询名称"文本框中输入"药品进货量",单击"确定"按钮。此时,设计视图标题行上显示为"药品进货量"的查询名。

(6) 单击"运行"按钮 ,切换到"数据表视图"。这时可看到"药品进货量"查询运行结果如图 6.3 所示。

例6-1 药品进货量

药品代码	药品名称	药品类型	进货日期	进货数量	进货单价
10001	银黄胶囊	胶囊剂	2019-2-1	100	¥16.40
10001	银黄胶囊	胶囊剂	2019-3-2	200	¥16.40
10001	银黄胶囊	胶囊剂	2019-4-3	150	¥16.40
10001	银黄胶囊	胶囊剂	2019-5-1	100	¥16.40
10001	银黄胶囊	胶囊剂	2019-6-6	100	¥16.40
10001	银黄胶囊	胶囊剂	2019-7-3	150	¥16.40
10001	银黄胶囊	胶囊剂	2019-8-31	250	¥16.40
10001	银黄胶囊	胶囊剂	2019-11-3	150	¥16.40
10001	银黄胶囊	胶囊剂	2019-12-2	100	¥16.40
10002	镇痫片	片剂	2019-2-1	20	¥11.95
10002	镇痫片	片剂	2019-3-2	10	¥11.95
10002	镇痫片	片剂	2019-4-3	50	¥11.95
10002	镇痫片	片剂	2019-5-1	10	¥11.95
10002	镇痫片	片剂	2019-6-6	50	¥11.95
10002	镇痫片	片剂	2019-7-3	15	¥11.95
10002	镇痫片	片剂	2019-8-8	20	¥11.95
10002	镇痫片	片剂	2019-8-31	30	¥11.95
10002	镇痫片	片剂	2019-11-3	30	¥11.95
10002	镇痫片	片剂	2019-12-2	10	¥11.95
10007	诺氟沙星胶囊	胶囊剂	2019-2-1	50	¥13.00
10007	诺氟沙星胶囊	胶囊剂	2019-4-3	100	¥13.00
10007	诺氟沙星胶囊	胶囊剂	2019-6-6	60	¥13.00
10007	诺氟沙星胶囊	胶囊剂	2019-10-8	220	¥13.00
10008	阿奇霉素干混悬剂	其他	2019-2-1	50	¥16.50
10008	阿奇霉素干混悬剂	其他	2019-4-3	100	¥16.50

记录: 第 1 项(共 55 项 无筛选器 搜索

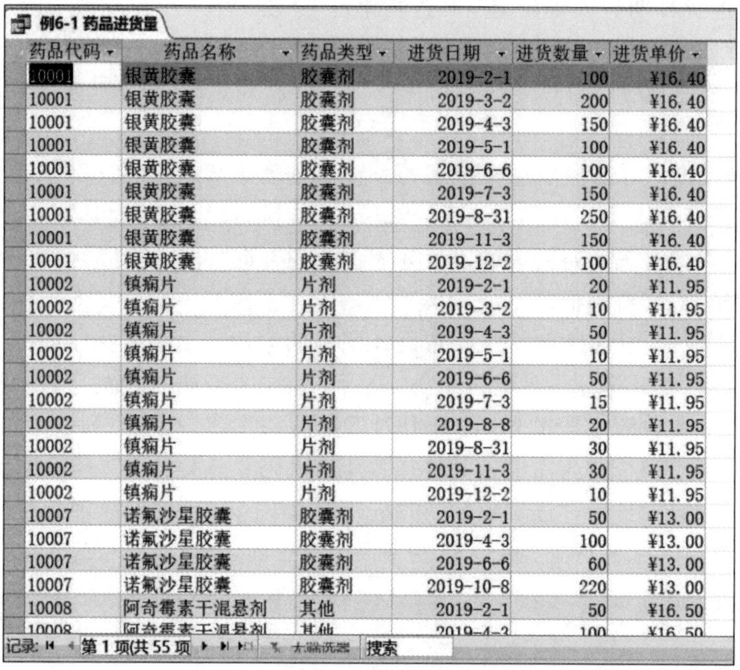

图 6.3 “药品进货量”查询运行结果

2. 查询条件示例

在实际应用中，往往需要获取特定的数据，这些数据只有从满足指定条件的数据源中选取。例如，查找 2019 年 4 月份进货且有效期为 2 年的药品。这种指定条件的查询需要转化为表达式的查询条件来实现。

1）使用数值作为查询条件

在创建查询时经常会使用数值作为查询的条件。以数值作为查询条件的简单示例如表 6.12 所示。

表 6.12 使用数值作为查询条件示例

字 段 名	条 件	功 能
进货单价	<10	查询药品进货单价小于 10 的记录
	Between 20 And 30	查询药品进货单价在 20～30 的记录
	>=20 And <=30	

2）使用文本值作为查询条件

使用文本值作为查询条件，可以方便地限定查询的文本范围。使用文本值作为查询条件的示例和功能如表 6.13 所示。

表 6.13　使用文本值作为查询条件的示例和功能

字　段　名	条　　件	功　　能
政治面貌	"党员"	查询政治面貌为党员的记录
	Right([政治面貌],1)＝"员"	查询政治面貌为党员或团员的记录
	"党员" Or "团员"	
	Like "? 员" 或 Like " * 员"	
姓名	In("郑小燕","张小强")	查询姓名为"郑小燕"或"张小强"的记录
	"郑小燕" Or "张小强"	
	Not "张小强"	查询姓名不为"张小强"的记录
	Left([姓名],1)＝"陈"	查询姓"陈"的记录
	Like "陈 * "	
	InStr([姓名],"陈")＝1	
	Len([姓名])＝2	查询姓名为两个字的记录
药品名称	Right([药品名称],2)＝"胶囊"	查询药品名称最后两个字为"胶囊"的记录
药品编号	Mid([药品编号],4,1)＝"2"	查询药品编号第 4 位是 2 的记录
	Instr([药品编号],"2")＝4	

查询政治面貌为党员的记录,查询条件可以表示为:＝"党员",但为了输入方便,Access 允许在设计视图条件行中省去"＝",所以可以直接表示为:"党员"。输入时如果没有加双引号,Access 会自动加上双引号。

3) 使用处理日期结果作为查询条件

使用处理日期结果作为条件可以方便地限定查询的时间范围。以处理日期结果作为查询条件的示例如表 6.14 所示。

表 6.14　使用处理日期结果作为查询条件示例

字段名	条　　件	功　　能
进货日期	Between ＃2019-01-01＃ And ＃2019-06-30＃	查询 2019 年上半年的进货记录
	Year([进货日期])＝2019 And Month([进货日期])＜= 6	
	Year([进货日期])＝2019 And Month([进货日期])＝8	查询 2019 年 8 月的进货记录
出生日期	Year([出生日期])＝1968	查询 1968 年出生的记录

4) 使用空值或空字符串作为查询条件

空值是使用 Null 或空白来表示字段的值;空字符串是用双引号括起来的字符串,且双引号中间没有空格。使用空值或空字符串作为查询条件的示例如表 6.15 所示。

表 6.15　使用空值或空字符串作为查询条件示例

字 段 名	条 件	功 能
保存条件	Is Null	查询保存条件为 Null(空值)的记录
	Is Not Null	查询保存条件有值(不是空值)的记录
联系电话	""	查询没有联系电话的记录

注意：在查询条件中字段名必须用一对"［］"方括号括起来，而且数据类型应与对应字段定义的类型相符合，否则会出现数据类型不匹配的错误。

【例 6.2】　根据数据库数据表中的数据，查找由江西省厂商生产的"药品类型"为"胶囊剂"的药品，要求显示药品编号、药品名称、药品类型、药品规格、有效期、厂商名称和电话等信息。

具体操作如下。

（1）因查询的数据源来自"药品信息"和"药品厂商"两张数据表，需要打开查询"设计视图"，将"药品信息"和"药品厂商"两张表添加到"设计视图"字段列表区中。

（2）分别将"药品信息"表中药品编号、药品名称、药品类型、药品规格、有效期等字段，"药品厂商"表中厂商名称、电话查询字段添加到设计网格中。

（3）设置查询条件。在"药品类型"字段列的"条件"行中输入条件""胶囊剂""，在"厂商名称"字段列的"条件"行中输入条件"Like "江西 ＊ ""，如图 6.4 所示。

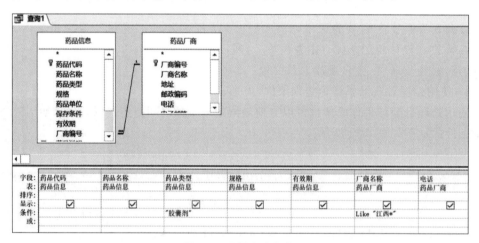

图 6.4　设置查询条件

（4）预览结果并保存查询。单击"数据表视图"按钮，可显示如图 6.5 所示的预览查询结果。注意，此时只是预览查询结果，要保存查询，仍需要单击"保存"按钮，在打开的"另存为"对话框中，命名查询名。本例查询命名为"江西省生产胶囊剂药品信息"。

在本例所建查询中，查询条件涉及"药品类型"和"厂商名称"两个字段，要求两个字段值同时满足条件给定值，因此将两个条件写在同一"条件"行上。若两个条件是"或"关系，应将其中一个条件放在"或"行。

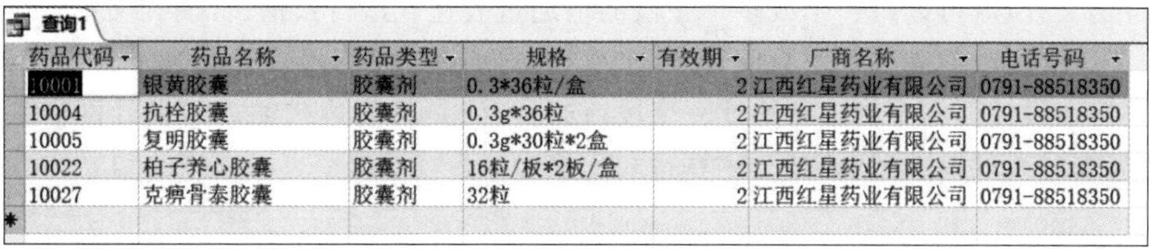

查询1

药品代码	药品名称	药品类型	规格	有效期	厂商名称	电话号码
10001	银黄胶囊	胶囊剂	0.3*36粒/盒	2	江西红星药业有限公司	0791-88518350
10004	抗栓胶囊	胶囊剂	0.3g*36粒	2	江西红星药业有限公司	0791-88518350
10005	复明胶囊	胶囊剂	0.3g*30粒*2盒	2	江西红星药业有限公司	0791-88518350
10022	柏子养心胶囊	胶囊剂	16粒/板*2板/盒	2	江西红星药业有限公司	0791-88518350
10027	克痹骨泰胶囊	胶囊剂	32粒	2	江西红星药业有限公司	0791-88518350

图 6.5 预览查询结果

6.2.2 在查询中进行计算

在实际应用中，常常需要通过查询对数据进行统计计算，如求和、计数、求最大值和平均值等，以便将查询得到的结果进行更深入的分析和利用。Access 允许在查询中利用设计网格中的“总计”行进行各种统计外，还可以通过创建计算字段进行其他类型的计算。

1. 查询的计算功能

在 Access 查询中，可以执行两种类型的计算：预定义计算和自定义计算。

预定义计算即“总计”计算，是系统提供的用于对查询中的记录组或全部记录进行的计算，它包括总计、平均值、计数、最大值、最小值、标准差和方差等。

默认情况下，“总计”行不会出现在设计视图的设计网格中。单击查询工具“设计”选项卡→“显示和隐藏”→“汇总”按钮 Σ，或右击“设计网格”区，在弹出的快捷菜单中，选中“汇总”命令后，在设计网格中才显示出“总计”行。对设计网格中的每个字段，都可在“总计”行中选择总计项实现对查询中的全部记录、一条或多条记录分组进行计算。“总计”行中有 12 个总计项，其名称及含义如表 6.16 所示。

表 6.16 总计项的名称及含义

总 计 项		功 能
函数	合计	求某字段的累加值
	平均值	求某字段的平均值
	最小值	求某字段的最小值
	最大值	求某字段的最大值
	计数	求某字段中非空值数
	StDev	求某字段值的标准偏差
	变量	方差，求某字段值的方差
其他总计项	Group By	分组，定义要执行计算的组
	First	第一条记录，求在表或查询中第一条记录的字段值
	Last	最后一条记录，求在表或查询中最后一条记录的字段值
	Expression	表达式，创建表达式中包含统计函数的计算字段
	Where	条件，指定不用于分组的字段条件

自定义计算,可以用一个或多个字段的值通过表达式进行数值、日期和文本计算。例如,用某一个字段值乘上某一数值,用两个日期时间字段的值相减等。对于自定义计算,必须直接在设计网格中创建新的计算字段,创建方法是将表达式输入到设计网格的空字段行中,表达式可以由多个字段、运算符和函数组成。

2. 在查询中进行汇总计算

为了获取统计数据,需要创建能够进行统计计算的查询。使用查询"设计视图"中的"总计"行,可以对查询中全部或按分组记录计算一个或多个字段的统计值。

【例 6.3】 统计"药品信息"表中各类药品数量。

操作步骤如下。

(1)打开查询"设计视图",将"药品信息"表添加到"设计视图"字段列表窗格中。

(2)双击"药品信息"表字段列表中的"药品类型"字段,将其添加到字段行的第 1 列,双击"药品名称"字段,将其添加到字段行的第 2 列。

(3)单击查询工具"设计"选项卡→"显示/隐藏"组→"汇总"按钮命令,或右击"设计网格"区,在快捷菜单上选中"汇总"命令。此时,在设计网格中将插入一个"总计"行,并将字段的"总计"行默认设置成 Group By(分组)。

(4)选中"药品名称"字段的"总计"行,并单击其右侧下拉按钮,从打开的下拉列表中选择"计数",如图 6.6 所示。

(5)切换到"数据表视图",查询结果如图 6.7 所示。

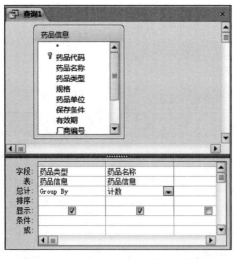

图 6.6 在"总计"行中选择"计数"选项　　　　图 6.7 例 6.3 的查询结果

3. 添加计算字段

在统计时,无论是一般统计还是分组统计,统计后显示的字段往往可读性比较差。例如,图 6.7 所示查询结果中,统计计算的字段名显示为"药品名称之计数",若想让该字段名显示为如图 6.8 中所示的"药品数量",只需在查询设计视图中的"药品名称"字段前输入"药品数量:"即可,注意":"的位置,如图6.9所示。

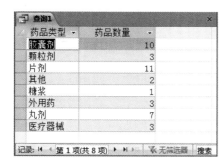

图 6.8 显示计算字段查询结果

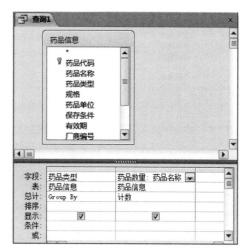

图 6.9 设置显示计算字段

在有些统计中,需要统计的字段并未出现在表中,或者用于计算的数据值来源于多个字段,此时也需要在设计网格中添加一个新字段。新字段的值是根据一个或多个表中的一个或多个字段并使用表达式计算得到,也称为计算字段。计算字段的格式如下。

新字段名:表达式

查询结果中计算字段名将显示为"新字段名"。

【例6.4】 医药公司在2019年5月进行药品销售促销活动,所有药品以9折销售,要求创建一个名为"5月药品促销"的查询,显示该月所销售药品的药品代码、药品名称、销售日期、原价与现价(要求保留两位小数)。

操作步骤如下。

(1) 打开查询"设计视图",将"药品信息"表和"销售情况"表添加到"设计视图"字段列表窗格中。

(2) 将所需查询字段"药品代码""药品名称"和"销售日期"添加到"设计网格"中。在"销售日期"字段"条件"行中输入">=♯2019-5-1♯ And <=♯2019-5-31♯","字段"行第4列中输入"原价:销售单价","字段"行第5列中输入"现价:Round([销售单价] * 0.9, 2)",如图6.10所示。

(3) 保存查询名称为"5月药品促销"。运行结果如图6.11所示。注意第4、第5列的字段标题行分别显示的是"原价"和"现价",即该两列的计算字段名。

由此可见,计算字段不仅可以进行相应的计算,还可以使显示的结果更加清晰。

4. 使用表达式生成器

在设置查询条件,书写表达式时,需要使用数据库对象、函数、字段名等。Access提供了一个名为"表达式生成器"的工具,工具窗口如图6.12所示,该工具提供了数据库中

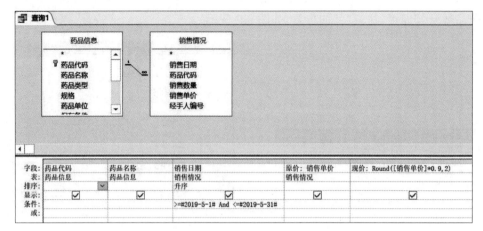

字段:	药品代码	药品名称	销售日期		原价: 销售单价	现价: Round([销售单价]*0.9, 2)
表:	药品信息	药品信息	销售情况		销售情况	
排序:			升序			
显示:	☑	☑	☑		☑	☑
条件:			>=#2019-5-1# And <=#2019-5-31#			
或:						

图 6.10 "5 月药品促销"查询设计视图

药品代码	药品名称	销售日期	原价	现价
10028	阿莫西林胶囊	2019-5-1	¥42.00	37.8
10013	十滴水	2019-5-1	¥10.50	9.45
10002	镇痫片	2019-5-1	¥23.90	21.51
10001	银黄胶囊	2019-5-1	¥32.80	29.52
10013	十滴水	2019-5-3	¥10.50	9.45
10014	医用口罩	2019-5-12	¥19.90	17.91
10013	十滴水	2019-5-23	¥10.50	9.45
10014	医用口罩	2019-5-23	¥19.90	17.91
10013	十滴水	2019-5-28	¥10.50	9.45
10013	十滴水	2019-5-29	¥10.50	9.45

图 6.11 "5 月药品促销"查询运行结果

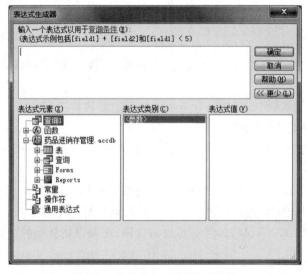

图 6.12 "表达式生成器"对话框

所有的"表""查询"中"字段"名称,窗体、报表中的各种控件,函数、常量及运算符和通用表达式等。将它们进行合理搭配,单击相关按钮就可以书写出任何一种表达式,十分方便。使用"表达式生成器"工具书写表达式的操作步骤如下。

(1)打开查询"设计视图",在网格区中,选中需要书写表达式的网格,单击工具栏上的"生成器"按钮或右击,在弹出的快捷菜单,单击"生成器"命令。

(2)在"表达式生成器"对话框中,选择构成表达式的对象和运算符后,单击"确定"按钮。

6.2.3 编辑和使用查询

创建查询后,如果对其中的设计不满意,或因情况发生变化,使得所建查询不能满足需要,可以在"设计视图"中进行修改。例如,添加、删除、移动或更改字段,添加、删除表等。如果需要也可以对查询进行一些相关操作。

1. 编辑查询中的字段

编辑字段主要包括添加、删除、移动字段或更改字段名。

(1)添加字段的操作步骤如下。

① 在数据库窗口的"导航"窗格中,双击打开要修改的查询对象,然后单击"设计视图"按钮;或右击要修改的查询对象,在快捷菜单中选中"设计视图"命令,都将在"设计视图"中打开查询对象。

② 双击要添加的字段,则该字段将添加到设计网格中现有字段右侧的第1个空白列中;如果要在某一字段前插入字段,则单击要添加的字段,并按住鼠标左键不放,将其拖放到该字段的位置上;如果一次要添加多个字段,则按住 Ctrl 键并单击要添加的字段,然后将它们拖放到设计网格中;如果要将某一表的所有字段添加到设计网格中,则双击该表的标题栏,选中所有字段,然后将光标放到字段列表中的任意一个位置,拖曳鼠标到设计网格中的第1个空白列中,然后释放鼠标左键。

③ 单击"保存"按钮,保存所做的修改。

(2)删除字段的操作步骤如下。

① 使用"设计视图",打开要修改的查询。

② 单击要删除字段所在的列,然后单击"设计"选项卡中的"删除列"命令按钮或按 Delete 键。

③ 单击"保存"按钮,保存所做的修改。

(3)移动字段。

在设计查询时,字段的排列顺序非常重要,它影响数据的排序和分组。Access 在排序查询结果时,首先按照设计网格中排列最靠左的字段排序,然后再按下一个字段排序。用户可以根据排序和分组的需要,移动字段来改变字段的顺序。移动字段的操作步骤如下。

① 使用查询"设计视图",打开要修改的查询。

② 单击要移动字段所在的列，拖曳鼠标至新的位置。如果要将要移动的字段移到某一字段（目标列）的左侧，则选中要移动的字段所在列，拖曳鼠标到目标列，当释放鼠标时，被移动的字段将移到目标列的左侧。

③ 单击工具栏上的"保存"按钮，保存所做的修改。

2. 编辑查询中的数据源

在已建查询的"设计视图"窗口上半部分，每个表或查询的"字段列表"中，列出了可以添加到设计网格上的所有字段。如果在列出的所有字段中，没有所需的字段，就要将该字段所在的表或查询添加到"设计视图"中；反之，如果在"设计视图"中列出的表或查询不需要使用，可以将其删除。

添加表或查询的操作前面已有例题说明，不再复述。删除表或查询的操作与添加表或查询的操作相似，首先在"设计视图"中打开要修改的查询，在"设计视图"字段列表区中，右击已经显示的表或查询，在弹出的快捷菜单上选中"删除表"命令。删除作为数据源的表或查询之后，"设计网格"中其相关字段也将从查询"设计视图"中删除。

3. 排序查询的结果

在设计网格中，一般并不对查询的数据进行整理，这样查询后得到的数据很多、很乱，影响了查看。如果对查询的结果进行排序，就可以改变这种情况。

排序操作步骤如下。

（1）用查询"设计视图"打开需排序的查询。

（2）单击需要进行排序字段的"排序"行，并单击右侧的下拉按钮，从打开的下拉列表中选择一种排序方式。在 Access 中有两种排序方式：升序或降序。

（3）切换到"数据表视图"，可以看到查询结果变得有序。

通过排序，查询中的记录就会按照升序有序地排列整齐，显示的记录清晰、一目了然，用户查看记录就比较方便了。

6.2.4 交叉表查询和参数查询

交叉表查询是 Access 特有的一种查询类型。显示来源于表中某个字段的总计值（合计、计数及平均），并将它们分组，一组列在数据表的左侧，另一组列在数据表的上部，并在交叉表行与列交叉处显示表中某个字段的各种计算值。

参数查询利用对话框，提示用户输入参数，Access 会自动地将输入的参数插入到指定条件的网格，并检索符合输入参数的记录。因此，参数查询是一种交互式查询。用户可以建立一个参数提示的单参数查询，也可以建立多个参数提示的多参数查询。

1. 交叉表查询

在创建交叉表查询时，需要指定 3 种字段：一是放在交叉表最左端的行标题，它将某一字段的取值放入指定的行中；二是放在交叉表最上面的列标题，它将某一字段的取值放入指定的列中;三是放在交叉表行与列交叉位置上的字段,需要为该字段指定一个总计项,如总计、平均值、计数等。在交叉表查询中,只能指定一个列字段和一个总计类型的字段。交叉表查询以一种独特的概括形式返回一个表内的总计数字,这种概括形式是其他查询无法完成的。交叉表查询为用户提供了非常清楚的汇总数据,便于分析和使用。

创建交叉表查询的方法有两种:"交叉表查询向导"和查询"设计视图"。

使用"交叉表查询向导"创建交叉表查询的数据源一般来自于一个表或查询。创建交叉表查询时所要显示的字段也必须是表或查询中已有的字段。如果数据源来自多个表,或者显示的字段是计算字段,那么使用"交叉表查询向导"创建交叉表查询之前,就要创建包括所有数据源字段在内的一个查询,再以该查询作为交叉表查询数据源。使用"交叉表查询向导"创建交叉表查询简单方便。

使用"设计视图"是创建交叉表查询的主要方法。下面通过例6.5介绍利用"设计视图"建立交叉表查询的方法。

【例6.5】 使用"设计视图"创建名为"每月销售情况"的交叉表查询,使其统计每个月各种药品的销售量,如图6.13所示。

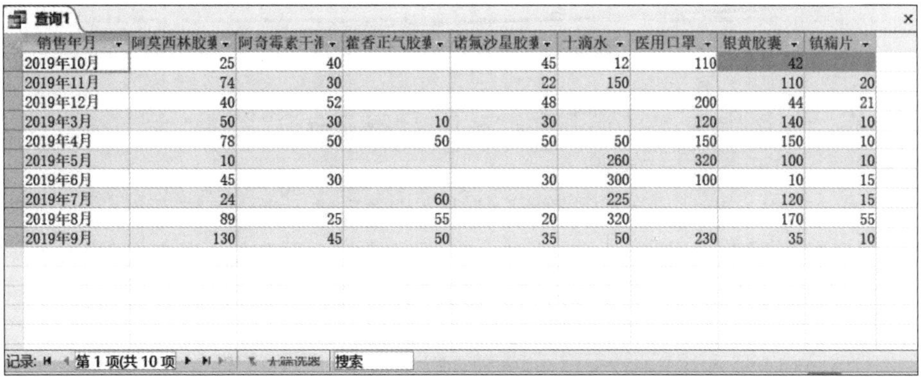

销售年月	阿莫西林胶囊	阿奇霉素干混	藿香正气胶囊	诺氟沙星胶囊	十滴水	医用口罩	银黄胶囊	镇痛片
2019年10月	25	40		45	12	110	42	
2019年11月	74	30		22	150		110	20
2019年12月	40	52		48		200	44	21
2019年3月	50	30	10	30		120	140	10
2019年4月	78	50	50	50	50	150	150	10
2019年5月	10				260	320	100	10
2019年6月	45	30		30	300	100	10	15
2019年7月	24		60		225		120	15
2019年8月	89	25	55	20	320		170	55
2019年9月	130	45	50	35	50	230	35	10

记录: Ⅰ◀ 第1项(共10项) ▶ ▶Ⅰ ▶ ▼ 无筛选器 搜索

图6.13 "每月销售情况"交叉表查询运行结果

操作步骤如下。

(1)打开查询"设计视图",将"药品信息"表和"销售情况"表添加到"设计视图"中。

(2)在"字段"行第1列单元格中输入"销售年月:Year([销售日期]) & "年" & Month([销售日期]) & "月"",即通过Year()、Month()函数将计算字段"销售年月"提取出来。双击"药品信息"表中的"药品名称"字段,将其放到"字段"行的第2列中。双击"销售情况"表中的"销售数量"字段,将其放到"字段"行的第3列中。

(3)单击查询工具"设计"选项卡→"查询类型"组→"交叉表"按钮▓,或者右击"字段列表"区,在弹出的快捷菜单上,单击"查询类型"→"交叉表查询"命令。此时,在设计网格中插入了"总计"行和"交叉表"行。

(4)为了将"销售年月"值放在第1列作为行标题,单击"销售年月"字段的"交叉表"行,然后再单击其右侧下拉按钮,从打开的下拉列表中选择"行标题"。

(5)为了将"药品名称"放在第1行作为列标题,单击"药品名称"字段的"交叉表"行,然后再单击其右侧下拉按钮，从打开的下拉列表中选择"列标题"。

（6）为了在行和列交叉处显示销售数量的总和，单击"销售数量"字段的"交叉表"行，然后再单击其右侧下拉按钮，从打开的下拉列表中选择"值"；单击"销售数量"字段的"总计"行，单击右侧下拉按钮，然后从下拉列表中选择"合计"，设计结果如图 6.14 所示。

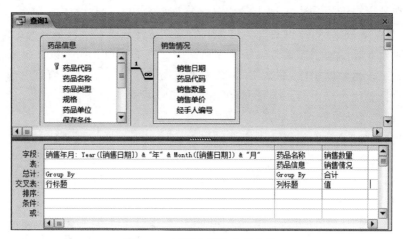

图 6.14　设置交叉表中的字段

（7）单击"保存"按钮，将查询命名为"每月销售情况查询"，单击"确定"按钮。切换到"数据表视图"，即可查看查询结果。

创建交叉表查询时，如果"行标题"或"列标题"需要通过建立新字段得到，如本例中的"销售年月"字段，那么使用"设计视图"更为方便。同样，所建"交叉表查询"所用数据源来自于多个表或查询时，使用"设计视图"建立查询也是较好的选择，在"设计视图"中可灵活地选择一个或多个表，选择一个或多个查询。

2. 参数查询

参数也是条件，所不同的是：条件是创建查询时设置的，运行时系统通过计算条件表达式的值，显示查询结果；而参数是运行时由用户通过对话框输入的。使用参数查询，可以在不打开查询设计的情况下，以不同的参数重复使用相同的查询结构。

创建单参数查询，就是在字段中指定一个参数，在执行参数查询时，输入一个参数值。创建多参数查询，即指定多个参数。在执行多参数查询时，需要依次输入多个参数值。

【例 6.6】　建立一个参数查询，要求通过输入某药品名称，并输入具体月份，可以查询该药品在某月的销售量和销售总额。

操作步骤如下。

（1）打开查询"设计视图"，将"药品信息"表和"销售情况"表添加到"设计视图"中。

（2）双击"药品信息"表中的"药品名称"字段，将其添加到设计网格中字段行的第 1 列，在"字段"行的第 2 列至第 4 列中分别输入"月份：Month（[销售日期]）""销售量：销售数量"和"销售总额：Sum（[销售单价]＊[销售数量]）"。

（3）在"药品名称"字段的"条件"行中输入"[请输入药品名称：]"，在"月份"字段的

"条件"行中输入"[请输入月份：]"。

（4）单击查询工具"设计"选项卡→"显示/隐藏"组→"汇总"按钮命令，或右击"设计网格"区，在快捷菜单上选中"汇总"命令，显示"总计"行。在"药品名称"和"月份"字段的"总计"行中，选择 Group By，"销售量"字段的"总计"行中选择"合计"，"销售总额"字段的"总计"行中选择 Expression，设计视图如图 6.15 所示。

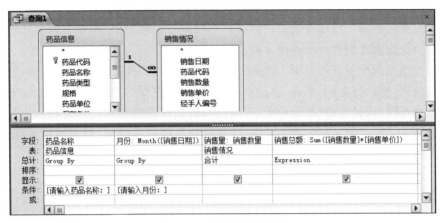

图 6.15　设置多参数查询

（5）单击"视图"按钮或"运行"按钮，这时屏幕上显示"输入参数值"对话框，在"请输入药品名称："文本框中输入药品名称"银黄胶囊"，如图 6.16 所示。

（6）单击"确定"按钮。这时屏幕上出现第 2 个"输入参数值"对话框，在"请输入月份："文本框中输入月份 6，如图 6.17 所示。

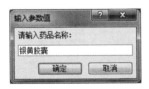　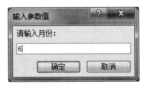

图 6.16　输入第 1 个参数　　　图 6.17　输入第 2 个参数

（7）单击"确定"按钮。这时就可以看到相应的查询结果，如图 6.18 所示。单击"保存"按钮，将查询命名为"按月查询药品销售"。

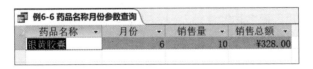

图 6.18　例 6.6 的查询结果

如果在一个已建的查询中创建参数查询，则可直接在查询"设计视图"中打开该查询，然后在此基础上输入参数条件或将原条件表达式修改为参数条件即可。存盘时，若执行"文件"→"保存"命令，则存盘后，原查询将被该参数查询取代；若希望保留原查询，应单击

"文件"选项卡→"另存为"→"对象另存为"命令。

6.3 操作查询

前面介绍的查询都是从数据源中产生符合条件的、不改变数据源中原有数据的动态数据集，它们都属于选择查询。操作查询是指运行查询操作后能够改变数据源数据或生成新的数据源的查询。操作查询是在选择查询的基础上创建的，操作查询包括生成表查询、删除查询、更新查询和追加查询4种。

操作查询与选择查询的显示方式不同，运行选择查询，查询结果将直接显示出来；而运行操作查询，将执行生成、更新、追加和删除等操作，查询结果不直接显示，只有打开操作查询的数据源，即目标表（执行生成、更新、追加、删除等操作后改变的表），才能看到操作查询的结果。由于执行操作查询的结果，将改变数据源的数据，需要谨慎对待。因此，操作查询的命令按钮图标上都有"!"符号标志，并且在运行时，都会弹出警示性对话框，待确认后，再进行操作。

对数据库进行维护时，常常需要大量地修改数据。这些操作既要检索记录，又要更新记录，应用操作查询就能够实现这样的功能。

6.3.1 生成表查询

生成表查询是利用一个或多个表中的全部或部分数据建立新表，即生成新的数据源。在 Access 中，从表中访问数据要比从查询中访问数据快得多。因此，如果经常要从几个表中提取数据，最好的方法是使用生成表查询，将从多个表中提取的数据组合起来生成一个新数据表。

【例 6.7】 将吉林省制造的药品基本信息存储到名为"吉林省生产的药品信息"的新表中，要求包括"药品代码""药品名称""药品类型""规格""有效期""厂商名称"和"电话"等字段。

操作步骤如下。

（1）打开查询"设计视图"，并将"药品信息"表和"药品厂商"表添加到"设计视图"字段列表区。

（2）分别双击"药品信息"表中的"药品代码""药品名称""药品类型""规格""有效期"和"药品厂商"表中的"厂商名称""电话"字段，将它们添加到设计网格第1列到第7列中。

（3）在"厂商名称"字段的"条件"行中输入条件"Like "吉林 * ""。该查询"设计视图"，如图 6.19 所示。

（4）单击"设计"选项卡→"查询类型"组→"生成表"按钮 📑!，弹出"生成表"对话框。在该对话框的"表名称"文本框中输入要生成的新表名称"吉林省生产的药品信息"，选中"当前数据库"单选按钮（一般为默认值），将新表存放在当前打开的数据库中，如图 6.20 所示。单击"确定"按钮，返回"设计视图"。

（5）单击"设计"选项卡上"视图"按钮，切换为"数据表视图"，可以预览生成表查询的

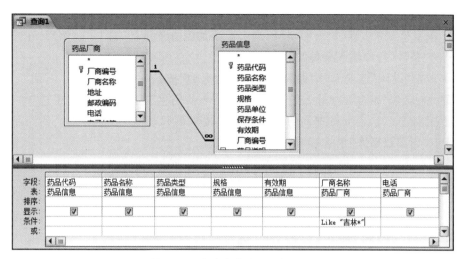

图 6.19 生成表查询"设计视图"

结果,如果不符合要求,再返回"设计视图",对查询进行必要的更改,直到符合要求为止。

(6)在"设计视图"中,单击"设计"选项卡上"运行"按钮,这时屏幕上弹出一个如图 6.21 所示的提示框。单击"是"按钮,开始生成新表,生成新表后不能撤销所做的更改;单击"否"按钮,不建立新表。本例单击"是"按钮。

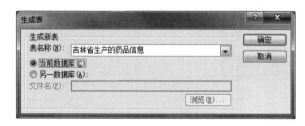

图 6.20 "生成表"对话框

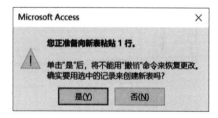

图 6.21 生成表提示框

(7)单击"保存"按钮,将查询命名为"生成吉林药品信息"。关闭查询,完成生成表查询操作。

此时,在数据库窗口导航窗格的表对象列表中,可以看到新建的名为"吉林省生产的药品信息"的数据表。

6.3.2 追加查询

维护数据库时,如果要将一个或多个表中符合一定条件的记录添加到另一个表上,可以使用追加查询。追加查询能够将来自一个或多个表的数据作为新记录追加到另一个表的尾部。

【例 6.8】 建立一个追加查询,将辽宁省生产的药品添加到已建立的"吉林省生产的药品信息"表中。

操作步骤如下。

（1）重复例6.7步骤（1）、（2），将所需字段添加到查询设计视图中。然后，在"厂商名称"字段的"条件"行中输入条件"Like "辽宁 * ""。

（2）单击"设计"选项卡→"查询类型"组→"追加"按钮，弹出"追加"对话框。在该对话框的"表名称"组合框中输入"吉林省生产的药品信息"或从下拉列表中选择"吉林省生产的药品信息"表，表示将查询的结果（记录）追加到目标表"吉林省生产的药品信息"中；并选中"当前数据库"单选按钮，如图6.22所示。

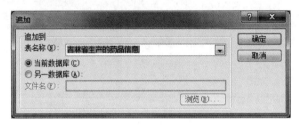

图 6.22　"追加"对话框

（3）单击"确定"按钮。此时查询设计网格中将增加一个"追加到"行，如图6.23所示。该行显示的字段名与"字段"行一致，是来自要追加记录的目标表"吉林省生产的药品信息"。

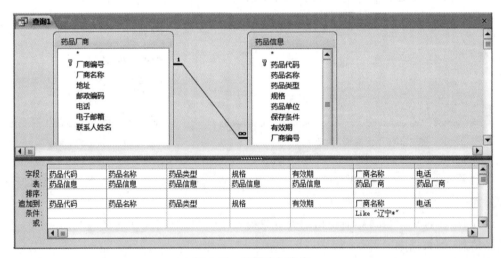

图 6.23　设置追加查询

（4）单击"设计"选项卡上"视图"按钮，切换为"数据表视图"，可以预览运行追加查询的结果，也就是要追加的一组记录。返回"设计视图"。

（5）在"设计视图"中，单击"设计"选项卡上"运行"按钮，这时屏幕上弹出一个如图6.24所示的提示框。单击"是"按钮，开始将符合条件的一组记录追加到指定的表中。单击"否"按钮，不将记录追加到指定的表中。本例单击"是"按钮。

（6）单击"保存"按钮，将查询命名为"追加辽宁药品信息"。

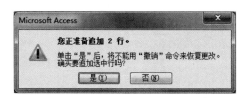

图 6.24 追加查询提示框

关闭查询,在导航窗格"表"对象列表中,双击打开"吉林省生产的药品信息"表,就可以看到该表的最后已增加了一组辽宁省生产的药品信息记录。

追加查询时,在追加查询与被追加记录的表中,只有匹配的字段才被追加,不匹配的字段不追加。通常,追加查询表结构应基本一致。

6.3.3 删除查询

随着数据库的频繁使用,存放的数据会越来越多,必然会产生多余而无用的数据。对于这些数据应及时从数据表中删除,提高数据库效率。删除查询能够从一个或多个数据表中删除记录。如果删除的记录来自多个表,必须满足以下几点。

(1) 在"关系"窗口中定义相关表之间的关系。

(2) 在"关系"对话框中选中"实施参照完整性"复选项。

(3) 在"关系"对话框中选中"级联删除相关记录"复选项。

【例 6.9】 将上例中追加到"吉林省生产的药品信息"表中的辽宁省生产的药品记录删除。

操作步骤如下。

(1) 打开查询"设计视图",将"吉林省生产的药品信息"表添加到查询"设计视图"字段列表区中。

(2) 双击"吉林省生产的药品信息"字段列表中的"＊"号,这时第 1 列上显示"吉林省生产的药品信息.＊",表示已将该表中的所有字段放在了设计网格中。

(3) 双击字段列表中的"厂商名称"字段,该字段被放到了设计网格中"字段"行的第 2 列。在该字段的"条件"行中键入条件"Like "辽宁 ＊ ""。

(4) 单击"设计"选项卡→"查询类型"组→"删除"按钮 ✖!,此时查询设计网格中将增加一个"删除"行。同时在"删除"行的第 1 列中显示 From,表示从何处删除记录,本例为"吉林省生产的药品信息"表。第 2 列显示 Where,表示要删除哪些符合条件的记录,本例为"Like "辽宁 ＊ ""。结果如图 6.25 所示。

(5) 单击"设计"选项卡上的"视图"按钮,切换为"数据表视图",预览"删除"查询检索到的一组记录。如果预览到的记录不是要删除的,可以返回"设计视图",对查询进行必要的更改,直到满意为止。

(6) 在"设计视图"中,单击"设计"选项卡上"运行"按钮,弹出一个如图 6.26 所示的提示框。单击"是"按钮,Access 将开始删除符合条件的同一组所有记录;单击"否"按钮,不删除记录。本例单击"是"按钮。

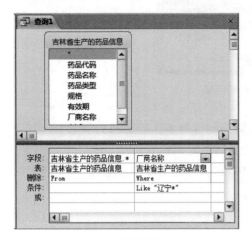

图 6.25 设置删除查询

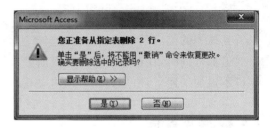

图 6.26 删除提示框

（7）单击"保存"按钮，将查询命名为"删除辽宁药品信息"。

关闭查询，在导航窗格"表"对象列表中，双击打开"吉林省生产的药品信息"表，就可以看到包含辽宁省生产的药品信息记录已被删除。

删除查询将永久删除指定表中的记录，并且无法恢复。因此，在运行删除查询时要十分慎重，一般要对删除记录所在的表进行备份，以防由于误操作而引起数据丢失。删除查询每次删除整个记录，而不是指定字段中的数据。如果只删除指定字段中的数据，可以使用更新查询。

6.3.4 更新查询

如果在数据表中对记录进行更新或修改，那么当要更新的记录较多，或需要符合一定条件时，就会费时费力，而且容易造成疏漏。更新查询是实现此类操作最简单、最有效的方法，它能对一个或多个表中的一组记录进行部分或全部更新。

【例 6.10】 将"业务员信息"表中所有 1997 年及以后出生、学历为"研究生"的业务员的学历改为"在读研究生"。

操作步骤如下。

（1）打开查询"设计视图"，将"业务员信息"表添加到查询"设计视图"字段列表区中。

（2）双击"业务员信息"字段列表中的"出生日期"和"学历"字段，将它们添加到设计网格中"字段"行的第 1 列到第 2 列中。

（3）在"出生日期"字段的"条件"行中输入条件"＞＝♯1997-1-1♯"或"Year（[出生日期]）＞＝1997"；在"学历"字段的"条件"行中输入条件"研究生"

（4）单击"设计"选项卡→"查询类型"组→"更新"按钮，此时查询设计网格中将增加一个"更新到"行。在行中输入欲替代"研究生"的更新内容："在读"&[学历]"或"在读研究生"，设计结果如图 6.27 所示。

（5）单击"设计"选项卡上的"视图"按钮，切换为"数据表视图"，预览要更新的一组记录。返回"设计视图"。

（6）在"设计视图"中，单击"设计"选项卡上"运行"按钮，这时屏幕上显示一个提示框，如图 6.28 所示。单击"是"按钮，Access 将开始更新属于同一组的所有记录；单击"否"按钮，不更新表中记录。本例单击"是"按钮。

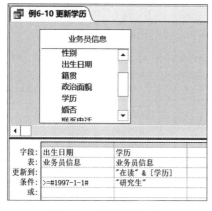

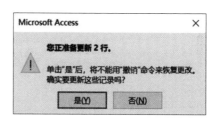

图 6.27　设置更新查询　　　　　　　图 6.28　更新提示框

（7）单击"保存"按钮，将查询命名为"更新业务员信息"。

关闭查询。在导航窗格"表"对象列表中，双击打开"业务员信息"表，所有 1997 年及以后出生、学历为研究生的业务员，学历已更新为"在读研究生"。

Access 除了可以更新一个字段的值，还可以更新多个字段的值。只要在查询设计网格中指定要修改字段的内容即可。

无论哪一种操作查询，都可以在一个操作中更改多条记录，并且在执行操作查询后，不能撤销刚刚做过的更改操作。因此，在使用操作查询时应注意在执行操作查询之前，先单击"设计"选项卡上的"视图"按钮，在"数据表视图"中预览即将更改的记录，如果预览到的记录就是要操作的记录，再执行操作查询，这样可防止误操作。另外，在使用操作查询之前，应该备份所有要使用的数据源。

6.4　SQL 查询

在 Access 提供的"查询设计"视图上，通过直观的操作，可以迅速地建立所需要的 Access 查询对象，也就是编写一条 SQL 语句，从而增加了设计的便利性，降低直接编写 SQL 语句过程的难度，减少了可能出现的错误。但是，并不是所有的查询都可以在系统提供的查询"设计视图"中进行，有的查询只能通过 SQL 语句来实现，例如 SQL 特定查询，其中包括联合查询、传递查询、数据定义等查询。学习和了解 SQL，是进一步掌握数据库应用的基础。本节以 SQL 中应用最广的 SELECT 语句为重点，简要介绍 SQL 的一些基础知识。

6.4.1　SQL 查询概述

1. SQL 的构成

结构化查询语言（Structured Query Language，SQL）是在关系数据库领域中广泛应用的查询语言。目前很多数据库应用开发工具都将 SQL 直接融入其中，Access 也不例外。

SQL 设计巧妙，语言简单，只使用 9 个命令动词就可以完成数据定义、数据操作、数据查询和数据控制的核心功能，如表 6.17 所示。SQL 语句由命令动词、关键词和参数子句构建。

表 6.17　SQL 的动词

SQL 功能	命 令 动 词	SQL 功能	命 令 动 词
数据定义	CREATE DROP ALTER	数据查询	SELECT
数据操作	INSERT UPDATE DELETE	数据控制	GRANT REVOTE

2. SELECT 语句

SELECT 语句是 SQL 语言中功能强大、使用灵活的数据查询语句，其主要功能是实现数据的筛选、投影和连接操作，并能够完成筛选字段重命名、多数据源数据组合、分类汇总和排序等具体操作，具有非常强大的数据查询功能。SELECT 语句的一般格式如下。

```
SELECT [ALL| DISTINCT] *|<字段列表>
FROM <表名 1>[,<表名 2>]…
[WHERE <条件表达式> ]
[GROUP BY <字段名>[HAVING <条件表达式>])
[ORDER BY <字段名>[ASC|DESC]];
```

该语句从指定的数据源表中，创建一个由指定范围内、满足条件、按某字段分组、按某字段排序的指定字段组成的新记录集。其中，整个查询语句以分号表示语句结束；关键词 ALL 表示检索所有符合条件的记录，省略则表示默认值为 ALL；DISTINCT 表示检索要去掉重复行的所有记录；* 表示检索结果为整个记录，即包括所有的字段；<字段列表>使用"，"将项分开，这些项可以是字段、常数或系统内部的函数；FROM 子句说明要检索的数据来自哪些表，可以对单个或多个表进行检索；WHERE 子句说明检索条件，条件表达式可以是关系表达式，也可以是逻辑表达式；GROUP BY 子句用于对检索结果进行分组，可以利用它进行分组汇总；HAVING 必须跟随 GROUP BY 使用，它用来限定分组必须满足的条件；ORDER BY 子句用来对检索结果进行排序，如果排序时选择 ASC 或省略，表示检索结果按某一字段值升序排列，如果选择 DESC，表示检索结果按某一字段值降序排列。语句中所有符号均为英文单字节符号。

在一般的语法格式描述中使用了如下符号。

<>表示在实际的语句中要采用实际需要的内容进行替代。

[]表示可以根据需要进行选择,也可以省略不选。

|表示多项选项只能选择其中之一。

{}表示必选项。

6.4.2 创建 SQL 查询

1. 查看 SQL 语句

在 Access 中,任何一个查询都对应着一个 SQL 语句,可以说查询对象的实质是一条 SQL 语句。当使用"设计视图"创建一个查询时,系统就会构造一个等价的 SQL 语句。可以通过切换为"SQL 视图"的方法查看与所建查询对应的 SQL 语句。

打开"SQL 视图"(也称 SQL 查询编辑器)有以下方法。方法一,双击"导航窗格"查询对象列表中的查询对象,在"数据表视图"中打开查询,然后单击"开始"选项卡→"视图"组→"SQL 视图"按钮命令。方法二,在查询"设计视图"中打开查询对象,单击查询工具"设计"选项卡→"视图"组→"SQL 视图"按钮命令。方法三,在"数据表视图"或"设计视图"中,单击右下角状态栏上"视图切换按钮" 组中"SQL 视图"按钮。

如图 6.29 所示,就是例 6.2 中建立的名为"江西省生产胶囊剂药品信息"查询的"SQL 视图"。

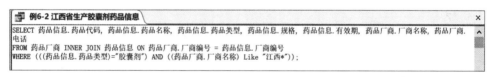

图 6.29 "江西省生产胶囊剂药品信息"查询的"SQL 视图"

2. 创建 SQL 查询

创建 SQL 查询的操作步骤如下。

(1) 打开查询"设计视图",关闭弹出的"显示表"对话框。

(2) 单击查询工具"设计"选项卡→"视图"组→"SQL 视图"按钮命令;或单击右下角状态栏上"视图切换按钮"组中 SQL 按钮。弹出"SQL 查询"编辑器,如图 6.30 所示。

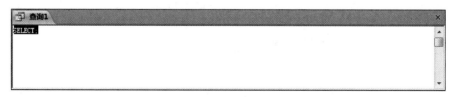

图 6.30 "SQL 查询"编辑器

（3）在"SQL查询"编辑器中直接输入SQL语句。

3. SQL查询中SELECT语句的使用

下面通过几个典型的实例,简单介绍SELECT语句的基本用途和用法。

（1）检索表中所有记录。

例如：查找并显示"药品信息"表中的所有记录。

```
SELECT * FROM 药品信息;
```

其结果是将"药品信息"表中所有记录中的所有字段都显示出来。

（2）检索表中指定字段的所有记录。

例如：查找并显示"药品信息"表中"药品名称""药品类别"和"有效期"3个字段。

```
SELECT 药品名称, 药品类型, 有效期 FROM 药品信息;
```

（3）检索满足条件的记录和指定的字段。

例如：查找并显示"药品信息"表中所有"颗粒剂"或"丸剂"的药品名称、药品类型、规格和有效期。

```
SELECT 药品名称,药品类型,规格,有效期
FROM 药品信息
WHERE 药品类型 In ("颗粒剂","丸剂");
```

例如：查找浙江省制造或者药品类型为"胶囊剂"的药品,并显示"药品名称""药品类型""保存条件"和"有效期"。

```
SELECT 药品名称, 药品类型, 保存条件, 有效期
FROM 药品信息
WHERE 制造商 Like "浙江 * " OR 药品类型="胶囊剂";
```

（4）进行分组统计,增加计算字段,并对检索结果进行排序。

例如：计算各药品类型的药品数量,将计算字段命名为"药品种数"。显示"药品类型"和"药品种数"字段,并按药品种数降序排列。

```
SELECT 药品类型, COUNT([药品名称]) AS 药品种数
FROM 药品信息
GROUP BY 药品类型
ORDER BY COUNT([药品名称]) DESC;
```

其中,AS子句后定义的是计算字段名。

上面所述查询的数据源均来自一个表,而在实际应用中,许多查询是要将多个表的数据组合起来,也就是说,查询的数据源来自多个表,使用SELECT也能够完成此类查询操作。

（5）将多个表连接在一起。

例如：查找药品的制造商、生产日期和有效期，并显示"药品名称""厂商名称""进货数量""生产日期"和"有效期"。

```
SELECT 药品信息.药品名称, 药品厂商.厂商名称, 进货情况.进货数量, 进货情况.生产日期,
药品信息.有效期
FROM 药品信息, 药品厂商, 进货情况
WHERE 药品信息.药品代码 = 进货情况.药品代码
AND 药品信息.厂商编号 = 药品厂商.厂商编号;
```

由于此查询数据源来自 3 个表，因此在 FROM 子句中列出了多个表，同时使用 WHERE 子句指定连接表的条件（可以理解为查询设计视图中的表的连接）。还应注意，在涉及的多表查询中，应在所用字段的字段名前加上表名，并用"."分开。

读者可以将前面有关查询的所有例题，在"SQL 视图"中打开并查看，作为学习和使用 SELECT 语句的例题。事实上，SELECT 语句的功能非常强大，这里只介绍了最简单、最常用的几种，对于 SELECT 语句更为复杂的用法，可参考 SQL 查询的帮助信息。

6.4.3 创建 SQL 特定查询

SQL 特定查询分为联合查询、传递查询、数据定义查询和子查询 4 种，其中联合查询、数据定义查询不能在查询"设计视图"中创建，必须直接在"SQL 视图"中创建。对于子查询，也称嵌套查询，则可以在查询设计网络的"字段"行或"条件"行中输入 SQL 语句。

传递查询使用服务器能接受的命令直接将命令发送到 ODBC 数据库，例如 SQL Server。使用传递查询时，不必与服务器上的表链接，就可以直接使用相应的表。传递查询对于在 ODBC 服务器上运行存储过程也很有用。一般创建传递查询时，需要完成两项工作，一是设置要连接的数据库；二是在 SQL 视图中输入 SQL 语句。本书不具体介绍。

1. 创建联合查询

联合查询使用 UNION 运算符将两个或两个以上表或查询中的字段合并为一个记录集。这实际上是将查询或表的记录纵向合并成为一个查询的结果。

【例 6.11】 创建一个联合查询。显示业务员"虞红恩"在 2019 年第二季度的进货和销售记录。要求显示"药品名称"、业务员"姓名"和"日期"3 个字段。

操作步骤如下。

（1）打开查询"设计视图"，关闭弹出的"显示表"对话框。

（2）单击查询工具"设计"选项卡→"查询类型"组→"联合"按钮命令 ∞，打开"SQL 查询"编辑器窗口。

（3）在窗口中输入 SQL 语句，如图 6.31 所示。第一个 SELECT 语句返回"药品名称""姓名"和"日期"3 个字段，来自药品信息、进货情况和业务员信息 3 张表；第二个 SELECT 语句返回 3 个对应字段，来自药品信息、销售情况和业务员信息 3 张表，然后将

两个 SELECT 语句中对应字段的值合并成一个字段。

例6-11 联合查询

```
SELECT 药品信息.药品名称, 业务员信息.姓名, 进货情况.进货日期  AS 日期
FROM 业务员信息 INNER JOIN (药品信息 INNER JOIN 进货情况 ON 药品信息.药品代码 = 进货情况.药品代码) ON 业务员信息.业务员编号 = 进货情况.经手人编号
WHERE (((业务员信息.姓名)="虞红恩") AND ((进货情况.进货日期)>=#4/1/2019# And (进货情况.进货日期)<=#6/30/2019#));
UNION SELECT 药品信息.药品名称, 业务员信息.姓名, 销售情况.销售日期  AS 日期
FROM 业务员信息 INNER JOIN (药品信息 INNER JOIN 销售情况 ON 药品信息.药品代码 = 销售情况.药品代码) ON 业务员信息.业务员编号 = 销售情况.经手人编号
WHERE (((业务员信息.姓名)="虞红恩") AND ((销售情况.销售日期)>=#4/1/2019# And (销售情况.销售日期)<=#6/30/2019#));
```

图 6.31 “联合查询”SQL 语句

（4）切换到“数据表视图”，查询结果如图 6.32 所示。

例6-11 联合查询

药品名称	姓名	日期
医用口罩	虞红恩	2019-5-12
银黄胶囊	虞红恩	2019-5-1
银黄胶囊	虞红恩	2019-6-6
镇痛片	虞红恩	2019-4-3
镇痛片	虞红恩	2019-5-1
镇痛片	虞红恩	2019-6-6

图 6.32 联合查询结果

（5）单击“保存”按钮，将查询命名为“虞红恩 2019 年第二季度进货/销售记录”。单击“确定”按钮，并关闭查询。

注意到图 6.31 中，联合查询的关键词 UNION 前后两个独立的 SELECT 语句，提示了建立联合查询的另一种方法，即先在查询设计视图中创建两个独立的选择查询，然后在 SQL 视图中，将两个独立的 SELECT 语句复制粘贴到 SQL 查询编辑器中，并用 UNION 连接起来。

图 6.33 分别展示了业务员“虞红恩”在 2019 年第二季度的进货记录和销售记录，读者可以将联合查询的结果和两个独立的选择查询的结果进行比较，进一步理解联合查询的意义。

例6-11 进货

药品名称	姓名	进货日期
银黄胶囊	虞红恩	2019-5-1
银黄胶囊	虞红恩	2019-6-6

例6-11 销售

药品名称	姓名	销售日期
镇痛片	虞红恩	2019-4-3
镇痛片	虞红恩	2019-5-1
镇痛片	虞红恩	2019-6-6
医用口罩	虞红恩	2019-5-12

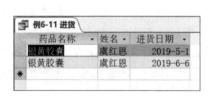

图 6.33 两个独立的选择查询运行结果

使用联合查询时需注意，每个 SELECT 语句都必须以同一顺序返回相同数量的字段，对应的字段除了可以将数字字段和文本字段作为对应的字段外，其余对应字段都应具有兼容的数据类型。如果将联合查询转换为另一类型的查询，例如转换为选择查询，将丢失输入的 SQL 语句。

2. 创建数据定义查询

数据定义查询与其他查询不同，利用它可以创建、删除或更改表，也可以在数据库表中创建索引。在数据定义查询中输入 SQL 语句，每个数据定义查询只能由一个数据定义语句组成。

Access 能够支持的数据定义语句如表 6.18 所示。

表 6.18　数据定义语句及用途

SQL 语句	用　　途
CREATE TABLE	创建表
ALTER TABLE	在已有表中添加新字段或约束
DROP	从数据库中删除表,或者从字段或字段组中删除索引
CREATE INDEX	为字段或字段组创建索引

1) CREATE TABLE

建立数据库的主要操作之一是定义基本表。在 SQL 语言中,可以使用 CREATE TABLE 语句定义基本表。语句基本格式为

```
CREATE TABLE <表名>  (<字段名 1><数据类型 1>[字段级完整性约束条件 1]
        [,<字段名 2><数据类型 2>[字段级完整性约束条件 2] ] [,…]
    [,<字段名 n><数据类型 n>[字段级完整性约束条件 n] ]
) [,<表级完整性约束条件>];
```

该语句的功能是创建一个表结构。其中,<表名>定义表的名称,<字段名>定义表中一个或多个字段的名称,<数据类型>是对应字段的数据类型。要求,每个字段必须定义字段名和数据类型。[字段级完整性约束条件]定义相关字段的约束条件,包括主键约束(Primary Key)、数据唯一约束(Unique)、空值约束(Not Null 或 Null)、完整性约束(Check)等。

【例 6.12】　创建一个“职工”表,包括工号、姓名、性别、出生日期、部门、备注字段。

操作步骤如下。

(1) 打开查询“设计视图”,关闭弹出的“显示表”对话框。

(2) 单击查询工具“设计”选项卡→“查询类型”组→“数据定义”按钮命令 ；打开“SQL 查询”编辑器窗口。

(3) 在窗口中输入如图 6.34 所示的 SQL 语句。

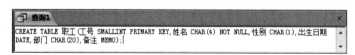

图 6.34　数据定义查询设置结果

其中,SMALLINT 表示数字型(整型),CHAR 表示短文本型,DATE 表示日期/时间型,MEMO 表示长文本型。

(4) 单击“保存”按钮,将查询命名为“数据定义创建职工表”。单击“确定”按钮。

(5) 单击“运行”按钮执行此查询,然后双击打开导航窗格中新增的“职工”表,该表只有表结构,无记录,如图 6.35 所示。

2) ALTER TABLE 语句

创建后的表一旦不满足使用的需要,就需要进行修改。可以使用 ALTER TABLE

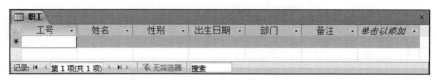

图 6.35　数据定义查询运行后产生的"职工"表

语句修改已建表的结构。语句基本格式如下。

```
ALTER TABLE <表名>
[ADD <新字段名><数据类型>(字段级完整性约束条件]]
[DROP [<字段名>]…]
[ALTER <字段名><数据类型>];
```

其中，<表名>是指需要修改的表的名字，ADD 子句用于增加新字段和该字段的完整性约束条件，DROP 子句用于删除指定的字段，ALTER 子句用于修改原有字段属性。

【例 6.13】　在"职工"表中增加一个字段，字段名为"职务"，数据类型为"文本"；将"备注"字段删除；将"工号"字段的数据类型改为文本型，字段大小为 8。

添加新字段的 SQL 语句如下。

```
ALTER TABLE 职工 ADD 职务 CHAR(10);
```

删除"备注"字段的 SQL 语句如下。

```
ALTER TABLE 职工 DROP 备注;
```

修改"工号"字段属性的 SQL 语句如下。

```
ALTER TABLE 职工 ALTER 工号 CHAR(8);
```

注意：使用 ALTER 语句对表的结构进行修改时，不能一次添加或删除多个字段。

3）DROP 语句

如果希望删除某个不需要的表，可以使用 DROP TABLE 语句。语句基本格式如下。

```
DROP TABLE <表名>;
```

其中，<表名>是指要删除的表的名称。

注意：一旦删除表，表中数据以及在此表上建立的索引等都将自动被删除，并且无法恢复。因此，执行删除表的操作一定要格外小心。

3. 创建子查询

子查询又称嵌套查询，就是嵌入在选择查询或操作查询之内由 SELECT 语句构成的查询。子查询可以多层嵌套，系统运行时，由内而外执行。在查询设计网格的"字段"行输入来定义新字段,或在"条件"行来定义查询条件。在对 Access 表进行查询时,可以利用子查询的结果进行进一步的查询,例如,通过嵌套查询作为查询的条件对某些结果进行测试;查找主查询中大于、小于或等于子查询返回值的值。但是不能将子查询作为单独的一个查询,必须与其他查询相结合。此外,子查询中的 SELECT 语句不能定义联合查询或交叉表查询。

【例 6.14】 查询并显示"进货情况"表中低于平均进货数量的进货记录。

(1) 打开查询"设计视图",并将"药品信息"表、"进货情况"表添加到查询"设计视图"中。

(2) 双击字段列表中的"进货日期""药品名称"和"进货数量",将它们添加到设计网格中字段行的第 1 列到第 3 列中,再双击"进货情况"表中的"进货数量"字段,将其添加到设计网格中字段行的第 4 列中。

(3) 单击第 4 列"显示"行上的复选框,使其变为不显示状态。在"条件"行中输入"<(select avg([进货数量]) from [进货情况])"。设置结果如图 6.36 所示。

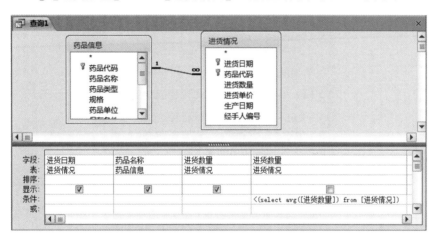

图 6.36 在设计视图中设置子查询

该设置结果对应的 SQL 视图如图 6.37 所示。即在 WHERE 子句中又嵌套了一个 SELECT 语句。

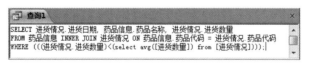

图 6.37 子查询的 SQL 视图

直接在 SQL 查询编辑器中输入的 SQL 语句如下。

```
SELECT 进货情况.进货日期,药品信息.药品名称,进货情况.进货数量
FROM 药品信息,进货情况
WHERE 药品信息.药品代码 = 进货情况.药品代码 and ((进货情况.进货数量)<(select avg
    ([进货数量]) from [进货情况]));
```

注意上列SQL语句与图6.37中设计视图对应的SQL语句的不同。在ACCESS查询设计视图创建数据源来自多表的选择查询，需要实现建立表与表之间的关系。因此，SQL视图中的语句“药品信息 INNER JOIN 进货情况 ON 药品信息.药品代码 = 进货情况.药品代码”表示“药品信息”与“进货情况”建立的关系。而在SQL查询编辑器中直接输入SQL语句，没有事先建立关系，而是在WHERE条件中的“药品信息.药品代码 = 进货情况.药品代码”表示两表建立了联系。两者运行的结果是一样的。

（4）切换到“数据表视图”，查询结果如图6.38所示。

进货日期	药品名称	进货数量
2019-2-1	黄胶囊	100
2019-2-1	镇痛片	20
2019-2-1	诺氟沙星胶囊	50
2019-2-1	阿奇霉素干混悬齐	50
2019-2-1	十滴水	100
2019-2-1	阿莫西林胶囊	50
2019-2-1	藿香正气胶囊	30
2019-3-2	镇痛片	10
2019-3-2	阿莫西林胶囊	70
2019-4-3	镇痛片	50
2019-4-3	诺氟沙星胶囊	100
2019-4-3	阿奇霉素干混悬齐	100
2019-4-3	阿莫西林胶囊	80
2019-4-3	藿香正气胶囊	50
2019-5-1	银黄胶囊	100
2019-5-1	镇痛片	10
2019-5-1	十滴水	100
2019-5-1	阿莫西林胶囊	100
2019-6-6	银黄胶囊	100
2019-6-6	镇痛片	50
2019-6-6	诺氟沙星胶囊	60
2019-6-6	阿奇霉素干混悬齐	60
2019-6-6	十滴水	100
2019-6-6	阿莫西林胶囊	100
2019-6-6	藿香正气胶囊	50

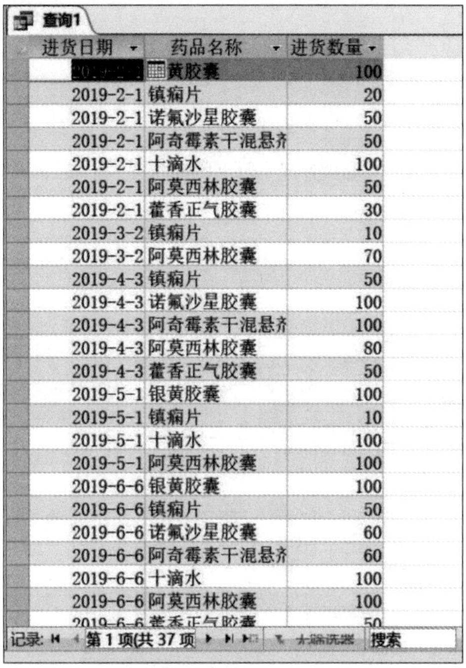

图6.38 子查询的结果

（5）单击“保存”按钮，将查询命名为“子查询示例”。

6.5 查询实验

6.5.1 知识概要

在本章实验中，需要用到的相关知识点如下。

（1）查询的基本操作，包括查询的概念和功能、查询的创建和使用。

（2）查询条件的建立和在查询中进行计算。添加计算字段。

（3）操作查询与选择查询的区别。

（4）SQL查询基本语句的意义及用法、建立SQL查询的方法。

6.5.2 实验目的和实验内容

掌握创建和修改选择查询的方法;通过多表查询,深入理解建立表间关系的重要意义;掌握建立查询条件和查询中进行计算的方法;掌握在查询中添加计算字段的方法;掌握创建交叉表查询和参数查询的方法;掌握各种操作查询的建立方法;掌握操作查询与选择查询的区别;掌握 SQL 查询基本语句的意义及用法;掌握 SQL 查询的建立方法。

具体实验内容如下。

(1) 创建选择查询。

(2) 创建交叉表查询和参数查询。

(3) 创建操作查询。

(4) 创建 SQL 特定查询。

6.5.3 实验 1 创建选择查询

1. 实验任务

在本实验中,需要分步完成下列任务。

(1) 使用向导创建"药品进货量"查询,要求显示"药品代码""药品名称""药品类型""进货日期""进货数量"和"进货单价"6 个字段。

(2) 使用"设计视图"创建名为"业务员销售情况"的查询。要求显示业务员"姓名""销售日期""药品名称"和"销售数量"等字段信息。

(3) 创建名为"二季度销售情况"的查询。要求在"销售情况表"中查询所有 2019 年 4 月到 2019 年 6 月卖出的药品,并显示"药品名称""销售单价""销售数量""经手人编号"。

(4) 创建名为"各厂家药品种类数量"的查询。要求统计出每个厂家各为本药房提供多少种不同药名的药品。

(5) 创建名为"按月统计药品销售量"的查询。要求按月统计各个药品的销售总量。

(6) 统计各种药品的库存情况。

2. 操作要点

1) 使用向导创建查询

使用向导创建查询时,数据源可以是单个表、多个表或其他查询,要注意的是,数据源为多个表时,这些表之间应事先建立表间关系。本操作以"药品信息"和"进货情况"两个表作为数据源创建查询。操作步骤如下。

(1) 在数据库窗口单击"创建"选项卡→"查询"组→"查询向导"按钮,打开如图 6.39 所示"新建查询"对话框,选择查询向导类型。本例选中"简单查询向导",单击"确定"按钮。打开"简单查询向导"对话框之一,确定查询中所需的字段。

(2) 在该对话框中,单击"表/查询"组合框下拉箭头,在展开的列表中选择"表:药品

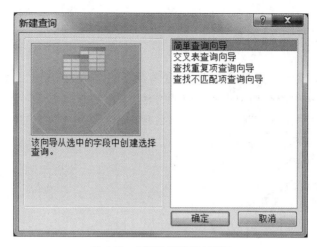

图6.39 "新建查询"对话框

信息"，然后分别双击"可用字段"列表框中的"药品代码""药品名称""药品类型"字段，将它们添加到"选定字段"列表框中。按照同样方法，再选择"表：进货情况"，将"进货日期""进货数量"和"进货单价"3个字段添加到"选定字段"列表框中，选择结果如图6.40所示。

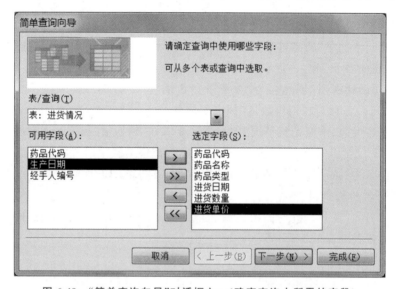

图6.40 "简单查询向导"对话框之一（确定查询中所需的字段）

（3）单击"下一步"按钮。如果创建查询时所选字段的数据类型为可计算的，如数字、货币和日期，则打开如图6.41所示"简单查询向导"对话框之二，确定查询显示方式，否则直接显示下一步"简单查询向导"对话框之三，确定查询标题。确定查询显示方式，用于确定是建立"明细"查询，还是建立"汇总"查询。选中"明细"单选按钮，则查看详细信息；选中"汇总"单选按钮，则对一组或全部记录进行各种统计。本例选中"明细"单选按钮。

（4）单击"下一步"按钮。打开"简单查询向导"对话框之三，确定查询标题，也就是确定查询的名称。输入标题为"药品进货查询"，并选中"打开查询查看信息"单选按钮，如

图 6.42 所示。

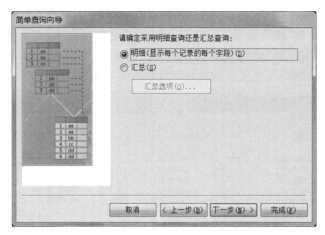

图 6.41 "简单查询向导"对话框之二（确定查询显示方式）

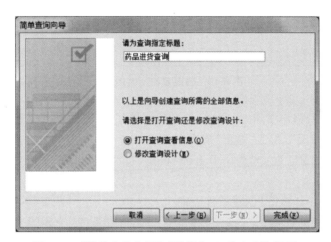

图 6.42 "简单查询向导"对话框之三（确定查询标题）

（5）单击"完成"按钮，完成查询的创建。查询结果在"数据表视图"显示，如图 6.3 所示。此时，导航窗格查询对象列表中将增加名为"药品进货查询"的查询对象。

通过向导建立的查询，可以通过"设计视图"进行修改。只需在"简单查询向导"对话框之三上选中"修改查询设计"单选按钮，单击"完成"按钮后，直接在设计视图中打开所建查询即可。读者可以与例 6.1 使用设计视图所建查询进行比较。

使用查询向导，还可以建立"查找重复项"和"查找不匹配项"查询，读者可自行实践。

2）使用查询"设计视图"创建不带条件的查询

（1）在数据库窗口单击"创建"选项卡→"查询"组→"查询设计"按钮，打开查询"设计视图"，并显示"显示表"对话框。

（2）确定查询所需要的数据表。在"显示表"对话框中，分别双击"药品信息""销售情况"和"业务员信息"，将它们的字段列表添加到查询"设计视图"窗口中。单击"关闭"按钮，关闭"显示表"对话框。

（3）确定查询所需要的字段。分别双击"业务员信息"字段列表中的"姓名"字段，"销售情况"字段列表中的"销售日期"字段，"药品信息"字段列表中的"药品名称"字段，以及"销售情况"字段列表中的"销售数量"字段，将它们添加到"设计网格"区"字段"行的第 1 列到第 4 列上，这时"表"行上显示了这些字段所在表的名称，如图 6.43 所示。

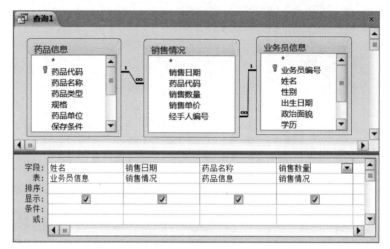

图 6.43　确定查询所需的字段

（4）确定查询名称。单击"保存"按钮，打开"另存为"对话框，在"查询名称"文本框中输入"业务员销售情况"，单击"确定"按钮。

（5）单击查询工具"设计"选项卡上的"视图"按钮或"运行"按钮，切换到"数据表视图"，观察查询结果。

3）使用查询"设计视图"创建条件查询

（1）打开查询"设计视图"，将"药品信息""销售情况"2 个表添加到"设计视图"窗口中。

（2）分别双击"药品名称""销售日期""销售数量""销售单价""经手人编号"等字段，将它们添加到"设计网格"区。其中，"销售日期"字段只作为查询条件，不显示其内容，只需单击"销售日期"字段"显示"行上的复选框，去掉"√"即可。

（3）在"销售日期"字段列的"条件"行中输入条件"Between ＃2019-4-1 ＃ And ＃2019-6-30＃"，如图 6.44 所示。

（4）单击"保存"按钮，打开"另存为"对话框，在"查询名称"文本框中输入"二季度销售情况"，然后单击"确定"按钮。

（5）切换到"数据表视图"，观察查询结果。

创建条件查询时，可以同时为多个字段设置条件，如果这些条件要求同时满足，则应都写在"条件"行上。若其中某几个条件是"或"关系，则应将其放在"或"行上，且不能在同一行中。

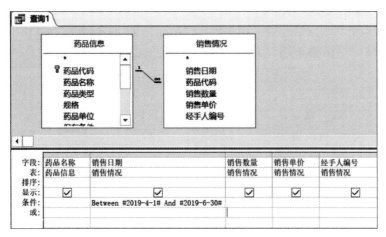

图 6.44 设置查询条件

4）在查询中进行汇总计算

（1）打开查询"设计视图"，将"药品信息"和"药品厂商"两个表添加到"设计视图"窗口中。

（2）分别双击"厂商名称"字段和"药品名称"字段，将它们添加到"设计网格"区。

（3）单击查询工具"设计"选项卡→"显示/隐藏"组→"汇总"按钮 Σ ，或右击"设计网格"区，在快捷菜单上选中"汇总"命令，都将在"设计网格"区插入一个"总计"行，此时"厂商名称"和"药品名称"字段的"总计"行默认值都为 Group By。单击"药品名称"字段的"总计"下拉箭头，从展开的下拉列表中选择"计数"，如图 6.45 所示。

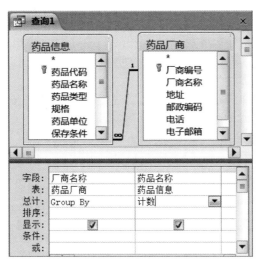

图 6.45 设置总计项

（4）单击"保存"按钮，打开"另存为"对话框，在"查询名称"文本框中输入"各厂家药品种类数量"，然后单击"确定"按钮。

（5）运行查询，在"数据表视图"中观察查询结果。

5）添加计算字段

（1）打开查询"设计视图"，将"销售情况""药品信息"添加到"设计视图"窗口中。

（2）分别双击"销售日期""药品名称""销售数量"等字段，将它们添加到"设计网格"区。

（3）在"设计网格"区插入一个"总计"行。将"销售日期"字段更改为"月份：Month（[销售日期]）"，"月份"就是计算字段的名称。"销售数量"字段更改为"销售合计：销售数量"，其对应的"总计"行设置为"合计"，如图 6.46 所示。

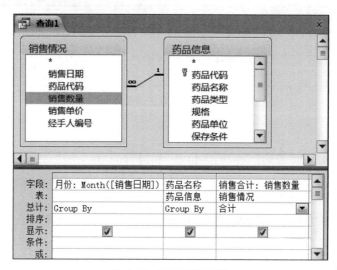

图 6.46　添加计算字段

（4）单击"保存"按钮，打开"另存为"对话框，在"查询名称"文本框中输入"按月统计药品销售量"，然后单击"确定"按钮。

（5）运行查询，在"数据表视图"中观察查询结果。

6）选择查询综合应用

本操作要求统计各种药品的库存情况，首先需要创建"销售统计查询"和"进货统计查询"，再以这两个查询作为数据源创建"库存情况查询"。

（1）打开查询"设计视图"，将"药品信息""销售情况"两个表添加到"设计视图"窗口中。

（2）在"设计网格"区"字段"行的前 4 列分别输入"药品代码""药品名称""销售数量总计：销售数量""销售金额总计：Sum（[销售数量]＊[销售单价]）"。

（3）在"设计网格"区插入一个"总计"行。将该行前 4 列分别设置为 Group By、Group By、"合计"和 Expression，如图 6.47 所示。

（4）保存该查询，并将其命名为"销售统计查询"。

（5）使用相同的方法，按照如图 6.48 所示创建"进货统计查询"。

（6）利用步骤（1）～（4）已建立的两个查询，再创建"库存情况查询"。打开查询"设计视图"窗口，以"销售统计查询"和"进货统计查询"两个查询为数据源，将它们添加到"设计视图"窗口中。

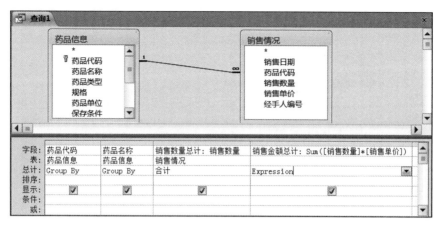

图 6.47 "销售统计查询"设计视图

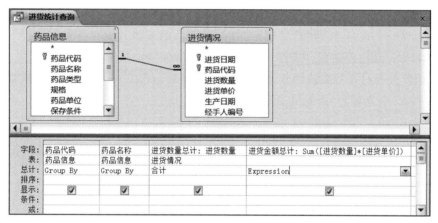

图 6.48 "进货统计查询"设计视图

（7）建立两个查询之间的关系。将"销售统计查询"中的"药品代码"字段，拖动到"进货统计查询"中的"药品代码"字段上。

（8）双击"进货统计查询"中的"药品代码"和"药品名称"字段，添加到"设计网格"区；在第 3 列创建一个计算字段，字段名为"库存"，表达式为："［进货统计查询］！［进货数量总计］-［销售统计查询］！［销售数量总计］"。设计结果如图 6.49 所示。

（9）保存该查询，并将其命名为"库存情况查询"。

（10）运行查询，在"数据表视图"中观察查询结果。

6.5.4 实验 2 创建交叉表查询和参数查询

1. 实验任务

在本实验中，需要分步完成下列任务。

（1）使用向导创建一个交叉表查询，根据学历和性别统计业务员的人数。

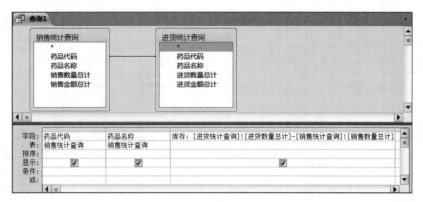

图 6.49　"库存情况查询"设计视图

（2）使用"设计视图"创建名为"每月进货情况查询"的交叉表查询,统计每个月各种药品的进货量。

（3）创建一个查询,按照"药品名称"查看某药品的规格及保存条件,并显示"药品代码""药品名称""规格"和"保存条件"字段。

（4）假定业务员每月提成为其该月销售金额的1%,建立一个查询,显示按业务员查询某月的提成,查询名为"业务员提成按月查询"。

2. 操作要点

1）使用"交叉表查询向导"

（1）在数据库窗口单击"创建"选项卡→"查询"组→"查询向导"按钮,打开"新建查询"对话框,选择"交叉表查询向导",单击"确定"按钮。打开"交叉表查询向导"对话框之一,选择作为数据源的表或查询。在该对话框中,单击"视图"选项组中的"表"单选按钮,在表列表中选择"业务员信息"表,如图6.50所示。

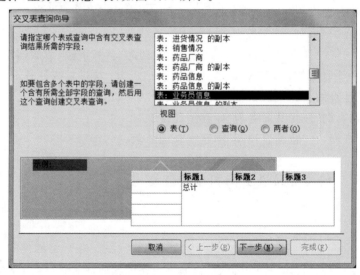

图 6.50　"交叉表查询向导"对话框之一

（2）单击"下一步"按钮，打开"交叉表查询向导"对话框之二，确定交叉表的行标题。行标题最多可以选择 3 个字段。本操作以"学历"作为行标题，双击"可用字段"列表框中的"学历"，将其添加到"选定字段"列表框中。此时，示例图上可以看到作为行标题的"学历"字段，如图 6.51 所示。

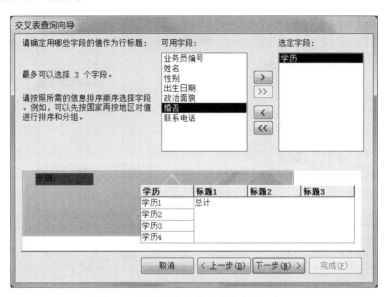

图 6.51 "交叉表查询向导"对话框之二

（3）单击"下一步"按钮，打开"交叉表查询向导"对话框之三，确定交叉表的列标题。列标题只能选择一个字段。单击"性别"字段，结果如图 6.52 所示。

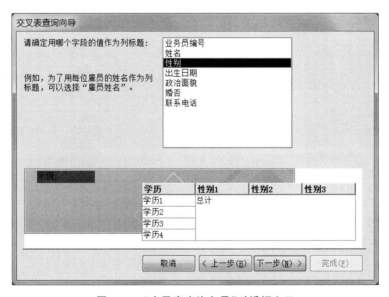

图 6.52 "交叉表查询向导"对话框之三

（4）单击"下一步"按钮，打开"交叉表查询向导"对话框之四，确定计算字段。为了统计业务员人数，这里选中"字段"列表框中的"业务员编号"字段，然后在"函数"列表框中选中 Count。若不在交叉表的每行前面显示总计数，应取消"是，包括各行小计"复选框，如图 6.53 所示。

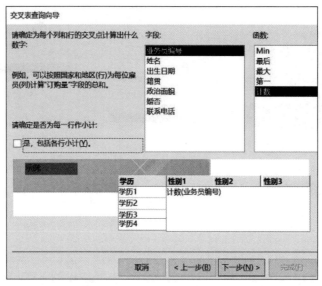

图 6.53 "交叉表查询向导"对话框之四

（5）单击"下一步"按钮，打开"交叉表查询向导"对话框之五，指定查询名称。在"请指定查询的名称"文本框中输入"业务员学历及性别统计"，然后选中"查看查询"单选按钮，如图 6.54 所示。最后单击"完成"按钮。查询结果如图 6.55 所示。

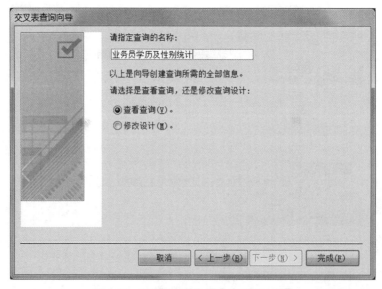

图 6.54 "交叉表查询向导"对话框之五

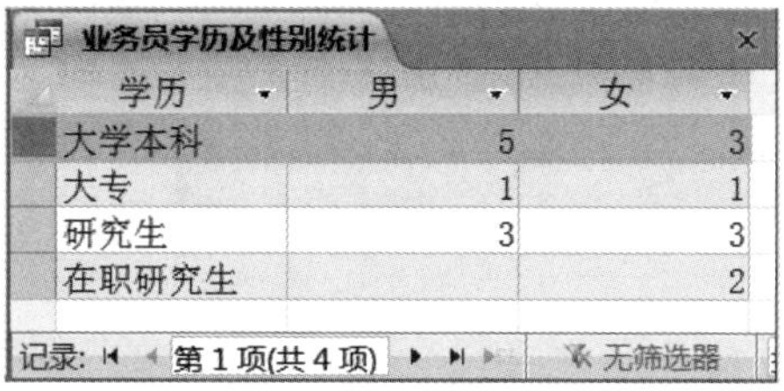

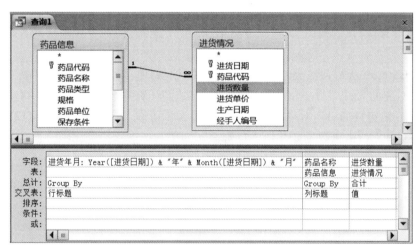

图 6.55 "业务员学历及性别统计"查询结果

2）使用"设计视图"创建交叉表查询

（1）打开查询"设计视图"，将"药品信息"和"进货情况"两个表添加到"设计视图"窗口中。

（2）参考例 6.5 创建"每月销售情况"交叉表查询的方法。如图 6.56 所示，在"设计网格"区，将"进货年月：Year（［进货日期］）& "年" & Month（［进货日期］）& "月""作为行标题，将"药品信息"表中的"药品名称"字段作为列标题，将"进货情况"表中"进货数量"字段作为值。

图 6.56 设置交叉表中的字段

（3）单击"保存"按钮，将查询命名为"每月进货情况查询"。

（4）运行查询，在"数据表视图"中观察查询结果。

3）单参数查询

（1）打开查询"设计视图"，将"药品信息"表添加到"设计视图"窗口中。

（2）分别双击"药品代码""药品名称""规格"和"保存条件"4 个字段，依次将它们添加到"设计网格"区。在"药品名称"字段的"条件"行中输入"［请输入药品名称：］"，如图 6.57 所示。

注意：方括号中的内容即为查询运行时出现在参数对话框中的提示文本。尽管提示的文本可以包含查询字段的字段名，但不能与字段名完全相同。

（3）单击"保存"按钮，将查询命名为"药品名称单参数查询"。

（4）单击"设计"选项卡上"运行"按钮，屏幕会显示"输入参数值"对话框，在"请输入药品名称："文本框中输入药品名称，如图 6.58 所示。

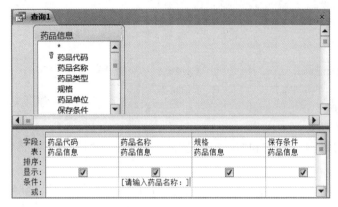

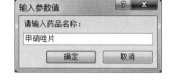

图 6.57　设置单参数查询　　　　　　　图 6.58　运行查询时输入参数值

（5）单击"确定"按钮，查询结果将显示所有满足条件的记录。

4）多参数查询

（1）打开查询"设计视图"，将"业务员信息"和"销售情况"两个表添加到查询"设计视图"窗口中。

（2）如图 6.59 所示，将"业务员信息"表中的"姓名"字段添加到"设计网格"字段行的第 1 列，在对应的"条件"行中输入"［请输入姓名：］"。在"字段"行的第 2 列中输入"月份：Month（［销售日期］）"，对应的"条件"行中输入"［请输入月份：］"。在"字段"行的第 3 列中输入"提成：（［销售数量］＊［销售单价］）＊0.01"。

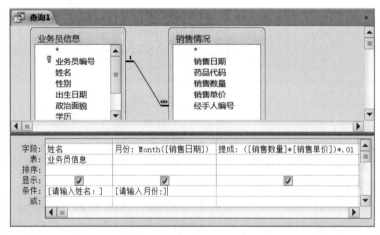

图 6.59　设置多参数查询

（3）单击"保存"按钮，将查询命名为"业务员提成按月查询"。

（4）单击"设计"选项卡上"运行"按钮，屏幕上弹出第 1 个"输入参数值"对话框，在"请输入姓名："文本框中输入姓名，单击"确定"按钮。此时，屏幕上弹出第 2 个"输入参数值"对话框,在"请输入月份:"文本框中输入月份,再单击"确定"按钮。查询结果将显示所有满足条件的记录。

6.5.5 实验3 创建操作查询

1. 实验任务

在本实验中,需要分步完成下列任务。

(1) 将所有"销售数量"大于或等于 1000 的药品存储到一个名为"常用药品"的新表中,该表包含"药品代码""药品名称""药品类型"和"规格"4 个字段。

(2) 建立一个追加查询,将"销售数量"大于或等于 500 的药品添加到已建立的"常用药"表中。

(3) 将 12 月份的销售记录从"销售情况"表中删除。

(4) 将所有业务员的"大专"学历修改为"大学本科"。

由于操作查询是对数据表的操作,因此操作前应先对作为操作对象的数据表进行备份。

2. 操作要点

1) 生成表查询

(1) 打开查询"设计视图",将"药品信息"和"销售情况"两个表添加到查询"设计视图"窗口中。

(2) 分别双击"药品信息"表中的"药品代码""药品名称""药品类型""规格"字段和"销售情况"表中的"销售数量"等字段,将它们依次添加到设计网格第 1 列到第 5 列中。

(3) 如图 6.60 所示,在"设计网格"区插入一个"总计"行。将"销售数量"字段列的"总计"行的值设置为"合计","显示"行设置为"否",在"条件"行中输入条件">＝1000"。

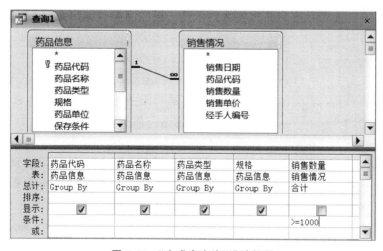

图 6.60 "生成表查询"设计视图

（4）单击查询工具"设计"选项卡→"查询类型"组→"生成表"按钮 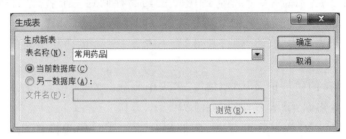，打开"生成表"对话框，在"表名称"组合框中输入"常用药品"，并选中"当前数据库"单选按钮，设置结果如图6.61所示。单击"确定"按钮，返回"设计视图"。

（5）切换到"数据表视图"，预览"生成表查询"新建的表。如果不满意，返回"设计视图"，对查询进行所需的更改，直到满意为止。保存查询为"常用药品生成表查询"。

（6）在"设计视图"中，单击"设计"选项卡上"运行"按钮，弹出"生成表"提示框，如图6.62所示。单击"是"按钮，开始建立"常用药品"表，生成新表后不能撤销所做的更改；单击"否"按钮，不建立新表。本操作选择单击"是"按钮。

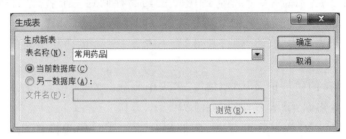

图6.61　"生成表"对话框

（7）关闭查询。在导航窗格表对象列表中，打开新生成的"常用药品"表，查看结果如图6.63所示。

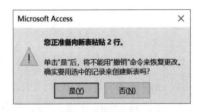

图6.62　"生成表"提示框

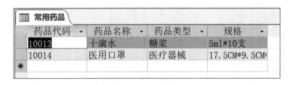

图6.63　生成"常用药品"结果

2）追加查询

（1）按前面生成表查询步骤（1）～（4），设置查询"设计视图"，将"销售数量"字段列的"条件"改为"＞＝500"。

（2）单击查询工具"设计"选项卡→"查询类型"组→"追加表"按钮 ，打开"追加"对话框，在"表名称"组合框中选择"常用药品"，选中"当前数据库"选项按钮。

（3）单击"确定"按钮。此时，查询设计网格中增加一"追加到"行，并自动填上"药品代码""药品名称""药品类型""规格"。

（4）切换到"数据表视图"，预览将要追加的一组记录（见图6.64），发现有两条记录是完全重复的（因为销售数量大于或等于500的查询结果包含了大于或等于1000的查询结果）。修改"常用药品"的表结构，将"药品代码"设定为主键。

（5）返回查询"设计视图"，保存查询名为"常用药追加查询"。单击"运行"按钮，弹出"追加"提示框提示将会追加4条记录，继续单击"是"按钮，则系统会提示有两条记录因为键值冲突不会被追加到指定表，如图6.65所示，继续单击"是"按钮。

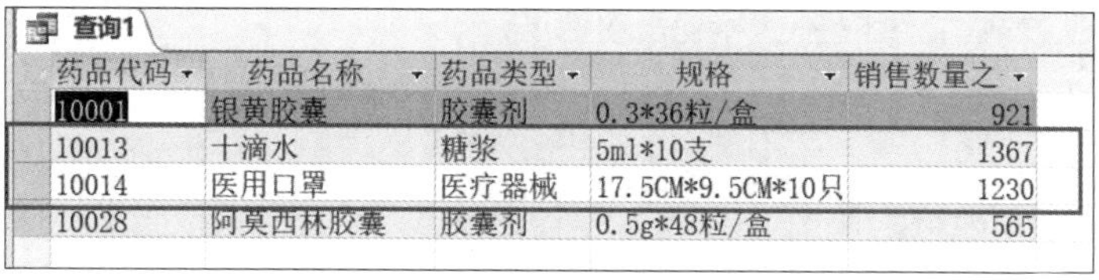

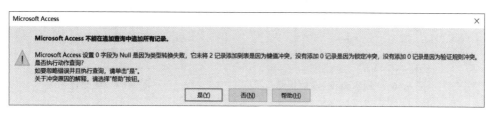

图 6.64　追加查询预览结果

Microsoft Access

Microsoft Access 不能在追加查询中追加所有记录。

Microsoft Access 设置 0 字段为 Null 是因为类型转换失败，它未将 2 记录添加到表是因为键值冲突，没有添加 0 记录是因为锁定冲突，没有添加 0 记录是因为验证规则冲突。
是否执行动作查询？
如要忽略错误并且执行查询，请单击"是"。
关于冲突原因的解释，请选择"帮助"按钮。

是(Y)　　否(N)　　帮助(H)

图 6.65　追加冲突提示

（6）关闭查询。在导航窗格表对象列表中，打开"常用药品"表，查看运行追加查询后的结果。

3）删除查询

（1）打开查询"设计视图"，将"销售情况"表添加到查询"设计视图"窗口中。

（2）单击查询工具"设计"选项卡→"查询类型"组→"删除表"按钮 ✖️!，这时查询设计网格中增加一"删除"行。

（3）双击"销售情况"表字段列表中的 ＊ ，这时第 1 列上显示"销售情况.＊"，表示已将该表中的所有字段放在了"设计网格"中。同时，在字段"删除"行中显示 From，表示从何处删除记录。

（4）在"设计网格"字段行的第 2 列中，输入"Month(［销售日期])"，这时在该字段的"删除"行中显示 Where，表示要删除哪些记录，在"条件"行中输入条件 12，设置结果如图 6.66 所示。

（5）切换到"数据表视图"，可以预览将要删除的一组记录。如果确定要删除这些记录，则返回"设计视图"，保存查询为"删除 12 月销售记录"。

（6）单击"运行"按钮，弹出"删除"提示框，如图 6.67 所示。单击"是"按钮，Access 将开始删除满足条件的所有记录；单击"否"按钮，不删除记录。本操作单击"是"按钮。

（7）关闭查询。在导航窗格表对象列表中，打开"销售情况"表，查看运行删除查询后的结果。

注意：删除查询一旦删除表中的记录，将无法恢复，因此在运行删除查询时一定要慎重。

4）更新查询

（1）打开查询"设计视图"，将"业务员信息"表添加到查询"设计视图"窗口中。

（2）单击查询工具"设计"选项卡→"查询类型"组→"更新表"按钮 ✏️。这时查询设计网格中增加一"更新到"行。

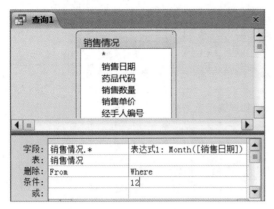

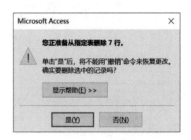

图 6.66 "删除查询"设计视图　　　　图 6.67 删除提示框

（3）将"学历"字段添加到设计网格中"字段"行的第1列中。在"条件"行中输入条件"大专"；在"更新到"行中输入"大学本科"，如图6.68所示。

（4）切换到"数据表视图"，可以预览要更新的一组记录。返回"设计视图"，保存查询为"学历更新"。

（5）单击"运行"按钮，弹出"更新"提示框，如图6.69所示。单击"是"按钮，Access将开始更新属于同一组的所有记录；单击"否"按钮，不更新表中记录。本操作选择单击"是"按钮。

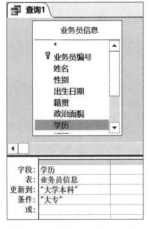

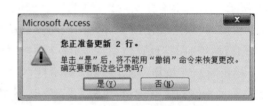

图 6.68 "更新查询"设计视图　　　　图 6.69 更新提示框

（6）关闭查询。在导航窗格表对象列表中，打开"业务员信息"表，查看运行更新查询后的结果。

Access除了可以更新一个字段的值，还可以更新多个字段的值。只要在查询设计网格中指定要更改的字段内容即可。

6.5.6 实验 4 创建 SQL 特定查询

1. 实验任务

在本实验中,需要分步完成下列任务。

(1) 显示"2020 年 1 月进货记录"表中所有记录和"进货情况表"中 2019 年 12 月份的进货记录。

(2) 使用 CREATE TABLE 语句创建"合并进货记录表",包括"进货日期""药品代码""进货数量""进货单价""生产日期""经手人编号"字段。

(3) 使用 ALTER TABLE 语句为"合并进货记录表"增加一个字段,字段名为"经手人编号",数据类型为"短文本",字段大小为 10;将"进货单价"字段的数据类型改为货币型;设置"进货日期"和"药品代码"两字段为联合主键。

(4) 将第(1)题查询结果追加到"合并进货记录表"中,再使用 DROP TABLE 语句删除"2020 年 1 月进货记录"表。

(5) 查询并显示业绩优秀的业务员,业绩优秀的标准为某业务员的销售金额总数是所有业务员平均销售金额总数的 5 倍,并显示"业务员编号""姓名"和"销售金额"字段。

2. 操作要点

1) 创建 SQL 联合查询

(1) 导入外部数据。参考 5.5.3 节实验 1 中导入外部数据的方法,将存放在本地硬盘上自建的电子表格文件"2020 年 1 月进货记录.xlsx",以新建表方式导入数据库中,新表名称为"2020 年 1 月进货记录"。

(2) 打开查询"设计视图",关闭"显示表"对话框,将显示空白的 SQL 视图。单击"设计"选项卡→"查询类型"组→"联合查询"按钮 ∞,在 SQL 视图中输入 SQL 语句,如图 6.70 所示。

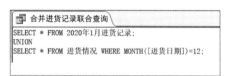

图 6.70 SQL 联合查询

(3) 单击"保存"按钮,将查询命名为"合并进货记录联合查询"。

(4) 单击"运行"按钮,执行查询。切换到"数据表视图",查询结果将显示"2020 年 1 月进货记录"表中所有记录和"进货情况"表中 2019 年 12 月份的进货记录。

(5) 关闭查询。

2) 使用 SQL 数据定义之 CREATE TABLE 语句

(1) 打开查询"设计视图",并关闭"显示表"对话框,显示 SQL 视图。单击"设计"选项卡→"查询类型"→"数据定义"按钮。

（2）在 SQL 视图中输入 SQL 语句，如图 6.71 所示。

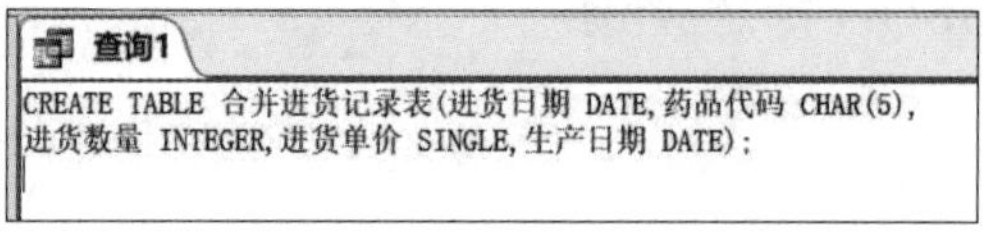

图 6.71　SQL 数据定义之 CREATE TABLE 语句

（3）保存查询为"创建合并进货记录表"。

（4）单击"运行"按钮，执行查询。将在数据库中新建"合并进货记录表"。

（5）关闭查询。在导航窗格表对象列表中，打开"合并进货记录表"，查看结果。

3）使用 SQL 数据定义之 ALTER TABLE 语句

（1）添加新字段"经手人编号"，数据类型为"短文本"，操作步骤如上，对应的 SQL 语句如下。

```
ALTER TABLE  合并进货记录表 ADD  经手人编号  CHAR(10);
```

（2）将"进货单价"字段的数据类型改为货币型，操作步骤如上，对应的 SQL 语句如下。

```
ALTER TABLE 合并进货记录表  ALTER  进货单价  CURRENCY;
```

（3）设置"进货日期"和"药品代码"两字段为联合主键，操作步骤如上，对应的 SQL 语句如下。

```
ALTER TABLE 合并进货记录表  Add Constraint 联合主键 Primary Key (进货日期,药品代码);
```

4）使用 SQL 数据定义之 DROP TABLE 语句

（1）追加第 1)小题查询结果至"合并进货记录表"，操作步骤如上，对应的 SQL 语句如下。

```
INSERT INTO 合并进货记录表 SELECT * FROM  合并进货记录联合查询;
```

（2）删除"2020 年 1 月进货记录"表，操作步骤如上，对应的 SQL 语句如下。

```
DROP TABLE 2020 年 1 月进货记录;
```

5）创建子查询

（1）打开查询"设计视图"，将"销售情况"和"业务员信息"两个表添加到查询"设计视图"窗口中。

（2）将"业务员信息"表中的"业务员编号"和"姓名"字段添加到设计网格字段行的第 1 列和第 2 列中，在字段行第 3 列中输入"销售金额：Sum（[销售数量]＊[销售单价]）"。

（3）在设计网格增添"总计"行，将前 3 列的"总计"行分别设置为 Group By、Group By 和 Expression。

(4) 在“条件”行第 3 列中输入“>(select avg([销售数量]*[销售单价])*5 from 销售情况)”,结果如图 6.72 所示。

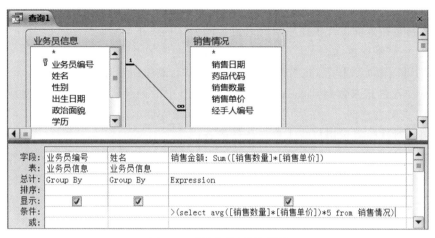

图 6.72 “子查询”设计视图

(5) 单击“保存”按钮,将查询命名为“优秀业务员查询”。

(6) 切换到“数据表视图”,查询结果如图 6.73 所示。关闭查询。

优秀业务员查询

业务员编号	姓名	销售金额
ywy011	虞红恩	¥8,614.50
ywy012	蒋晨波	¥14,648.00
ywy013	刘匡一	¥27,239.10
ywy014	罗丽丽	¥18,850.50
ywy015	沈宇迪	¥15,404.00
ywy016	王惠娟	¥9,443.10
ywy017	张小强	¥7,809.60
ywy018	陈玉红	¥17,748.90

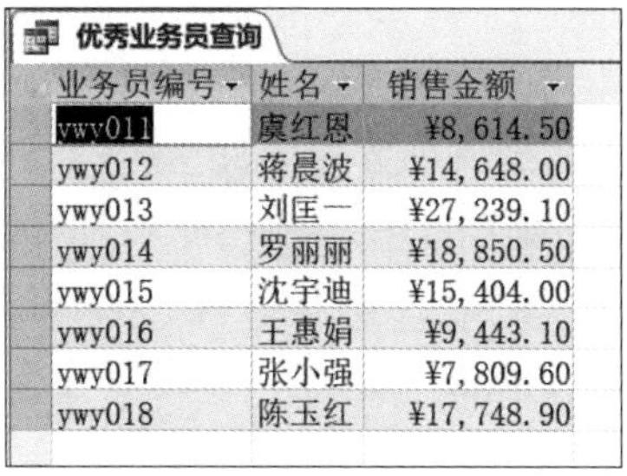

图 6.73 子查询的结果

练习与思考

一、判断题

1. 根据对数据源操作方式和显示结果的不同,查询可以分为选择查询、参数查询、交叉表查询、操作查询、SQL 查询。 ( )

2. 查询条件是指在查询中用来限制检索记录的条件表达式,通过它可以过滤掉不需要的数据。 ( )

3. 查询的目的就是让用户根据指定条件,对表或其他查询进行检索,筛选出符合条件的记录,构成一个新的表。 ( )

4. 联合查询可以将多个表或查询对应的多个字段的记录合并为一个查询表中的记录。 ( )

5. 利用查询向导可以方便快捷地创建所有查询。 （　　　）

二、选择题

1. 下列对在查询设计视图中所允许进行的操作描述正确的是（　　　）。
　　A. 只能添加数据表　　　　　　　　B. 只能添加查询
　　C. 可以添加数据表，也可添加查询　　D. 以上说法都不对

2. 将表 A 的记录复制到表 B 中，且不删除表 B 中的记录，可以使用的查询是（　　　）。
　　A. 交叉表查询　　　B. 生成表查询　　　C. 删除查询　　　　D. 追加查询

3. 利用对话框提示用户输入查询条件的查询是（　　　）。
　　A. 选择查询　　　B. 参数查询　　　C. 交叉表查询　　　D. 操作查询

4. 根据指定的查询准则，从一个或多个表中获取数据并显示结果的查询是（　　　）。
　　A. 选择查询　　　B. 交叉表查询　　　C. 参数查询　　　D. 操作查询

5. 下列关于查询"设计网格"中行的作用的叙述，错误的是（　　　）。
　　A. "字段"表示可以在此输入或添加字段名
　　B. "合计"用于对查询的字段求和
　　C. "表"表示字段所在的表或查询的名称
　　D. "条件"用于输入一个条件来限定记录的选择

三、思考题

1. 利用"查询向导"建立查询是简单方便的方法，当数据来源涉及多表时，对使用"查询向导"有什么要求？"查找重复项"和"查找不匹配项"中的"重复项"和"不匹配项"指的是什么？

2. 查询中使用"汇总"计算与使用"表达式"计算有什么区别？计算字段标题是不是字段名称？

3. 交叉表查询比较特殊，与其他查询类型有什么区别，使用时要注意什么？

4. 操作查询的操作对象一定是数据表对象吗？其数据源可以是多表吗？

5. 所有的查询本质上都是 SQL 查询，那么如何查看 Access 查询对象对等的 SQL 语句呢？哪些 SQL 查询无法在数据表视图中查看？

第 7 章　窗体和报表

  Access 的窗体对象是系统提供给用户使用数据库的最主要的人机交互界面,也是应用最为广泛的数据库对象。通过窗体,用户可以方便地输入数据、编辑数据、显示和查询数据。利用窗体可以将数据库中的对象组织起来,形成一个功能完整、风格统一的数据库应用系统。报表对象的主要作用就是实现数据库数据按用户要求显示和打印。与窗体不同,不能通过报表输入或修改数据。本章将详细介绍窗体和报表的作用、结构组成、创建和设计方法等。

7.1　窗体和报表概述

  窗体和报表对象都是 Access 数据库中的容器类对象,该类对象中可以包含 Access 的一些其他对象,如数据表对象、图表对象、子窗体对象等,还可以包含一些被称为控件的对象,常用的有标签、文本框、组合框和命令按钮等控件。窗体本身并不存储数据,但应用窗体可以使用户在数据库中输入、修改和查看数据变得直观、容易,也增加了数据的安全性。在一个数据库应用系统开发完成后,对数据库的所有操作都可以通过窗体来集成。而设计报表对象也就是在报表容器中合理地设计各个报表控件,通过数据库应用系统实现用户对输出报表的具体需求。

7.1.1　窗体概述

  窗体作为用户与 Access 数据库之间的交互界面,有多种形式,不同形式的窗体能够完成不同的功能。

1. 窗体的作用

  窗体中的信息主要有两类。一类是设计者在设计窗体时附加的一些提示信息,例如,一些说明性的文字或一些修饰性图形元素,这些信息对数据表中的每一条记录都是相同的,不随记录而变化。另一类是所处理的数据表或查询记录,往往与所处理的记录或数据密切相关,当数据变化时,这些信息也随之变化。例如,显示在图 7.1 所示"药品信息"窗体中的"药品信息"标题、"药品代码""药品名称""药品类型"等文本就是说明性文字,不随记录而变化;而"10001""银黄胶囊""胶囊剂"等是"药品信息"表中字段的具体值,查看的记录不同,这些值也不同。利用控件,可以在窗体显示的信息和窗体的数据源之间建立关联。

  用户通过使用窗体来实现数据维护、控制应用程序流程等功能。窗体的作用主要包括以下 3 个方面。

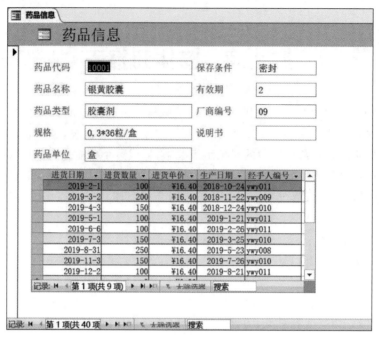

图 7.1　"药品信息"窗体

（1）输入和编辑数据。可以为数据库中的数据表设计相应的窗体作为输入或编辑数据的界面，实现数据的输入和编辑；同时可以为输入和编辑数据设置特定的限制条件，以保证数据的完整性和安全性。

（2）显示和打印数据。在窗体中可以显示或打印来自一个或多个数据表或查询中的数据，可以显示警告或解释信息。窗体中数据显示的格式相对于数据表或查询更加自由和灵活。

（3）控制应用程序流程。窗体能够与函数、过程相结合，使用宏或 VBA 代码完成各种复杂的控制功能。

2. 窗体的类型

根据窗体显示特征和功能不同，Access 提供了不同类型的窗体。单击"创建"选项卡，在"窗体"选项组中显示了可创建的窗体类型。该组中除了窗体，单击"其他窗体"按钮，展开如图 7.2 所示"其他窗体"列表。列表中都是常见的窗体类型。单击"导航"按钮，可以展开如图 7.3 所示多种风格的"导航"窗体，主要用于创建网页形式的窗体，更适合 Web 数据库，本教程不做介绍。

1）窗体

窗体又称纵栏式窗体。在窗体视图中同一时刻只显示表或查询中的一条记录，记录中各字段纵向排列。通常左侧显示字段名或标题，右侧显示字段内容，如图 7.4 所示。该类窗体通常用于数据输入与编辑，是窗体默认的显示方式。

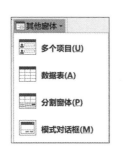

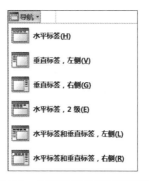

图 7.2 "其他窗体"下拉列表　　图 7.3 多种风格的"导航"窗体

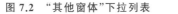

图 7.4 窗体示例

2）多个项目窗体

多个项目窗体指在一个窗体中同时显示多条记录内容。记录中的字段名横向排列在窗体顶部，作为窗体页眉，记录横向排列。如图 7.5 所示，可以通过滚动条来查看和浏览其他记录。

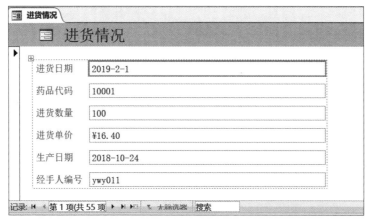

图 7.5 多个项目窗体示例

3）数据表窗体

从外观上看与数据表和查询显示数据的界面相同，如图7.6所示。数据表窗体的主要功能是在一个主窗体中显示子窗体数据。

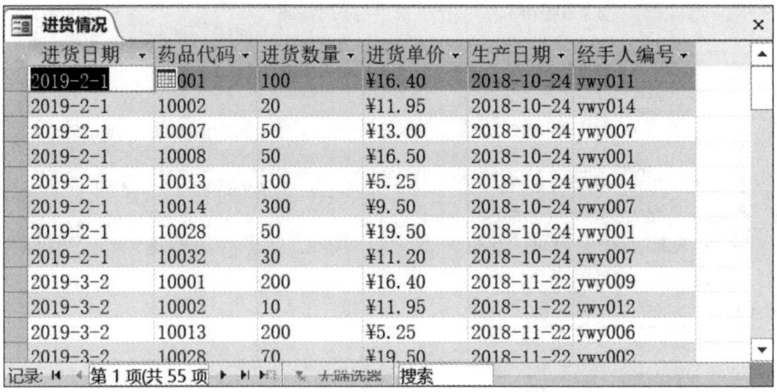

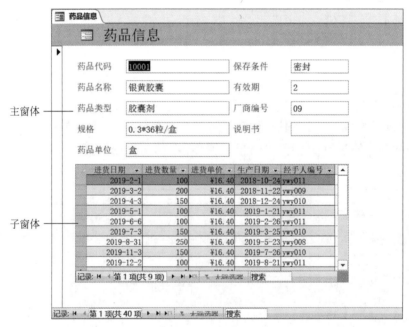

图 7.6　数据表窗体示例

4）主/子窗体

窗体中的窗体称为子窗体，包含子窗体的窗体称为主窗体，如图7.7所示。主窗体显示为纵栏式窗体，子窗体可以显示为数据表窗体，也可以显示为其他类型的窗体。主窗体可以包含多个子窗体；子窗体内也可以包含子窗体。

图 7.7　主/子窗体示例

主窗体和子窗体通常用于显示多个表或查询中的数据，这些表或查询中的数据具有一对多关系。一对多关系中的"一"端，显示在主窗体中；一对多关系中的"多"端，显示在子窗体中。主窗体显示某一条记录,在子窗体中就会自动显示与主窗体当前记录对应的相关信息。

5)分割窗体

在一个窗体中,上半部分显示为窗体,下半部分显示为数据表,如图 7.8 所示。不同于主窗体/子窗体的组合,它的窗体和数据表来自同一数据源,输入或编辑数据时,总是相互保持同步。读者可以比较图 7.7 与图 7.8 的不同。

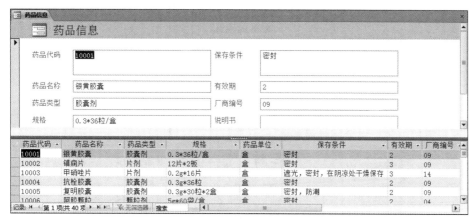

图 7.8 分割窗体示例

6)模式对话框窗体

当系统弹出模式对话框时,只要不关闭该对话框,系统就不能进一步运行,从而起到控制进程的作用。大量的登录对话框、提示对话框都是模式对话框的例子。

Access 窗体对象的类型有不同的分类方法,如果按其应用功能进行分类,可将 Access 窗体对象分为数据交互型窗体和命令选择型窗体。

数据交互型窗体是数据库应用系统中应用最多的一类窗体,主要用于数据显示、数据输入与编辑等操作。如图 7.4～图 7.8 所示的窗体都属于这一类。数据交互型窗体的特点是,它必须明确指定数据源。其数据源可以是数据库中的表、查询或是一条 SQL 语句。如果一个数据交互式窗体的数据源来自若干个表或查询,则需要在窗体中设置子窗体,使每一个子窗体均拥有一个自己的数据源。数据源是数据交互型窗体的基础。

命令选择型窗体通常作为数据库应用系统的操作界面窗体,又称切换面板。在这类窗体上放置一些切换按钮或命令按钮,用以实现数据库应用系统中其他对象的调用,如图 7.9 所示。大量的对话框也属于命令选择型窗体。命令选择型窗体不需要指定数据源。

3. 窗体的视图

Access 的窗体有窗体视图、布局视图和设计视图 3 种通用视图。

窗体视图是用于显示窗体的实际效果的视图,也就是系统运行时所显示的窗口。

布局视图与窗体视图相似,区别在于布局视图中可以添加或移动控件,调整窗体版面布局。

设计视图是用于创建和修改窗体的窗口,如图 7.10 所示,在数据库应用系统的开发

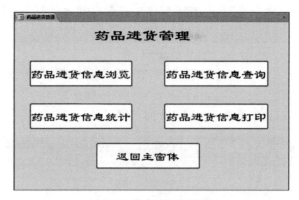

图 7.9　命令选择型窗体

阶段，它是设计工作区域，设计者可以调整窗体的版面布局，利用控件工具在窗体中添加控件、设置窗体中各个对象属性及数据来源等。

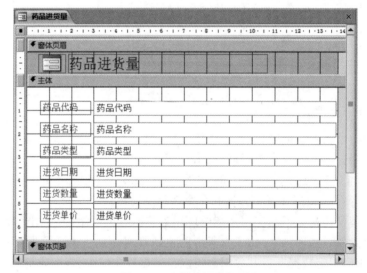

图 7.10　窗体的设计视图

此外，还有与数据表窗体类型对应的特定视图——数据表视图。

4. 控件的概念

控件是窗体和报表中的对象，它在窗体和报表中起着显示数据、执行操作以及修饰窗体的作用。例如，在窗体上使用文本框显示数据，使用命令按钮打开另一个窗体或报表，使用线条或矩形来分隔与组织控件，以增强它们的辨识度和可读性等。

控件按照其数据源的不同可分为绑定、未绑定与计算 3 种类型。

绑定控件与表或查询中的字段绑定，主要用于显示、输入、更新数据库中的字段。

未绑定控件没有数据来源，可以用于显示信息、线条、矩形或图像。

计算控件使用等号开头的表达式作为数据源，表达式既可以利用窗体或报表所引用的表或查询字段中的数据，也可以是窗体或报表上的其他控件中的数据。窗体或报表运行时，计算控件显示的是根据表达式计算得到的值。

7.1.2 报表概述

报表是 Access 提供的一种对象。报表对象可以将数据库中的数据以格式化的形式显示和打印输出。报表的数据来源与窗体相同，可以是已有的数据表、查询或者是新建的 SQL 语句，但报表只能查看数据，不能输入或修改数据。

1. 报表的功能

报表的功能包括：可以以格式化形式输出数据；可以对数据分组，进行汇总；可以包含子报表及图表数据；可以输出标签、发票、订单和信封等多种样式报表；可以进行多种统计计算；可以嵌入图像或图片来丰富数据的显示。

2. 报表的类型

根据报表内字段数据的显示形式，常见的报表类型有纵栏式报表、表格式报表和标签报表等。

纵栏式报表一般是在一页内以垂直方式显示一条或多条记录。这种报表可以安排显示一条记录的区域，也可同时显示一对多关系的“多方”的多条记录的区域，甚至包括合计。

表格式报表是以整齐的行、列形式显示记录数据，通常一行显示一条记录、一页显示多行记录。可以在表格式报表中设置分组字段、显示分组统计数据。图 7.11 是典型的分组表格式报表。

销售情况（分组）

销售情况（分组）

药品代码	销售日期	销售数量	销售单价	经手人编号
10001	2019-11-26	60	¥32.80	ywy013
	2019-9-9	35	¥32.80	ywy014
	2019-5-1	100	¥32.80	ywy013
	2019-3-2	100	¥32.80	ywy013
	2019-10-12	42	¥32.80	ywy017
	2019-4-3	150	¥32.80	ywy013
	2019-3-23	10	¥32.80	ywy012
	2019-11-3	50	¥32.80	ywy012
	2019-3-18	10	¥32.80	ywy012
	2019-8-8	130	¥32.80	ywy012
	2019-12-5	44	¥32.80	ywy013
	2019-7-13	120	¥32.80	ywy012
	2019-6-6	10	¥32.80	ywy012
	2019-8-31	40	¥32.80	ywy012
	2019-3-13	20	¥32.80	ywy012
合计		921		
10002	2019-11-9	10	¥23.90	ywy011
	2019-7-13	15	¥23.90	ywy011
	2019-11-3	10	¥23.90	ywy011

图 7.11 分组表格式报表

标签报表是一种特殊类型的报表。在实际应用中，经常会用到标签，例如物品标签、客户标签等。图 7.12 是药品信息标签报表示例。

岑智帆
编号：ywy001
联系电话：28861234

陈吉锋
编号：ywy002
联系电话：28861234

龚旭青
编号：ywy003
联系电话：28861234

胡思婧
编号：ywy004
联系电话：28861234

卢露
编号：ywy005
联系电话：28861234

徐关淼
编号：ywy006
联系电话：28861235

图 7.12　药品信息标签报表

3. 报表的视图

Access 为报表操作提供了 4 种视图："报表视图""打印预览""布局视图"和"设计视图"。其中，"报表视图"用于报表概览；"打印预览"视图用于查看报表的页面数据输出形态；"布局视图"用于查看报表的版面设置；"设计视图"用于创建和编辑报表的结构。

7.2　创建和设计窗体

创建窗体有两种途径。一种是使用 Access 系统工具自动创建，即由系统提供的自动窗体按钮，在选中数据表或查询的基础上，一键自动创建或通过窗体向导快速创建。另一种是在窗体的"设计视图"中手动创建。实际应用过程中，一般可以首先使用自动窗体按钮或向导功能快速创建出窗体结构，然后在"设计视图"环境中对其外观、功能加以完善，这样可提高创建窗体的效率。

7.2.1　创建自动窗体

Access 提供了使用自动窗体按钮和使用窗体向导功能快速创建窗体的具体方法。

1. 使用自动窗体按钮创建窗体

使用自动窗体按钮创建窗体，只要在导航窗格的"表"对象或"查询"对象列表中，选定需创建窗体的表或查询对象。单击"创建"选项卡→"窗体"组中的命令按钮，如"窗体""其他窗体"下拉列表中"多个项目""数据表"和"分割窗体"等，系统将自动生成一个以所选中的表或查询为数据源的不同类型窗体。

使用自动窗体按钮创建窗体虽然简单、方便、快捷，但是内容和形式都受到限制，不能满足更为复杂的要求。

2. 使用窗体向导创建主/子窗体

使用窗体向导创建窗体,其数据源可以来自表或查询。单击"创建"选项卡→"窗体"→"窗体向导"按钮,将打开"窗体向导"对话框,在该对话框的引导下可方便快捷地完成窗体的创建。

使用窗体向导创建基于多表的窗体,可以是单个窗体,也可以是主/子窗体。

在 Access 中,创建主/子窗体的方法有 3 种:一是通过窗体向导同时创建主窗体与子窗体;二是将现有窗体作为子窗体添加到另一个窗体中;三是通过窗体上添加"子窗体/子报表"控件插入子窗体。子窗体与主窗体的关系,可以是嵌入式,也可以是链接式。

【例 7.1】 以"药品信息"表和"销售情况"表为数据源,使用窗体向导创建嵌入式的主/子窗体,要求显示"药品信息"表中的"药品代码""药品名称""药品类型""有效期"字段和"销售情况"表中的"销售日期""销售单价""销售数量"字段。

操作步骤如下。

(1) 单击"创建"选项卡→"窗体"组→"窗体向导"按钮,打开"窗体向导"之一(确定字段对话框)。

(2) 在该对话框中,单击"表/查询"组合框下拉箭头,在展开的列表中选择"表:药品信息",分别双击"可用字段"列表中"药品代码""药品名称""药品类型""有效期"字段,使这些字段转移到"选定字段"列表中。按同样方法,将"销售情况"表中的"销售日期""销售单价""销售数量"字段添加到"选定字段"列表中。选定所需的字段,如图 7.13 所示。

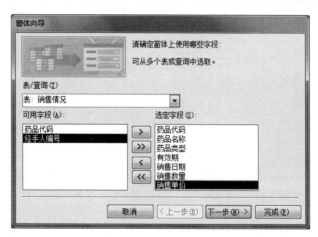

图 7.13 "窗体向导"之一(确定字段对话框)

(3) 单击"下一步"按钮,打开如图 7.14 所示"窗体向导"之二(确定查看方式对话框)。该对话框要求确定窗体查看数据的方式,因为数据来源于两个表,所以有两个可选项:"通过药品信息"查看或"通过销售情况"查看。由于"药品信息"表和"销售情况"表已建立"一对多"关系,即存在主表和子表的关系。因此,选择"通过药品信息"查看,可以建立主子窗体;而选择"通过销售情况"查看,则只能建立单一窗体。本例选择"通过药品信

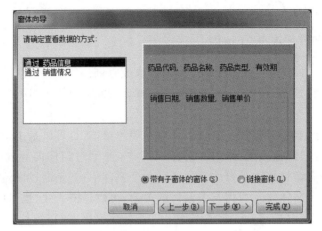

图 7.14　"窗体向导"之二（确定查看方式对话框）

息"，并选中"带有子窗体的窗体"单选按钮。读者可以试着选择其他选项，查看结果，进行比较。

（4）单击"下一步"按钮，打开如图 7.15 所示"窗体向导"之三（确定子窗体布局对话框）。该对话框要求确定子窗体所采用的布局。默认为"数据表"布局，其布局示意图在对话框的左侧显示。本例选择"数据表"布局选项。

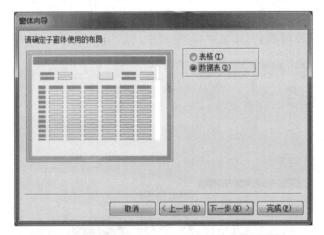

图 7.15　"窗体向导"之三（确定子窗体布局对话框）

（5）单击"下一步"按钮，打开"窗体向导"之四（为窗体指定标题对话框）。在该对话框的"窗体"文本框中输入"药品信息"，作为主窗体标题；在"子窗体"文本框中输入子窗体标题"销售情况"，如图 7.16 所示。

（6）单击"完成"按钮，所建主窗体和子窗体同时显示在窗口上，为嵌入式主/子窗体，如图 7.17 所示。此时，导航窗格窗体对象列表中将增加"药品信息"和"销售情况"两个窗体，其中"药品信息"为主/子窗体，"销售情况"为数据表窗体。

如果存在"一对多"关系的两个表都已经分别创建了窗体，就可以将处在"多"端的窗

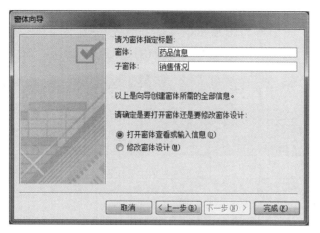

图 7.16 "窗体向导"之四（为窗体指定标题对话框）

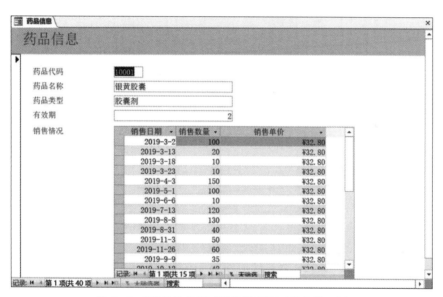

图 7.17 "药品信息"和"销售情况"主/子窗体示例

体直接添加到处在"一"端的窗体"设计视图"中，使其成为子窗体。读者可以自行实践。

7.2.2 使用"设计视图"

在创建窗体的各种方法中，更多的时候是使用"设计视图"，这种方法更直观、灵活。创建何种窗体依赖于用户实际需求，在设计视图下创建窗体，设计者可以完全控制窗体的布局和外观，准确地把控件放在合适的位置，设置它们的格式达到满意的效果。

1. 窗体"设计视图"

窗体"设计视图"是进行窗体设计的主要界面。单击"创建"选项卡→"窗体"组→"窗体设计"按钮,可以打开窗体"设计视图"。

窗体"设计视图"由如图 7.18 所示的 5 部分组成,分别为主体、窗体页眉、页面页眉、页面页脚和窗体页脚。每个部分称为节,每节由被称为"节选择器"的横条分割。

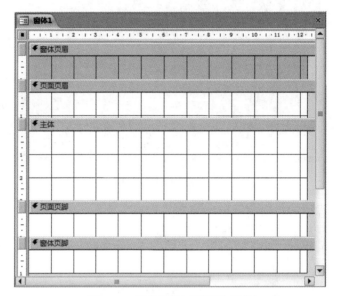

图 7.18　窗体"设计视图"的组成

主体是窗体的主要部分,是窗体显示的中心区域。通常显示记录数据,可以在屏幕或页面上只显示一条记录,也可以显示多条记录。

窗体页眉位于窗体顶部位置,一般用于设置窗体的标题、窗体使用说明或打开相关窗体及执行其他功能的命令按钮等。

窗体页脚位于窗体底部,一般用于显示对所有记录都要显示的内容、使用命令的操作说明等信息,也可以设置命令按钮,以便进行必要的控制。

页面页眉一般用来设置窗体在打印时的页头信息,例如,标题、用户要在每一页上方显示的内容。

页面页脚一般用来设置窗体在打印时的页脚信息,例如,日期、页码或用户要在每一页下方显示的内容。

默认情况下,窗体"设计视图"只显示主体节,其他节需要右击主体节区域,在快捷菜单上分别选中"窗体页眉/页脚"命令和"页面页眉/页脚"命令,才能在"设计视图"中成对显示出来。

2. 窗体设计工具

打开窗体"设计视图"后,窗体设计工具就会显示在 Access 窗口功能区中。它集成了窗体设计中一些常用的工具按钮,按功能分别安置在"设计""排列"和"格式"3 个选项卡中,如图 7.19～图 7.21 所示。窗体设计工具中常用按钮的基本功能如表 7.1 所示。

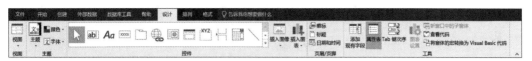

图 7.19　窗体设计工具的"设计"选项卡

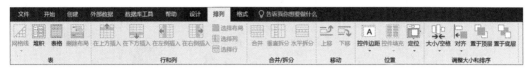

图 7.20　窗体设计工具的"排列"选项卡

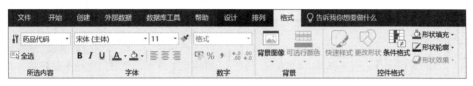

图 7.21　窗体设计工具的"格式"选项卡

表 7.1　窗体设计工具常用按钮的功能

按钮	名　称	功　能
	视图	单击按钮可选择切换不同视图。与窗口状态栏右侧"视图工具按钮"一致
	主题	选择统一的字体、配色方案
	添加现有字段	显示相关数据源中的所有可用字段
	属性表	打开/关闭窗体、控件属性对话框
	查看代码	进入 VBA 窗口，显示当前窗体的代码
	表格	对窗体控件对象使用表格式布局
	大小/空格	调整控件对象相对大小、控件对象间距和组合等

3. "控件"选项组

"控件"选项组是设计窗体最重要的工具，通过该选项组可以向窗体添加各种控件，能够绑定控件和对象来构造一个可视化的窗体模型。

默认情况下，打开窗体"设计视图"后，窗体设计工具"设计"选项卡将自动显示在功能区，该选项卡中的"控件"选项组如图 7.22 所示。选项组中各主要控件工具按钮的名称及功能如表 7.2 所示。

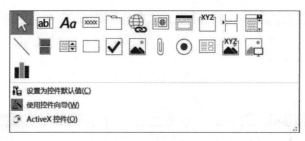

图 7.22 "控件"选项组

表 7.2 "控件"选项组各工具按钮的名称及功能

按钮	名 称	功 能
	选择对象	用于选取控件、节或窗体。单击该按钮可以释放以前锁定的控件按钮
	使用控件向导	用于打开/关闭控件"向导"。使用该向导可以创建列表框、组合框、选项组、命令按钮、图表、子窗体或子报表。要使用向导来创建这些控件，必须按下此按钮
Aa	标签	用于显示说明文本的控件，如窗体上的标题或指示文字。Access 会自动为创建的控件附加标签
abl	文本框	最常用的控件之一。用于显示、输入或编辑窗体的基础记录源数据，显示计算结果，或接收用户输入的数据
	选项组	与复选框、选项按钮或切换按钮搭配使用，可以显示一组可选项
	选项按钮	可以作为绑定到"是/否"字段的独立控件，也可以用于接收用户在自定义对话框中输入数据的未绑定控件，或者选项组的一部分
	复选框	可以作为绑定到"是/否"字段的独立控件，也可以用于接收用户在自定义对话框中输入数据的未绑定控件，或者选项组的一部分
	组合框	该控件绑定了列表框和文本框的特性，即可以在文本框中输入文字或在列表框中选择输入项，然后将值添加到基础字段中
	列表框	显示可滚动的数值列表。在"窗体"视图中，可以从列表中选择值输入到新记录中，或者更改现有记录中的值
	命令按钮	最常用的控件之一。与宏操作命令、VBA 代码配合，用于执行各种操作，如查找记录、打印记录或对话框交互等
	图像	用于在窗体中显示静态图片。由于静态图片并非 OLE 对象，所以一旦将图片添加到窗体或报表中，便不能在 Access 内进行图片编辑
	未绑定对象框	用于在窗体中显示未绑定 OLE 对象，例如 Excel 电子表格。当在记录间移动时，该对象将保持不变
	绑定对象框	用于在窗体或报表上显示 OLE 对象，例如一系列的图片。该控件针对的是保存在窗体或报表基础记录源字段中的对象。当在记录间移动时，不同的对象将显示在窗体或报表上
	图表	用于创建窗体中的各种图表

续表

按钮	名 称	功 能
	选项卡控件	用于创建一个多页的选项卡窗体或选项卡对话框。可以在选项卡控件上复制或添加其他控件
	子窗体/子报表	用于创建窗体中的子窗体
	直线	用于修饰窗体。在窗体或报表中画直线
	矩形	用于修饰窗体。在窗体或报表中画矩形框,突出相关的或特别重要的信息,例如在窗体中将一组相关的控件组织在一起
	设置为控件默认值	用于某一类控件的默认值设置
	ActiveX 控件	用于插入 ActiveX 控件。单击将弹出一个列表,可以从中选择所需要的控件加到当前窗体内

4. "字段列表"窗格

通常交互型窗体是基于表或查询建立起来的,因此窗体内控件显示的是表或查询中的某字段值。在创建窗体过程中,需要使用某一字段时,单击"设计"选项卡上的"添加现有字段"按钮,即可显示"字段列表"窗格,在该窗格中可以选择所需要的字段。例如,要在窗体内创建一个控件来显示字段列表中的某一文本型字段的数据时,只需将该字段从"字段列表"窗格拖到窗体内,窗体便自动创建一个文本框控件与此字段关联。这里应注意,只有当窗体绑定了数据源后,"字段列表"才有效。在窗体设计视图中绑定数据源通常有两种方法。

方法一:使用"字段列表"窗格。在窗体设计视图中,单击窗体设计工具"设计"选项卡上的"添加现有字段"按钮,打开"字段列表"窗格。若该窗格没有显示数据表,则单击窗格上"显示所有表"命令,将展开数据库中已建的所有表,如图 7.23 所示。单击数据表名左侧的 ⊞,可以展开该数据表的所有字段。此时,只要将字段拖至窗体上即可。

要注意的是,由于此时"字段列表"窗格只显示表,不见查询。当窗体数据来源于多表,且表间已建立关系,则只要展开数据表分别选择字段拖至窗体即可;若没有建立关系,系统会弹出"指定关系"对话框,只有建立表间关系后,才能使用多表字段。

方法二:在窗体"属性表"对话框中设置数据源。在图 7.10 所示的窗体"设计视图"中,水平标尺和垂直标尺的相交处有一个 ▣ 图标,称为"窗体选择器"。单击"窗体选择器",再单击窗体设计工具"设计"选项卡上的"属性表"按钮,或双击"窗体选择器",均会弹出如图 7.24 所示的窗体"属性表"对话框,单击"数据"选项卡上"记录源"右侧下拉箭头,在下拉列表中就可以选择所需的表或查询。若选中的是查询,则在图 7.23 所示的"字段列表"窗格上单击"仅显示当前记录源中的字段"命令,"字段列表"窗格将只显示该查询中的所有字段。

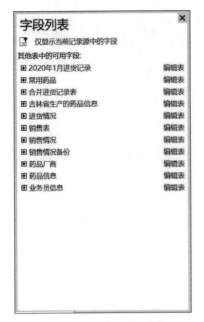

图 7.23 "字段列表"窗格

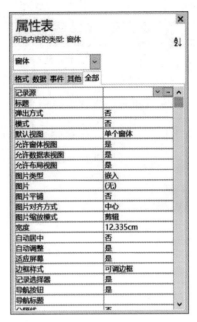

图 7.24 窗体"属性表"对话框

7.2.3 创建窗体中的对象

创建窗体的过程实际上就是选择控件对象和设置控件对象属性的过程。常用的窗体控件对象已在表 7.2 中列出。下面先介绍窗体和控件的常用属性,然后结合示例介绍常用控件对象的使用。

1. 窗体和控件的属性

在 Access 中,任何一个对象都具有一系列的属性,属性决定着该对象的特征。窗体及窗体中的每一个控件都具有各自的属性,这些属性决定了窗体及控件的外观、它们所包含的数据和对鼠标或键盘操作,即事件的响应等。下面对窗体和控件的属性择要介绍。

1)"属性表"对话框

窗体和控件的属性可以在如图 7.24 所示"属性表"对话框中设定。该对话框标题栏下方显示的是设置对象的类型名称,如窗体、文本框、标签等。下拉列表框中列出了当前窗体上的所有对象,可从中选择要设置属性的对象。若直接在窗体上选中对象,那么列表框将显示被选中对象的名称。"属性表"对话框左侧显示对象拥有的属性名,右侧是属性框,用于设置或选择属性值。

"属性表"对话框包含 5 个选项卡,分别是格式、数据、事件、其他和全部。其中,"格式"选项卡包含了窗体或控件的外观属性;"数据"选项卡包含了与数据源、数据操作相关的属性;"事件"选项卡包含了窗体或当前控件能够响应的事件;"其他"选项卡包含了"名称""制表位"等其他属性;"全部"则包含前面四个选项卡的所有属性。

在"属性表"对话框中,设置某一属性时,先单击要设置的属性名,然后在属性框中输入一个设置值或表达式。如果属性框中显示有下拉箭头,单击该箭头,从下拉列表中选择一个值。如果属性框右侧显示"生成器"按钮 ⟦…⟧,单击该按钮,显示一个生成器或显示一个可用以选择生成器的对话框,通过该生成器可以设置属性值。实际上,用户不需要设置所有的属性,除非根据设计需要进行更改,多数属性值均使用系统默认值。

考虑到后面章节涉及的宏操作和 VBA 编程,读者应该逐步掌握属性表中与控件属性名对应的英文名称,属性取值的数据类型和范围。要详细了解某属性的功能及设置方法,可在属性表单击选中某属性,再按下键盘上的功能键 F1 获得相应帮助。

2) 常用的格式属性

涉及窗体和控件格式的属性很多,下面简单介绍几种常用的属性。

"格式"属性主要用于设置窗体和控件的外观或显示格式。

窗体常用的格式属性包括标题(Caption)、默认视图(DefaultView)、图片(Picture)、记录选择器(RecordSelectors)、导航按钮(NavigationButtons)、分隔线(DividingLines)、滚动条(ScrollBars)、控制框(ControlBox)等,如图 7.25 所示。

"标题"属性的属性值为字符串(文本)。在"窗体视图"中,该字符串显示在窗口标题栏或选项卡标签上。

"默认视图"属性的属性值取 0～5 整数,对应 6 种窗体的显示形式。

"图片"属性的属性值为包含图片位置、文件名或位图的字符串,图片作为窗体背景。与此相关联的属性是带"图片"前缀的平铺、对齐方式和缩放模式。

"记录选择器"属性的属性值在"是""否"两个选项中选取,它决定窗体显示时是否具有记录选择器,即数据表最左端的标志块(三角箭头)。

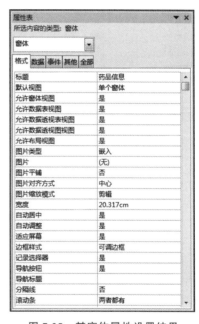

图 7.25　某窗体属性设置结果

"导航按钮"属性的属性值在"是""否"两个选项中选取,它决定窗体运行时是否具有记录浏览按钮,即数据表最下端的按钮组 ⟦记录: ◄ 第 1 项(共 40 项) ► ►I ►※ 无筛选器 搜索⟧。一般如果不需要导航数据或在窗体本身设置了数据浏览命令按钮时,该属性值应设为"否",这样可以增加窗体的可读性。

"分隔线"属性的属性值在"是""否"两个选项中选取,它决定窗体显示时是否显示窗体各节间的分隔线。

"滚动条"属性的属性值在"两者均无""水平""垂直""水平和垂直"4 个选项中选取,它决定窗体显示时是否具有窗体滚动条。

"控制框"属性的属性值在"是""否"两个选项中选取,它决定窗体显示时是否显示窗体控制框,即窗口右上角的按钮组 ⟦— ▢ ✕⟧。

控件常用的格式属性包括标题（Caption），与文本显示相关的字体名称（FontName）、字号（FontSize）、字体粗细（FontWeight）和倾斜字体（FontItalic）等，前景色（ForeColor），背景色（BackColor），特殊效果（SpecialEffect）等，如图 7.26 所示是某标签的格式属性设置。

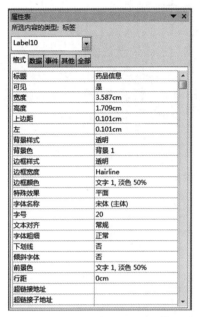

图 7.26　"标签"属性设置结果

控件中的"标题"属性用于设置控件中显示的文字内容；"前景色"和"背景色"属性分别用于设置文字的颜色和控件的背景色，从图 7.26 所示的对话框中可以看出，"前景色"和"背景色"属性值是一组系统主题预设的值，代表了所设置的颜色，单击属性值右侧的下拉箭头可以选择其他预设值，或单击 ⋯ 选择自定义颜色；"特殊效果"属性用于设定控件的显示效果，如"平面""凸起""凹陷""蚀刻""阴影""凿痕"等；与文本相关的属性，如"字体名称""字体大小""字体粗细""倾斜字体"等属性，可以根据需要进行设置。

3) 常用的数据属性

"数据"属性决定了一个窗体或控件中的数据来自于何处，以及操作数据的规则，而这些数据均为绑定在控件上的数据。

窗体的"数据"属性包括记录源（RecordSource）、排序依据（OrderBy）、允许编辑（AllowEdits）、数据输入（DataEntry）等。

窗体的"记录源"属性一般是本数据库中的一个数据表对象名或查询对象名，它指明了该窗体的数据来源，也可以是一条 SQL 语句。"排序依据"属性值是一个字符串表达式，由字段名或字段名表达式组成，指定排序的规则。"允许编辑""允许添加""允许删除"属性值在"是"或"否"中进行选择，它决定了窗体运行时是否允许对数据进行编辑修改、添加或删除等操作。"数据输入"属性值在"是"或"否"两个选项中选取，取值如果为"是"，则在窗体打开时，只显示一条空记录，否则显示已有记录。

控件的"数据"属性包括控件来源（ControlSource）、输入掩码（InputMask）、验证规则（ValidationRule）、验证文本（ValidationText）、默认值（DefaultValue）、是否有效（Enabled）、是否锁定（Locked）等。

控件的"控件来源"属性告诉系统如何检索或保存在窗体中要显示的数据，如果控件来源中包含一个字段名，那么在控件中显示的就是数据表中该字段值，对窗体中的数据所进行的任何修改都将被写入该字段中，即该控件为绑定控件；如果设置该属性值为空，除非编写了一个程序，否则在窗体控件中显示的数据将不会写入数据库表的字段中，即该控件为未绑定控件；如果该属性是等号开头的表达式，那么这个控件会显示计算的结果，即该控件为计算控件。

控件的"输入掩码""默认值""验证规则"和"验证文本"等属性与字段属性设置中的同名属性含义一致。当控件为绑定控件时，这些属性值的取值继承被绑定字段的属性值。

"是否锁定"属性用于指定该控件是否允许在"窗体"视图的接收编辑控件中显示数据的操作。"是否有效"属性用于决定鼠标是否能够单击该控件。如果该属性设置为"否",则此控件虽然一直在"窗体"视图中显示,但不能用 Tab 键选中它或使用鼠标单击它,同时在窗体中控件显示为灰色。

4)"其他"属性

"其他"属性表示了窗体和控件的附加特征。

窗体的"其他"属性包括模式(Modal)、弹出方式(PopUp)、循环(Cycle)等。如果将"模式"属性设置为"是",则可以保证在窗口中仅有该窗体处于打开状态,即该窗体打开后,就不能再打开其他窗体或其他对象。"循环"属性值可以选择"所有记录""当前记录"和"当前页",表示控制点按照何种规律移动。其中,"所有记录"表示从某条记录的最后一个字段移到下一条记录;"当前记录"表示从某条记录的最后一个字段移到该记录的第一个字段;"当前页"表示从某条记录的最后一字段移到当前页中的第一条记录。

控件的"其他"属性包括名称(Name)、状态栏文字(StatusBarText)、自动 Tab 键(AutoTab)、控件提示文本(ControlTipText)等。

控件的"名称"属性是最重要的属性,是区分控件对象的标志。窗体中的每个对象都有一个唯一的名称。若在程序中指定或使用某一个对象,可以使用"名称"属性;若同一窗体中的控件之间互相引用,也需要使用"名称"属性作为标识。

2. 创建窗体中常用控件对象

窗体是用户与系统交互的界面设计窗口,这种交互就需要使用窗体中特定的控件来实现。下面结合控件功能,通过创建如图 7.27 所示窗体实例,介绍如何创建和使用控件。

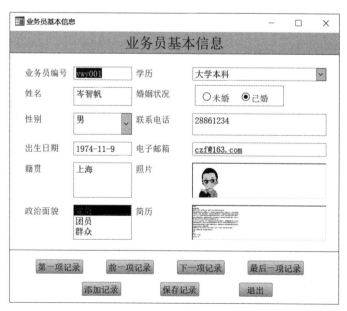

图 7.27 常用控件示例

1）创建标签控件

标签控件（Label）主要用来在窗体或报表上显示说明性文本。例如窗体上的标题或说明信息等都是标签控件。标签不显示字段或表达式的值，它没有数据来源，总是非绑定型的。当从一条记录移到另一条记录时，标签的值不会改变。

标签可以附加到其他关联控件上，也可以创建独立标签。用"控件"组中的工具按钮创建文本框时，前面有一个附加标签显示绑定字段的标题；在利用设计视图创建窗体时，将"字段列表"窗格中选定的字段拖动到窗体中，左边用于显示字段标题的控件也是标签。

使用"控件"组中的标签控件创建的标签是独立标签，不附加到任何其他控件上。这种形式的标签一般用于显示标题或说明性信息。例如，需要在窗体上显示该窗体的说明信息，可在该窗体页眉处添加一个"标签"。独立标签在"数据表"视图中不显示。

【例 7.2】 为窗体添加说明性标题，效果如图 7.27 所示。

操作步骤如下。

（1）打开窗体"设计视图"，单击"设计"选项卡上"标题"按钮，这时窗体"设计视图"中自动添加了"窗体页眉/页脚"节，并在"窗体页眉"节上自动创建一个名为 Auto_Header0 的"标签"控件。

（2）在"标签"对象中直接输入，或单击"设计"选项卡上"属性表"按钮，在标签"属性表"对话框中的"标题"属性框中输入显示文本"业务员基本信息"，然后设置其他属性，如图 7.28 所示。

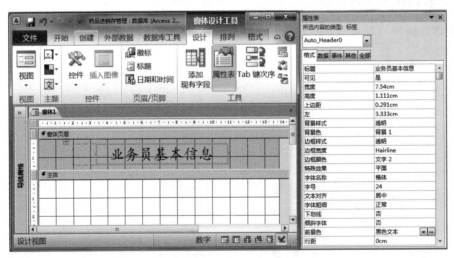

图 7.28　创建"标签"控件对象

（3）单击"保存"按钮，将窗体命名为"业务员基本信息"。

创建标签的一般操作方法是：在窗体"设计视图"中，单击"控件"选项组上的"标签"按钮，在窗体中要放置标签的位置单击，窗体上即出现了一个独立标签对象，然后在标签中输入相应的文本信息。注意，不输入文本内容，标签无效。

对已经创建的标签可以根据需要更改标题属性。更改其标题属性的方法有两种。

方法一：单击"标签"对象，然后选中标签的文本，输入新文本信息或修改文本信息。

方法二：选中标签，然后打开"属性表"对话框，在"属性表"对话框"格式"选项卡中，修改"标题"属性的内容。"标题"属性是标签对象的显示信息。在"属性表"对话框中还可以更改标签对象的其他属性。

2）创建文本框控件

文本框控件（TextBox）是窗体中最常用的控件，主要用于显示、输入或编辑数据，文本框是一种交互式对象。绑定文本框能够从表、查询或 SQL 语言中获得所需要的内容。未绑定文本框并没有绑定某一字段，一般用来显示提示信息或接收用户输入数据等。计算文本框可以显示表达式的结果。当表达式发生变化时，数值就会被重新计算。可以使用"文本框向导"，创建文本框对象。

【例 7.3】　创建绑定文本框对象。在例 7.2 创建的窗体基础上，将"业务员信息"表作为窗体数据源，并创建绑定文本框用于显示表中"业务员编号""姓名""出生日期""籍贯""联系电话"和"电子邮箱"等 6 个字段的字段值，效果如图 7.27 所示。

操作步骤如下。

（1）在"设计视图"中打开"业务员基本信息"窗体。单击"设计"选项卡上"属性表"按钮，打开"属性表"对话框。将该对话框中窗体"记录源"属性设置为"业务员信息"表。

（2）单击"设计"选项卡上"添加现有字段"按钮，打开"字段列表"窗格，单击该窗格上"仅显示当前记录源中的字段"命令，则只显示"业务员信息"表中的所有字段，如图 7.29 所示。

（3）将"业务员编号""姓名""出生日期""籍贯""联系电话"和"电子邮箱"6 个字段依次拖到窗体内适当的位置，即可在该窗体中创建绑定文本框。Access 根据字段的数据类型和默认的属性设置，为字段创建相应的控件对象并设置特定的属性，同时创建附属的"标签"对象显示字段标题，如图 7.30 所示。

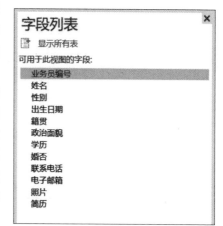

图 7.29　"字段列表"窗格

注意：若该字段在设计时没有设置"标题"属性，则系统将使用该字段名作为附属"标签"标题属性的默认值。

（4）单击"保存"按钮，保存修改窗体的结果。

【例 7.4】　创建未绑定文本框和计算文本框。新建一个窗体，窗体内有 3 个文本框，在两个文本框中分别输入药品的销售数量和单价，按下 Enter 键，就会在第三个文本框中显示销售额。

操作步骤如下。

（1）使用窗体"设计视图"新建一窗体。打开窗体"属性表"对话框，将窗体"标题"属性设置为"药品销售额计算"，将"记录选择器""导航按钮"的属性值都设置为"否"。

（2）按例 7.2 的方法，在窗体页眉上创建标题为"药品销售额计算"的标签对象。

（3）单击"控件"选项组中的"文本框"按钮，再在主体节上单击。依次创建 3 个未绑

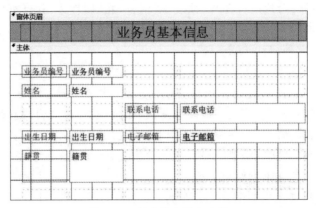

图7.30　创建绑定型文本框

定文本框对象；并且将3个文本框附加标签的标题分别设置为"药品销售数量""药品单价""药品销售额"，如图7.31所示。选中"药品销售量"文本框，打开"属性表"对话框，将文本框的"名称"属性值改为txtQuantity。同样，将"药品单价"文本框的"名称"属性值改为txtPrice。"药品销售额"文本框的"名称"属性改为txtResult。

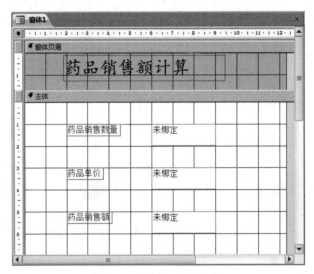

图7.31　创建3个文本框

（4）选中"药品销售额"文本框，鼠标定位在文本框内并输入以等号开头的表达式："=［txtQuantity］＊［txtPrice］"，或者在该文本框"属性表"对话框中单击"数据"选项卡，在"控件来源"框中输入该表达式，如图7.32所示。

（5）单击"保存"按钮，将窗体命名为"计算控件示例"。切换到窗体视图，在药品销售数量文本框和药品单价框中输入药品数量和单价，按Enter键，则在药品销售额文本框中会显示金额的值，如图7.33所示。

3）创建切换按钮、选项按钮和复选框控件

切换按钮（ToggleButton）、选项按钮（OptionButton）和复选框（CheckBox）等控件都

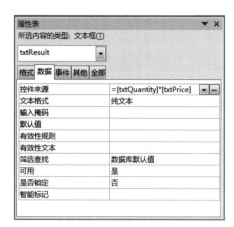

图 7.32　在属性表中输入计算表达式

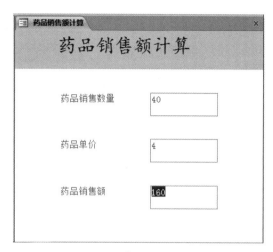

图 7.33　"计算型控件示例"结果

可作为单独的控件来显示表或查询中的"是"或"否"的值,也可表示窗体上某些选项是否选中。当选中切换按钮、选项按钮和复选框时,设置为"是",如果不选则为"否"。由于切换按钮设置为"是"和"否"时显示的效果区别不是很明显,目前很少使用。选项按钮和复选框通常由多个成组置于选项组控件中使用,很少单独使用。

4)创建选项组控件

选项组控件(OptionGroup)属于容器类控件,是由一个组框架及框架内一组复选框、选项按钮或切换按钮等控件组成,如图 7.27 中"婚姻状况"字段值的输入使用的就是选项组,由一个组框架和两个选项按钮组成。选项组控件提供了必要的选项,用户只要单击选项组中所需的值,就可以为字段选定数据,完成参数设置。在选项组控件中的选项按钮组每次只能选中其中的一个,复选框组亦然。

如果选项组绑定了某个字段,则只有组框架本身绑定此字段,而不是组框架内的复选框、选项按钮或切换按钮。选项组可以设置为未绑定或表达式,也可以在自定义对话框中使用未绑定选项组来接受用户的输入,然后根据输入的内容来执行相应的操作。设计者可以利用向导来创建"选项组",也可以在窗体"设计视图"中直接创建。

【例 7.5】　使用"选项组向导"创建如图 7.27 所示"婚姻状况"选项组。

操作步骤如下。

(1)在"设计视图"中打开"业务员基本信息"窗体。单击"控件"选项组→"控件向导"按钮,确保该按钮已按下(显示为 ）。接着单击"选项组"按钮。然后,在窗体要放置选项组的位置上单击,打开如图 7.34 所示"选项组向导"对话框之一。在该对话框中要求输入选项组中每个选项附带的标签对象的标题(即"标签名称"栏)。本例在"标签名称"框内分别输入"未婚""已婚"。

(2)单击"下一步"按钮,打开如图 7.35 所示"选项组向导"对话框之二。该对话框要求用户确定是否需要默认选项,选择"是,默认选项是",并指定"未婚"为默认项。

(3)单击"下一步"按钮,打开如图 7.36 所示"选项组向导"对话框之三。在此设置

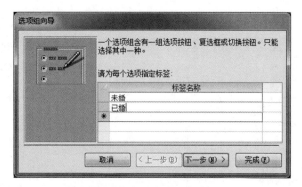

图 7.34　"选项组向导"对话框之一

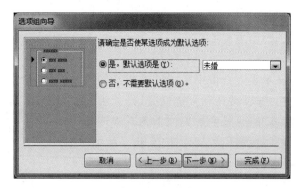

图 7.35　"选项组向导"对话框之二

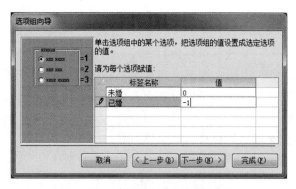

图 7.36　"选项组向导"对话框之三

"未婚"选项值为 0，"已婚"选项值为 −1。

（4）单击"下一步"按钮，打开如图 7.37 所示"选项组向导"对话框之四，选中"在此字段中保存该值"，并在右侧的组合框中选择"婚否"字段。此时，控件对象与"婚否"字段进行了绑定。

（5）单击"下一步"按钮，打开如图 7.38 所示"选项组向导"对话框之五，选择选项组中使用的控件类型，选项组可选控件类型为："选项按钮""复选框"和"切换按钮"。本例选择默认选项"选项按钮"及"蚀刻"按钮样式。

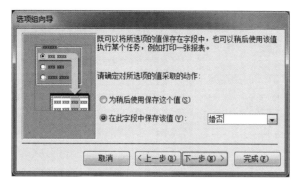

图 7.37 "选项组向导"对话框之四

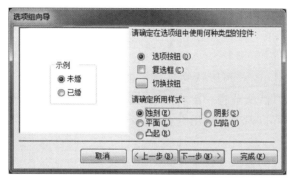

图 7.38 "选项组向导"对话框之五

（6）单击"下一步"按钮，打开如图 7.39 所示"选项组向导"最后一个对话框，在"请为选项组指定标题"文本框中输入选项组的标题"婚姻状况："，然后单击"完成"按钮。

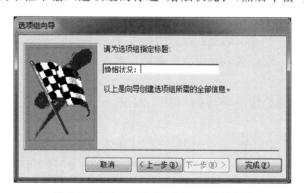

图 7.39 "选项组向导"最后一个对话框

（7）对所建选项组进行调整，如图 7.40 所示。单击"保存按钮"，保存结果。

读者也可以在步骤（5）选择"复选框"，观察结果。

5）创建列表框与组合框控件

列表框控件（ListBox）是由数据行组成的一个列表，它可以包含一列或几列数据，每行也可以有一个和几个字段。列表框的优点是列表随时可见，可以使输入限制在列表中

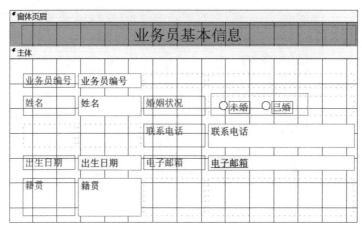

图 7.40　创建"选项组"结果

可选的项目。

组合框控件(ComboBox)可以认为是文本框和列表框的组合,其列表是由多行数据组成,但平时只显示一行,能节省一定的显示空间。需要选择其他数据时,可以单击右侧的向下箭头按钮展开下拉列表。使用组合框,既可以进行选择,又可以输入数据,这也是组合框和列表框的区别。

如果在窗体上输入的数据总是来自某一个表或查询中记录的数据,或者取自某固定内容的数据,可以使用组合框或列表框控件来完成。这样既可以保证输入数据的正确,也可以提高数据的输入速度。例如,在输入业务员基本信息时,学历字段的值包括"大专""大学本科""在职研究生"和"研究生",若将这些值放在列表框中,用户只需通过单击就可完成数据输入,可以避免输入错误。

列表框和组合框都有绑定与未绑定两种。如果要保存在列表框或组合框中选择的值,一般创建绑定的;如果要使用列表框或组合框中选择的值来决定其他控件内容,就可以建立一个未绑定的。用户可以利用向导来创建列表框和组合框,也可以在窗体的"设计视图"中直接创建。

【例 7.6】　使用"组合框向导"创建如图 7.27 所示"性别"组合框。

操作步骤如下。

(1) 在"设计视图"中打开"业务员基本信息"窗体。单击"控件"选项组中的"组合框"按钮,在窗体上单击要放置"组合框"的位置,打开"组合框向导"对话框之一,如果选择"使用组合框获取其他表或查询中的值"单选按钮,则在所建组合框中显示所选表或查询的相关值;如果选择"自行键入所需的值"单选按钮,则在所建列表中显示输入的值;如果选择"在基于组合框中选定的值而创建的窗体上查找记录",则创建一个未绑定组合框。本例选择"自行键入所需的值"单选按钮,如图 7.41 所示。

(2) 单击"下一步"按钮,打开"组合框向导"对话框之二,设置组合框中显示值。选择列数为1,在"第 1 列"列表中依次输入"男"和"女",如图 7.42 所示。

(3) 单击"下一步"按钮,打开"组合框向导"对话框之三,选择保存的字段。选择"将

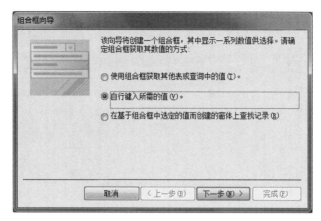

图 7.41　"组合框向导"对话框之一

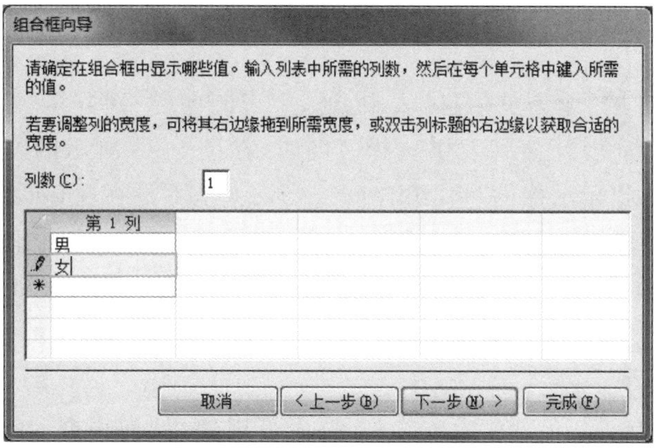

请确定在组合框中显示哪些值。输入列表中所需的列数，然后在每个单元格中键入所需的值。

若要调整列的宽度，可将其右边缘拖到所需宽度，或双击列标题的右边缘以获取合适的宽度。

图 7.42　"组合框向导"对话框之二

该数值保存在这个字段中"，并单击右侧向下箭头按钮，从打开的下拉列表中，选择"性别"字段，如图 7.43 所示，将组合框绑定"性别"字段。

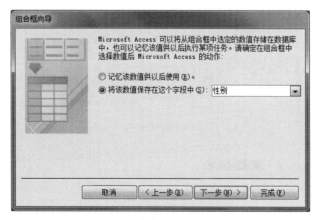

图 7.43　"组合框向导"对话框之三

（4）单击"下一步"按钮，在打开的对话框的"请为组合框指定标签"文本框中输入"性别："，作为该列表框的标签，如图 7.44 所示。单击"完成"按钮，至此组合框创建完成。

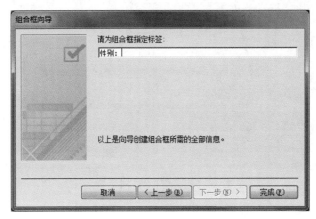

图 7.44　"组合框向导"对话框之四

在第 5 章例 5.4 的"业务员信息"表中，通过"查阅向导"建立了"学历"字段。当输入"学历"值时，系统自动展开值列表供选择。同时，在图 5.23 所示的"学历"字段属性"查阅"选项卡中，注意到"显示控件"是"组合框"。那么，是不是在窗体设计视图中，将"字段列表"中的"学历"字段拖至窗体上，就能自动建立绑定"学历"字段的组合框呢？事实正是如此。在设计视图中打开"业务员信息输入"窗体，单击窗体工具"设计"选项卡上"添加现有字段"，在打开的"字段列表"窗格中，将"学历"字段拖至窗体合适的位置，"学历"组合框就创建完成了。

创建列表框的方法与创建组合框类似，读者可以使用"列表框向导"，按向导指引，自行创建完成"政治面貌"列表框。新添加"性别""学历"组合框和"政治面貌"列表框后的窗体视图如图 7.45 所示。

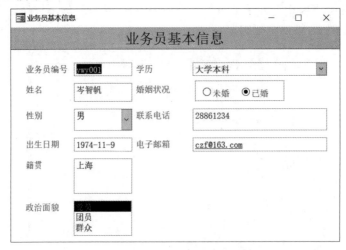

图 7.45　创建列表框和组合框后的窗体视图

6）OLE 对象和绑定对象框控件

"业务员信息"表的"照片"字段和"简历"字段数据都是 OLE 对象类型。OLE 对象通常包括图片、Word 文档、Excel 电子表格和音频文件的链接，也可以包含视频文件。OLE 对象不是 Access 数据库的一部分，在数据表视图中，如果不访问 OLE 服务器则无法查看图片或其他 OLE 对象内容。但在窗体的设计视图中，可以调整 OLE 控件大小，使其足以在窗体视图中显示图片、图表或其他 OLE 对象。

使用"字段列表"可以很方便地在窗体上添加"照片"和"简历"两个字段，具体操作步骤请参考本章例 7.3，完成后的窗体视图效果如图 7.46 所示。

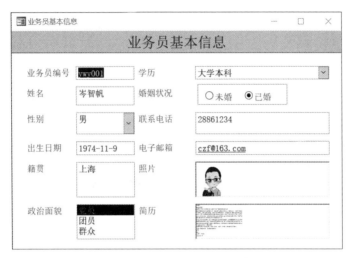

图 7.46 创建 OLE 对象后的窗体视图

7）创建按钮控件

按钮控件（CommandButton）即命令按钮。在窗体中可以使用命令按钮来执行特定功能的某些操作。这些操作可以是一个宏或一个 VBA 过程，例如"确定""取消""关闭"等。图 7.27 中的"添加记录""保存记录""退出"等都是命令按钮。使用 Access 提供的"按钮向导"可以创建 30 多种不同功能的命令按钮。

【例 7.7】 使用"按钮向导"创建一组如图 7.27 所示记录导航和记录操作命令按钮替代窗体导航栏。操作步骤如下。

（1）单击"控件"选项组中的"按钮"，在窗体页脚上单击要放置命令按钮的位置，打开如图 7.47 所示"命令按钮向导"对话框之一。在对话框的"类别"列表框中，列出了可供选择的操作类别，每个类别在"操作"列表框中均对应着多种不同功能的操作。先在"类别"框内选择"记录导航"，然后在"操作"框中选择"转至第一项记录"。

（2）单击"下一步"按钮，打开如图 7.48 所示"命令按钮向导"对话框之二。为在按钮上显示文本，即设置按钮的标题属性，单击"文本"单选按钮，并在其后的文本框内输入"第一项记录"。

（3）单击"下一步"按钮，打开如图 7.49 所示"命令按钮向导"对话框之三，为创建的命令按钮命名，即设置按钮的"名称"属性，以便以后引用。单击"完成"按钮。

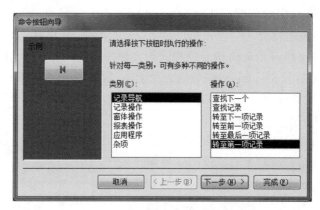

图 7.47 "命令按钮向导"对话框之一

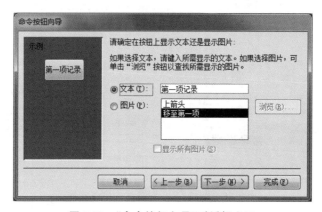

图 7.48 "命令按钮向导"对话框之二

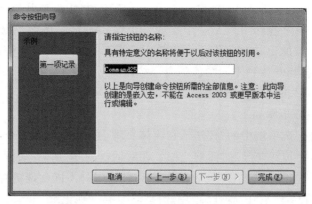

图 7.49 "命令按钮向导"对话框之三

用同样方法创建"前一项记录""后一项记录"和"最后一项记录"等命令按钮。创建"添加新记录"和"保存记录"命令按钮时，注意在"命令按钮向导"对话框之一中，选择类别为"记录操作"，"操作"选择与按钮标题一致。创建"退出"命令按钮时，注意选择"窗体操作"类别,"操作"选择"关闭窗体"。至此命令按钮创建完成,如图 7.50 所示。

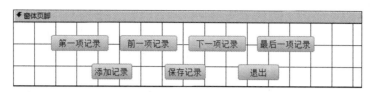

图 7.50 创建"命令按钮"结果

读者可以自行在弹出的"命令按钮向导"对话框之二中选择"图片",查看结果。

(4) 单击"保存"按钮,保存窗体。将设计视图切换为窗体视图,显示如图 7.27 所示结果。

8) 创建图像控件

图像控件(Image)可将图片添加到窗体或报表中,起修饰和美化作用。创建图像控件比较简单。单击"控件"选项组中"图像"按钮,然后在窗体合适的地方画出图像对象框,此时,将弹出"插入图片"对话框,选中所需的图片文件,就能将图片放置在所选择的位置上。也可以单击"控件"选项组中"插入图像",选好图片后,再在窗体合适位置上直接插入图片。

9) 创建选项卡控件

与选项组控件相似,选项卡控件(TabControl)也是包含若干选项卡页的一个容器类控件。当窗体中的内容较多无法在一个页面全部显示时,或需要分组显示时,可以使用选项卡以组为单位进行分页。操作时只需单击选项卡标题(也称标签),就可以在多个选项卡页面间进行切换,如图 7.51 所示。每一页选项卡都可以作为文本框、组合框或命令按钮等其他控件的容器,也因此将多个不同格式的数据通过页封装在一个选项卡中。

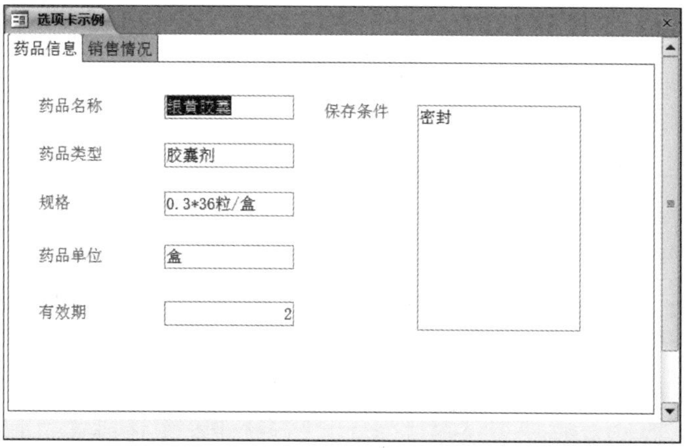

图 7.51 "选项卡"示例

创建选项卡控件,首先单击"控件"选项组中"选项卡控件"按钮,在窗体合适的地方画出选项卡控件对象。然后打开"字段列表"窗格,通过鼠标将字段拖曳至选项卡中,要切换不同选项卡,只需单击选项卡标题即可。读者可参考帮助,完成具体操作。

3. 控件的基本操作

窗体的布局主要取决于窗体中的控件。Access 将窗体中的每个控件都看作是一个独立的对象，设计者可以使用鼠标单击控件来选择它，被选中的控件四周将出现小方块状的控制大小句柄。可以将鼠标放置在控制句柄上拖曳以调整控件的大小，也可以将鼠标放置在控件左上角的移动句柄上，拖曳并移动控件。若要改变控件的类型，则右击该控件，打开快捷菜单，在该菜单中选择"更改为"级联菜单中所需更改的新控件类型，更改只能选择菜单中有效命令，例如可以将图 7.27 所示选项组中的单选按钮更改为复选框。要删除不用的控件可以选中要删除的控件，按 Delete 键，或单击快捷菜单中的"删除"命令。如果只想删除控件中附加的标签，可以只单击该标签，然后按 Delete 键。

7.2.4 格式化窗体

窗体的基本功能设计完成之后，就要对窗体本身的一些格式进行设定，布局窗体上的控件，使窗体界面看起来更加美观、友好，布局更加合理，使用更加方便。

1. 使用主题

创建窗体时，设计者可以从系统提供的固定样式中选择窗体的格式，这些样式就是窗体的主题。选取主题的方法如下。

（1）打开需设置主题窗体的"设计视图"。

（2）单击窗体工具"设计"选项卡→"主题"组→"主题"按钮，展开如图 7.52 所示的"主题"列表。在"主题"列表框中单击所需要的"主题"，同时可以预览窗体的主题样式。

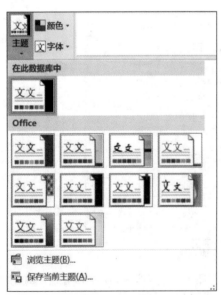

图 7.52 "主题"列表

（3）单击"主题"选项组中的"颜色""字体"按钮，可以选择或自定义不同的主题配色和字体方案。

2. 操作控件

在窗体中操作控件主要包括调整控件大小、位置和对齐等操作。多数操作都可以通过如图 7.53 所示窗体设计工具"排列"选项卡中的"调整大小和排序"选项组进行。

1）选择控件

进行控件操作之前首先要选择控件，控件的选择分为单个控件、选择多个控件和选择全部控件。

选择单个控件：单击该控件。

选择多个控件：先选择单个控件，然后按住 Shift 键，再分别单击要选择的其他控件。

选择全部控件：使用鼠标框选或快捷键 Ctrl+A。

还可以使用标尺选择控件，方法是将光标移到水平标尺，鼠标指针变为向下箭头，或者将光标移到垂直标尺，鼠标指针变为向右箭头，拖曳鼠标到需要选择的位置。

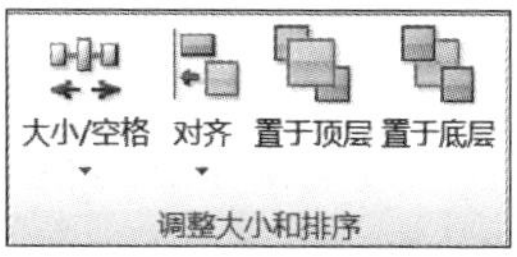

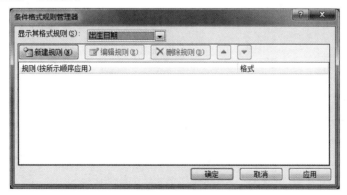

图 7.53　"调整大小和排序"选项组

2）改变控件大小和位置

改变控件大小有两种方法。方法一是在控件的"属性"对话框中修改"宽度"和"高度"属性。方法二是在窗体"设计视图"下选中控件，然后用鼠标拖曳控件边框上的大小句柄来改变控件尺寸。

改变控件位置也有两种方法。方法一是在控件的"属性"对话框中修改"左边距"和"上边距"属性，可以实现控件的精确定位。方法二是保持控件的选中状态，按住 Ctrl 键不放，然后按下方向箭头移动控件直到正确的位置；或者保持控件的选中状态，使用鼠标直接拖曳。

控件定位时，还可以单击"调整大小和排序"选项组→"大小/空格"按钮，在展开的命令列表中，分别选择"网格"和"标尺"命令，打开"网格"和"标尺"作为参照。

3）对齐多个控件

设置对齐多个控件，先选中多个控件，然后单击"调整大小和排序"选项组→"对齐"按钮，在展开的命令列表中选择"靠左"或"靠右"命令，这样保证了控件之间垂直方向对齐，选择"靠上"或"靠下"命令，则保证水平对齐。

另外，单击"调整大小和排序"选项组→"大小/空格"按钮，在展开的命令列表中，选择与"间距"相关命令还可以对控件的间距和大小进行相应的调整。

3. 使用条件格式

使用条件格式可以根据控件的取值，按照某个条件设置相应的显示格式。操作步骤如下。

（1）在"设计视图"中打开要修改的窗体，选中与某字段结合的文本框控件。

（2）单击"格式"选项卡→"控件格式"组→"条件格式"按钮，打开如图 7.54 所示"条件格式规则管理器"对话框。

图 7.54　"条件格式规则管理器"对话框

（3）单击该对话框中"新建规则"按钮，打开如图 7.55 所示"新建格式规则"对话框，选择"检查当前记录值或使用表达式"项作为"选择规则类型"。在"编辑规则描述"栏中，设置字段值满足条件的数据显示格式。单击"确定"按钮，返回"条件格式规则管理器"对话框。

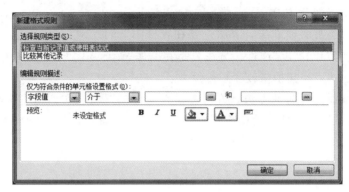

图 7.55　"新建格式规则"对话框

（4）重复上一步骤，可以设置多个格式规则。设置完毕，返回"条件格式规则管理器"对话框，如图 7.56 所示。此时，还可以单击"编辑规则"按钮对条件格式进行修改，单击"删除规则"删除条件格式。单击"确定"按钮，完成设置。再切换到"窗体视图"，可以看到设置好条件格式的显示效果。

4. 添加当前日期和时间

如果设计者希望在窗体中添加当前日期和时间，可以按以下方法操作。

（1）在窗体"设计视图"中，打开要插入日期时间的窗体。

（2）单击"设计"选项卡→"页眉/页脚"组→"日期和时间"按钮，打开如图 7.57 所示"日期和时间"对话框。

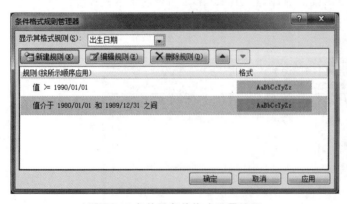

图 7.56　条件及条件格式设置结果

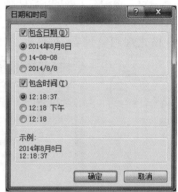

图 7.57　"日期和时间"对话框

（3）若只插入日期或时间，则在对话框中选择"包含日期"或"包含时间"复选框，也可以全选。

（4）单击选择日期或时间格式的选项按钮，再单击"确定"按钮。

注意：日期时间默认插入的位置是页眉，要调整位置，可以使用剪切/粘贴的方法，粘贴到目标位置。

7.3 报表的应用

使用报表对象，可以获得形式多样、既可以用于显示又可以用于打印的各种报表。与窗体一样，报表中的数据都来自数据表、查询或 SQL 语句。报表中的其他数据，如各类计算得到的数据，将存储在为报表设计的相关控件中，这类控件通常都是未绑定控件或计算控件。这里主要介绍报表的一些基本应用操作，如报表的创建、报表的设计、分组记录及报表的存储和打印等内容。

7.3.1 创建报表

Access 中提供了 3 种创建报表的方式：使用"自动报表"功能、使用向导功能和使用"设计视图"。实际应用过程中，一般可以首先使用"自动报表"或向导功能快速创建出报表结构，然后再在"设计视图"环境中对其外观、功能加以完善，这样可提高报表设计的效率。使用"自动报表"创建报表与使用"自动窗体"创建窗体的方法类似，这里不再赘述。

1. 使用"标签向导"创建报表

在 Access 中可以使用"标签向导"快速地制作标签报表。

【例 7.8】 使用"标签向导"，根据"业务员信息"表创建业务员信息标签报表。

操作步骤如下。

（1）在数据库窗口导航窗格中，选中"业务员信息"表作为标签报表数据源。单击"创建"选项卡→"报表"组→"标签"按钮，打开如图 7.58 所示"标签向导"对话框之一，选择标签型号。可以选择标准型的标签，也可以自定义标签的大小。本例选择系统默认型号。

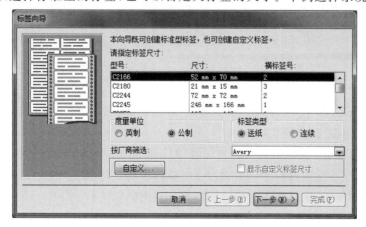

图 7.58 "标签向导"对话框之一

（2）单击"下一步"按钮，打开"标签向导"对话框之二，选择文本的字体和颜色。在"请选择文本的字体和颜色"对话框中可以选择适当的字体、字号、字体粗细和文本颜色，如图 7.59 所示。

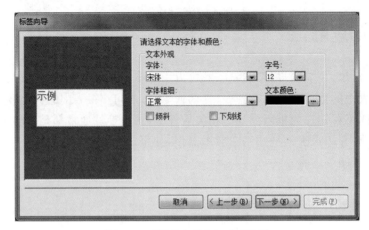

图 7.59 "标签向导"之二对话框

（3）单击"下一步"按钮，打开"标签向导"对话框之三，选择标签使用的字段。根据需要选择所建标签要使用的字段，还可以在所选字段之前或之后输入说明性文字。本例选择的结果如图 7.60 所示。

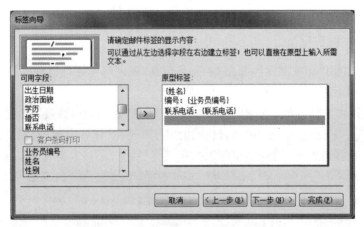

图 7.60 "标签向导"对话框之三

（4）单击"下一步"按钮，打开"标签向导"对话框之四，选择排序字段。本例选择"业务员编号"为排序字段，如图 7.61 所示。

（5）单击"下一步"按钮，打开"标签向导"对话框之五，为新建的标签报表命名。将标签报表命名为"业务员信息标签"，并选中"查看标签的打印预览"选项，如图 7.62 所示。最后单击"完成"按钮，显示打印预览的标签报表见前面图 7.12。

如果最终的标签报表没有达到预期的效果，可以在报表"设计视图"中进行修改，也可以删除该报表然后重新运行"标签向导"。

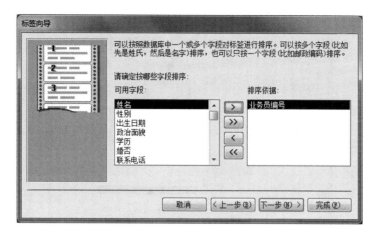

图 7.61　"标签向导"对话框之四

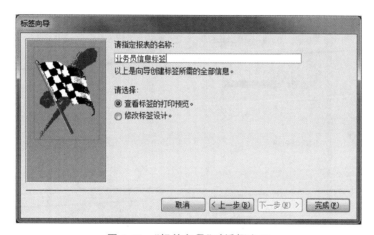

图 7.62　"标签向导"对话框之五

2. 使用"报表向导"创建报表

使用"报表向导"创建报表,会提示用户输入相关的记录源、字段和报表版面格式等信息,根据向导提示可以完成大部分报表设计基本操作,因此加快了创建报表的过程。

【例 7.9】　以第 6 章例 6.1 建立的"药品进货量"查询对象为数据源,利用向导创建"药品进货情况"报表。

操作步骤如下。

(1) 单击"创建"选项卡→"报表"组→"报表向导"按钮,打开"报表向导"对话框之一,选择数据源。与窗体一样,报表也需要选择数据表对象或查询对象作为数据源。本例选择已创建的"药品进货量"查询作为数据源。操作方法与窗体向导相似。在"可用字段"列表框中列出了数据源的所有字段,选定需要输出的字段,如图 7.63 所示。

(2) 单击"下一步"按钮,打开"报表向导"对话框之二,确定查看数据的方式。本例选择"通过进货情况表",如图 7.64 所示。查看数据方式的选择与数据来源有关,只有数据来源于多表，才能选择查看数据的方式。

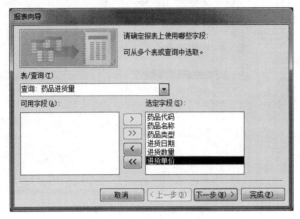

图 7.63　"报表向导"对话框之一

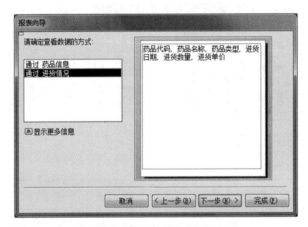

图 7.64　"报表向导"对话框之二

（3）单击"下一步"按钮，打开"报表向导"对话框之三，确定分组的级别。本例选择以"药品类型"字段建立分组，如图 7.65 所示。

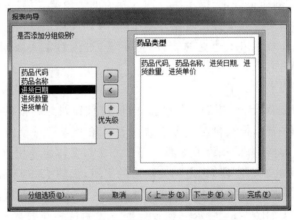

图 7.65　"报表向导"对话框之三

（4）单击"下一步"按钮，打开"报表向导"对话框之四，指定记录的排序次序，本例选择按"药品代码"字段值"升序"排序，如图7.66所示。单击"汇总选项"按钮，打开"汇总选项"对话框，可以指定计算汇总值的方式，本例选择"进货数量"字段为汇总项（求和），如图7.67所示。单击"确定"按钮，返回"报表向导"对话框。

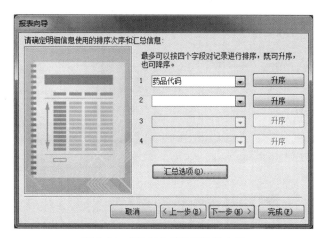

图7.66 "报表向导"对话框之四

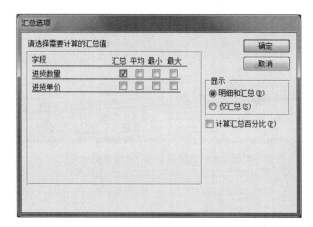

图7.67 "汇总选项"对话框

（5）单击"下一步"按钮，打开"报表向导"对话框之五，选择报表的布局方式。本例"布局"选择默认的"递阶"，"方向"选择"纵向"，如图7.68所示。注意对话框左侧的布局图示效果。

（6）单击"下一步"按钮，打开"报表向导"对话框之六，为报表设置主标题。本例为"药品进货情况"（也是默认报表对象的名称），如图7.69所示。

（7）单击"完成"按钮，在报表视图中打开报表。为了查看实际打印输出的效果，单击"开始"选项卡→"视图"组→"打印预览"按钮，可以在"打印预览"视图中看到通过"报表向导"建立的报表，如图7.70所示。

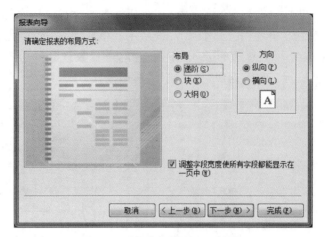

图 7.68 "报表向导"之五对话框

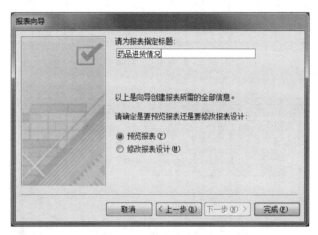

图 7.69 "报表向导"对话框之六

3. 使用"设计视图"

在设计报表时可以添加报表的表头和脚注，可以对报表中的控件设置属性，例如字体、字号、颜色、背景等，也可使用图片对报表进行修饰。这些功能与窗体设计相似。

在数据库窗口中，单击"创建"选项卡→"报表"组→"报表设计"，将打开一个空白的报表"设计视图"，在默认情况下报表"设计视图"包含主体、页面页眉和页面页脚 3 个节区。此时，"字段列表"窗格也显示在屏幕上，若没有显示，可单击"设计"选项卡上"添加现有字段"按钮即可。右击报表设计区，在弹出的快捷菜单中选择"报表页眉/页脚"命令，会在报表中再添加报表页眉和报表页脚 2 个节区，完整的报表"设计视图"如图 7.71 所示。

打开报表"设计视图"时，数据库窗口功能区也将显示"报表设计工具"，该工具由 4 个选项卡组成，其中"排列""格式"选项卡和窗体设计工具一样。"设计"选项卡如图 7.72 所示，增加的"页面设置"选项卡如图 7.73 所示。

药品进货情况

药品类型	药品代码	药品名称	进货日期	进货数量	进货单价
胶囊剂					
	10001	银黄胶囊	2019-8-31	250	¥16.40
	10001	银黄胶囊	2019-2-1	100	¥16.40
	10001	银黄胶囊	2019-11-3	150	¥16.40
	10001	银黄胶囊	2019-7-3	150	¥16.40
	10001	银黄胶囊	2019-6-6	100	¥16.40
	10001	银黄胶囊	2019-5-1	100	¥16.40
	10001	银黄胶囊	2019-4-3	150	¥16.40
	10001	银黄胶囊	2019-3-2	200	¥16.40
	10001	银黄胶囊	2019-12-2	100	¥16.40
	10007	诺氟沙星胶囊	2019-2-1	50	¥13.00
	10007	诺氟沙星胶囊	2019-10-8	220	¥13.00
	10007	诺氟沙星胶囊	2019-4-3	100	¥13.00
	10007	诺氟沙星胶囊	2019-6-6	60	¥13.00
	10028	阿莫西林胶囊	2019-11-3	80	¥19.50
	10028	阿莫西林胶囊	2019-7-3	50	¥19.50
	10028	阿莫西林胶囊	2019-12-2	100	¥19.50
	10028	阿莫西林胶囊	2019-8-31	70	¥19.50
	10028	阿莫西林胶囊	2019-8-8	60	¥19.50
	10028	阿莫西林胶囊	2019-2-1	50	¥19.50
	10028	阿莫西林胶囊	2019-3-2	70	¥19.50
	10028	阿莫西林胶囊	2019-4-3	80	¥19.50
	10028	阿莫西林胶囊	2019-5-1	100	¥19.50
	10028	阿莫西林胶囊	2019-6-6	100	¥19.50
	10032	藿香正气胶囊	2019-4-3	50	¥11.20
	10032	藿香正气胶囊	2019-7-3	320	¥11.20
	10032	藿香正气胶囊	2019-6-6	50	¥11.20
	10032	藿香正气胶囊	2019-2-1	30	¥11.20
汇总 '药品类型' = 胶囊剂 (27 项明细记录)					
合计				2940	
片剂					
	10002	镇痛片	2019-12-2	10	¥11.95
	10002	镇痛片	2019-11-3	30	¥11.95

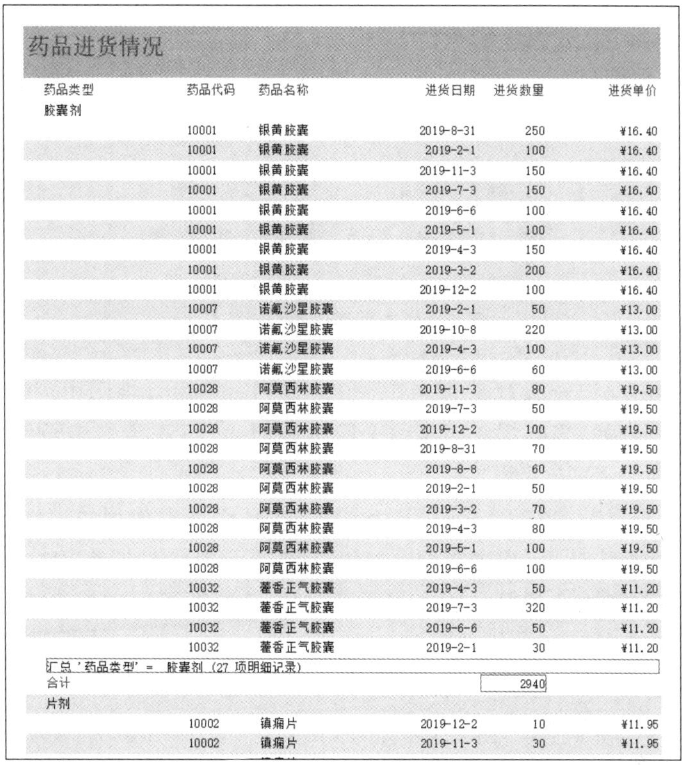

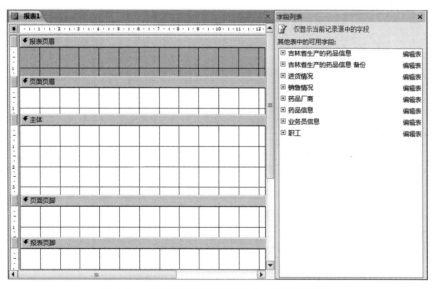

图 7.70 通过“报表向导”建立的报表(部分)

图 7.71 报表的“设计视图”和“字段列表”窗格

右击窗口左上角的报表选择器,在弹出的快捷菜单中选择“属性”命令;或双击报表选择器,都可打开报表的“属性表”对话框。在该对话框中选择“数据”选项卡,可以设置报表

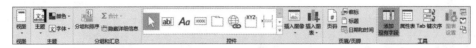

图 7.72 "设计"选项卡

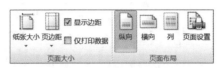

图 7.73 "页面设置"选项卡

的"记录源"，并弹出与记录源对应的"字段列表"窗格。在设计视图中创建报表，使用单一数据源更为方便。例如，当数据来源于多个数据表时，可以先为多表数据建立一个查询，然后将该查询作为报表"记录源"。

设计报表时，可以首先打开"控件"选项组（与窗体设计时使用的控件基本相同），然后在报表设计视图的相应节区，根据需要从"控件"选项组中添加适当的控件，或者将"字段列表"窗格中的有关字段拖到报表主体节区里，如果需要还可通过报表或控件的"属性表"对话框设置报表及控件的相关属性。

在报表设计过程中，如果控件版面布局按纵向布置，则可设计出纵栏式报表；如果控件版面布局按照横向布置，则可设计出表格式报表。设计表格式报表时，需使用剪切/粘贴的方法将文本框字段的附加标签从主体节区移置页面页眉节区，然后调整各个控件的布局和大小、位置及对齐方式等；修正报表页面页眉节和主体节的高度，以合适的尺寸容纳其中包含的控件。

图 7.74 是一个打开的表格式报表"设计视图"，可以看出报表由如下几部分区域组成。

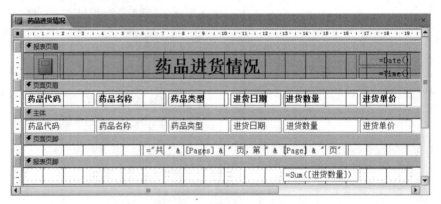

图 7.74 报表"设计视图"的组成区域示例

（1）报表页眉：在报表的开始处，常用标签控件来显示报表页面的主标题或说明性文字，用图像控件来显示标志性图案（Logo）。每份报表只有一个报表页眉。在图 7.74 报表"设计视图"中，报表的主标题就是"药品进货情况"。标志性图案就是"报表"图标。右侧的计算文本框显示当前日期和时间。

（2）页面页眉：显示报表中的字段标题或名称，也可以是记录的分组名称，报表的每一页都有页面页眉，以保证当数据较多时，需要分页显示或打印时，在报表的每页上面都有一个固定的表头。图 7.74 页面页眉中，放置的是字段文本框附加的标签控件，显示对应的字段名称或标题。

（3）主体：打印表或查询中的记录数据，是报表显示数据的主要区域。

主体节用来定义报表中最主要的数据输出显示内容和格式，将针对每条记录进行处理，各字段数据均要通过文本框或其他控件（主要是复选框和绑定对象框）绑定显示，也可以包含通过计算表达式结果得到数据的计算控件。图 7.74 主体节中，放置的是文本框控件，用于显示每条记录的字段值。

（4）页面页脚：在每页的底部，用来显示页码，也可以显示本页的注释或说明。报表的每一页都有页面页脚。图 7.74 中的报表设计示例，页面页脚节内通过放置表达式为"＝"共 " & ［Pages］& " 页，第 " & ［Page］& " 页""的文本框控件（也就是计算控件）在报表每页底部输出页码信息。

（5）报表页脚：用来显示整份报表的汇总或其他的统计信息以及说明信息，在所有数据都被输出后，显示在报表的结束处。每份报表只有一个报表页脚。在图 7.74 中，报表页脚放置了一个对报表中"进货数量"进行汇总的计算文本框。

设计视图中各区域具有不同的功用。因此，设计报表时，可以将各种类型的文本和字段控件按功能和显示要求合理地放置在各个区域内。

4. 创建子报表

子报表是插入在其他报表中的报表。与创建子窗体的方法类似，子报表可以在已有的报表中创建，也可以通过将已有报表添加到其他报表中来创建。

1）使用子窗体/子报表控件创建子报表

在已有的报表中通过子窗体/子报表控件创建子报表，应确保主报表和子报表之间已经建立了正确的联系，这样才能保证在子报表中记录与主报表中的记录之间有正确的对应关系。

【例 7.10】　在"业务员信息"报表中添加"销售情况"子报表。操作过程如下。

（1）首先使用自动报表或报表向导方法创建基于"业务员信息"表的"业务员信息"报表。在"设计视图"中适当调整其控件布局，在主体节中为子报表的插入预留出一定的空间，如图 7.75 所示。

（2）确保"控件"选项组中"使用控件向导"按钮有效，然后单击"控件"选项组中的"子窗体/子报表"按钮。在主体节的子报表预留位置，选择合适的插入点并单击，将弹出"子报表向导"对话框之一，选择数据源。在该对话框中有两个"数据来源"选项："使用现有的表和查询"选项，创建基于表和查询的子报表；"使用现有的报表和窗体"选项，创建基于报表和窗体的子报表。本例选择"使用现有的表和查询"选项，如图 7.76 所示。

（3）单击"下一步"按钮，打开"子报表向导"对话框之二，选择子报表中要包含的字段。在该对话框中，先选择子报表的记录源表或查询，再选定子报表中包含的字段。本例

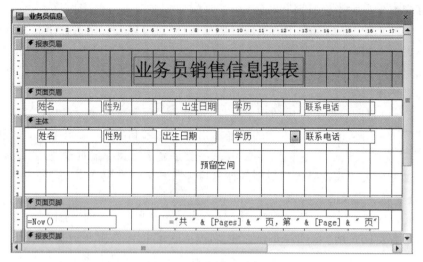

图 7.75　主报表设计视图

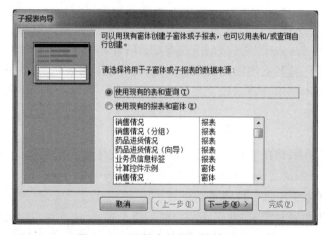

图 7.76　"子报表向导"对话框之一

将"销售情况"表中的"销售日期""销售数量""销售单价"和"药品信息"表中的"药品名称"4 个字段作为子报表的字段选入"选定字段"列表中，如图 7.77 所示。

（4）单击"下一步"按钮，打开"子报表向导"对话框之三，确定主子报表的链接字段。在该对话框中，可以选择"从列表中选择"或"自行定义"单选按钮。本例选中"从列表中选择"单选按钮，将"业务员编号"作为链接字段，如图 7.78 所示。

（5）单击"下一步"按钮，打开"子报表向导"对话框之四，为子报表指定名称。本例将子报表命名为"销售情况子报表"，如图 7.79 所示。此时，"导航窗格"报表对象列表中将出现对应的子报表对象。

（6）单击"完成"按钮，返回"设计视图"。单击"文件"→"另存为"→"对象另存为"命令，将主子报表命名为"业务员销售信息"。添加子报表后的设计视图如图 7.80 所示。

（7）单击"设计"选项卡→"视图"组→"打印预览"按钮，主报表/子报表"打印预览报表"

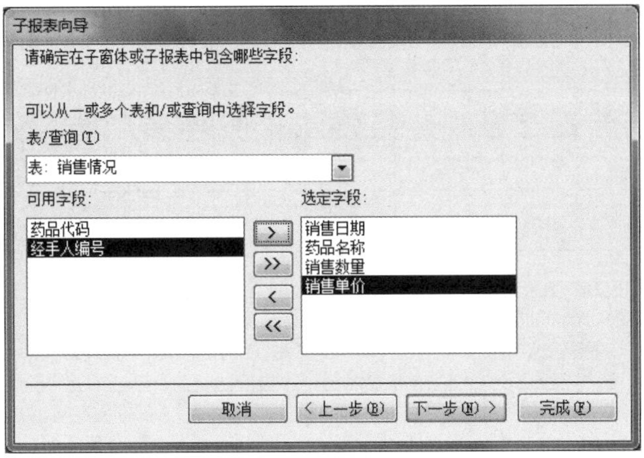

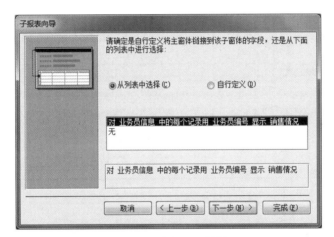

图 7.77 "子报表向导"对话框之二

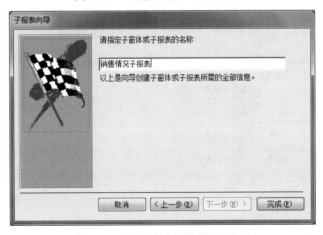

图 7.78 "子报表向导"对话框之三

请指定子窗体或子报表的名称：

销售情况子报表

以上是向导创建子窗体或子报表所需的全部信息。

图 7.79 "子报表向导"对话框之四

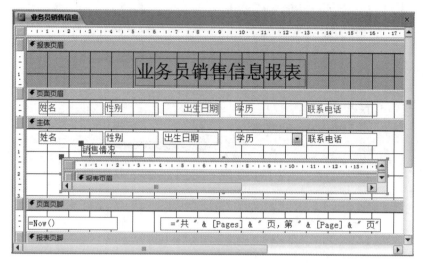

图 7.80　含子报表的报表设计视图

视图如图 7.81 所示。

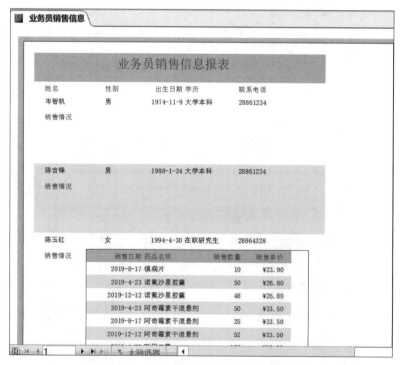

图 7.81　主报表/子报表"打印预览"视图

2）链接主报表和子报表

通过"报表向导"或"子窗体/子报表"控件创建子报表，Access 会自动将主报表与子报表进行链接，如同名字段自动链接等。但如果主报表和子报表没有自动链接，则可以通过下面的方法来进行链接。

在"设计视图"中,打开主报表,选中"子报表"控件,然后单击"设计"选项卡上的"属性表"按钮,打开如图 7.82 所示子窗体/子报表控件"属性表"对话框。在"链接子字段"属性框中,输入子报表中"链接字段"的名称,并在"链接主字段"属性框中,输入主报表中"链接字段"的名称。在"链接子字段"属性框中给的不是控件的名称而是数据源中的链接字段名称。若不能确定链接字段,可以打开其后的"生成器"工具去选择构造。

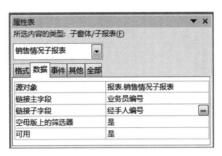

图 7.82　子窗体/子报表控件"属性表"对话框

注意:设置主报表/子报表链接字段时,链接字段并不一定要显示在主报表或子报表上,但必须包含在主报表/子报表的基础数据源中。

5. 创建图表报表

创建图表报表需要在报表设计视图中应用"图表"控件,使用"图表向导"来实现。

【例 7.11】 修改第 6 章例 6.6 创建的"按月查询药品销售"查询作为本例的数据源,创建"按月统计药品销售图表"报表。

操作步骤如下。

(1)由于"按月查询药品销售"查询是参数查询,不能直接作为图表的数据源,所以首先在查询设计视图中打开"按月药品销售"查询,删除条件行中参数。单击"文件"→"另存为"→"对象另存为"命令,将修改后的查询命名为"按月查询药品销售备份"。

(2)在数据库窗口中,单击"创建"选项卡→"报表"组→"报表设计",打开一个空白的报表"设计视图"。单击"控件"选项组中的"图表"按钮,然后在窗体主体节区中画出大小合适的图表控件对象,此时,将打开"图表向导"对话框之一,选择数据源。

(3)在"图表向导"对话框之一中,选中"视图"选项组中"查询"选项,然后在数据源列表中选中"按月查询药品销售备份"查询作为图表数据源,如图 7.83 所示。

(4)单击"下一步"按钮,打开"图表向导"对话框之二,选取图表字段。本例选择"月份""药品名称"和"销售量"3 个字段,如图 7.84 所示。

(5)单击"下一步"按钮,打开"图表向导"对话框之三,选择图表类型。本例选择默认的柱形图,如图 7.85 所示。

(6)单击"下一步"按钮,打开"图表向导"对话框之四,选择数据在图表中的布局方式。本例,将"药品名称"设置为系列,"月份"为轴(横坐标),"销售量"为数据(纵坐标),如图 7.86 所示。

(7)单击"下一步"按钮,打开"图表向导"对话框之五,指定图表标题。本例设置图表

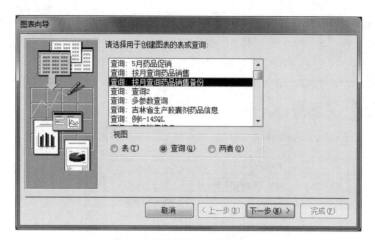

图 7.83　"图表向导"对话框之一

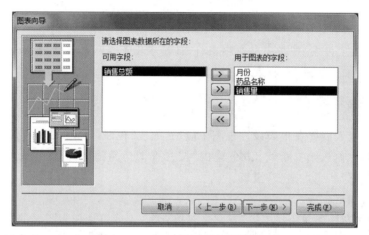

图 7.84　"图表向导"对话框之二

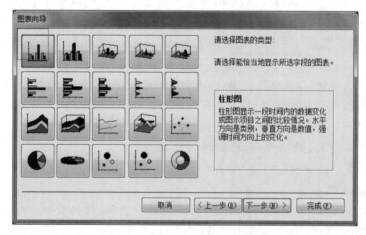

图 7.85　"图表向导"对话框之三

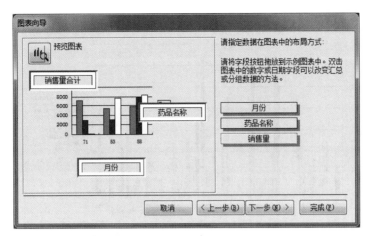

图 7.86 "图表向导"对话框之四

标题为"按月统计药品销售图表",如图 7.87 所示。

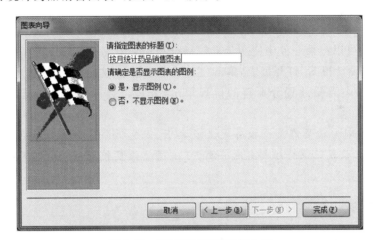

图 7.87 "图表向导"对话框之五

（8）单击"完成"按钮，退出图表向导。此时主体节显示图表示意图，注意图表示意图并不是实际输出的图表，而是布局和图形的示意。调整图表区域大小，将视图切换为"报表视图"或"打印预览"，才能显示如图 7.88 所示的输出图表。单击"保存"按钮，将图表报表命名为"按月统计药品销售图表"。

读者可以自行尝试用"控件"选项组右侧的 按钮直接创建图表报表，对比一下两种操作方式的不同。

7.3.2 编辑报表

在报表的"设计视图"中可以对已经创建的报表进行编辑和修改，主要操作项目有：应用报表主题，添加背景图案和时间日期等。其操作方法和窗体一样，这里不再赘述。下

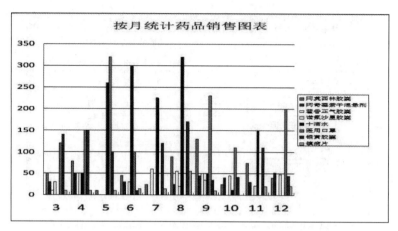

图 7.88 "按月统计药品销售图表"打印预览视图

面介绍报表中使用更多的编辑项目。

1. 添加分页符

在报表中,可以在某一节中使用分页控制符来标志另起一页的位置。操作步骤如下。

(1) 使用"设计视图"打开报表,单击"控件"选项组中的"插入分页符"按钮。

(2) 在报表中需要设置分页符的位置单击,分页符会以短虚线标志在报表的左边界上。

注意:分页符应设置在某个控件之上或之下,以免拆分了控件中的数据。如果要将报表中的每条记录或记录分组都另起一页,可以通过设置组标头、组注脚或主体节的"强制分页"属性来实现。

2. 添加页码

在报表中添加页码的操作步骤如下。

(1) 使用"设计视图"打开报表,单击"设计"选项卡→"页眉/页脚"组→"页码"按钮。

(2) 在打开的"页码"对话框中,根据需要选择相应的页码格式、位置和对齐方式。

其中对齐方式有下列可选项。左:在左页边距添加文本框。中:在左右页边距的正中添加文本框。右:在右页边距添加文本框;内:在左、右页边距之间添加文本框,奇数页打印在左侧,而偶数页打印在右侧。外:在左、右页边距之间添加文本框,偶数页打印在左侧,而奇数页打印在右侧。

(3) 如果要在第一页显示页码,请选中"首页显示页码"复选框。

可用表达式创建页码。[Page]和[Pages]是内置变量,[Page]代表当前页页码,[Pages]代表总页数。页码常用的格式如表 7.3 所示。

3. 使用节

报表中的内容是以节划分的。每一个节都有其特定的目的,而且按照一定的顺序输

表 7.3 页码常用格式

代　　码	显 示 文 本
= "第" & [Page] & "页"	第 N(当前页)页
= [Page] & "/" & [Pages]	N / M(总页数)
= "第" & [Page] & "页,共" & [Pages] & "页"	第 N 页,共 M 页

出在页面及报表上。在打印报表中,某些节可以指定很多次。可以通过放置控件来确定在节中显示内容的位置。

1) 添加或删除报表页眉、页脚和页面页眉、页脚

选择快捷菜单上的"报表页眉/页脚"命令或"页面页眉/页脚"命令来操作。

页眉和页脚只能作为一对同时添加。如果不需要页眉或页脚,可以将不要的节的"可见性"属性设为"否",或者删除该节的所有控件,然后将其大小设置为零或将其"高度"属性设为 0。

如果删除页眉和页脚,Access 将同时删除页眉、页脚中的控件。

2) 改变报表的页眉、页脚或其他节的大小

可以单独改变报表上各个节的大小。但是,报表只有唯一的宽度,改变一个节的宽度将改变整个报表的宽度。

可以将鼠标放在节的底边(改变高度)或右边(改变宽度)上,拖动鼠标改变节的高度或宽度。也可以将鼠标放在节的右下角上,然后沿对角线的方向拖动鼠标,同时改变高度和宽度。

3) 为报表中的节或控件创建自定义颜色

如果调色板中没有需要的颜色,用户可以利用节或控件的属性表中的"前景色"(对应控件中的文本)、"背景色"或"边框颜色"等属性框并配合使用"颜色"对话框来进行相应属性的颜色设置。

4. 绘制线条和矩形

在报表设计中,可通过添加线条或矩形来修饰版面,以达到一个更好的显示效果。

在报表上使用"直线"控件绘制线条,操作步骤如下。

(1) 使用"设计视图"打开报表,单击"控件"选项组中的"直线"按钮。

(2) 单击报表的任意处可以创建默认粗细和长短的线条,或通过单击并拖动的方式创建自定长短的线条。

单击报表设计工具"格式"选项卡→"控件格式"组→"形状轮廓"按钮,在展开的列表选项中可以改变线条颜色、线条宽度和线条类型。当然也可以在"直线"控件"属性表"对话框中修改对应的属性值。

在报表上使用"矩形"控件绘制矩形。操作步骤与使用"直线"控件绘制线条相同,只是"矩形"除了边框的线条属性外,还有形的属性,即长和宽、背景色(填充色)的属性。

7.3.3　报表排序和分组

排序和分组是数据的基本操作。与查询设计中的排序和分组类似，报表输出也涉及排序和分组问题，即按哪些字段或条件排列记录输出，按哪些字段或条件对数据进行分组统计或计算并输出。报表排序和分组可以在运行"报表向导"时设置，也可以在报表"布局视图"或"设计视图"中通过"分组、排序和汇总"窗格创建。使用"布局视图"的特点是可以实时查看设置结果。一个报表中最多可以对 10 个字段或表达式进行排序分组。

1. 记录排序

本章例 7.9 使用"报表向导"创建报表时，操作到步骤（4）时，如图 7.66 所示对话框中会提示设置报表中的记录排序，这时，最多可以对 4 个字段进行排序。"报表向导"中设置字段排序，除一次最多设置 4 个字段的限制外，排序依据只限于字段，不能是表达式。实际上，使用"分组、排序和汇总"窗格设置排序，一个报表最多可以安排 10 个字段或字段表达式进行排序。具体操作过程如下。

（1）使用"布局视图"或"设计视图"打开需进行排序的报表，单击"设计"选项卡→"分组和汇总"组→"分组和排序"按钮，打开"分组、排序和汇总"窗格，如图 7.89 所示。

（2）在"分组、排序和汇总"窗格中，单击"添加排序"按钮，将弹出"排序选项"栏和如图 7.90 所示"选择字段"列表，从"选择字段"列表中选择第一排序依据的字段及其排序次序（升序或降序，默认为升序）。若排序是以表达式的结果为依据，则应单击"选择字段"列表最后的"表达式"命令，在弹出的"表达式生成器"中设置表达式。

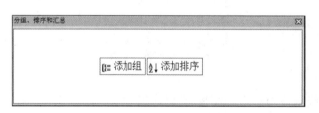

图 7.89　"分组、排序和汇总"窗格

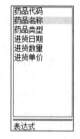

图 7.90　分组和排序中的
"选择字段"列表

（3）按照相同方法，单击"排序选项"栏下的"添加排序"按钮，可依次设置多个排序字段。在报表中设置多个排序字段时，先按第一排序字段值排列，第一排序字段值相同的记录再按第二排序字段值进行排列，以此类推。如图 7.91 所示的"分组、排序和汇总"窗格，就是设置将"药品名称"作为第一排序字段，升序，"进货日期"为第二排序字段。

注意："排序功能选项栏"涉及排序一般只设置"排序依据""排序方式"两项。

2. 记录分组

通过分组可以实现同组数据的统计和输出，增强报表数据的可读性。在报表设计时，

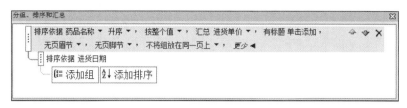

图 7.91　"分组、排序和汇总"窗格

选定分组字段,将该字段取值相同的记录归为同一组后,在设计视图中,将产生对应的组页眉和组页脚,并以组为单位进行统计和输出。

【例 7.12】 以第 6 章例 6.1 建立的"药品进货量"查询对象为数据源,在使用"自动报表"创建报表基础上,通过"分组和汇总"功能,建立名为"药品进货分组统计"报表。

操作步骤如下。

(1) 在数据库窗口导航窗格中,单击选中查询对象"药品进货量",再单击"创建"选项卡→"报表"组→"报表"按钮,此时,系统自动建立"药品进货量"报表,然后在"布局视图"中打开该报表。

(2) 将"布局视图"切换为如图 7.92 所示"设计视图"。在该视图"分组、排序和汇总"窗格中,单击"添加组"按钮,打开"分组选项"栏和"选择字段"列表。除了将"排序依据"改为"分组形式"外,"分组选项"栏上其余选项和图 7.90"排序选项"栏一样。

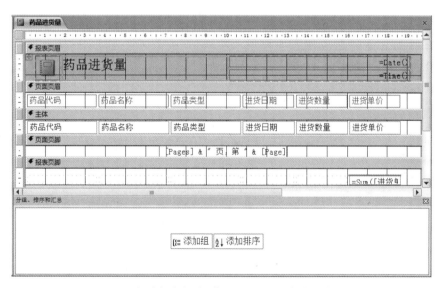

图 7.92　自动报表创建"药品进货量"报表的设计视图

设置"分组形式":字段为"药品名称",排序方式为"升序",分组间隔为"按整个值"。分组间隔的选项与分组字段的数据类型有关。具体如表 7.4 所示。

表 7.4 "分组间隔"选项说明

分组字段数据类型	间 隔 选 项	记录分组形式
文本	按整个值	分组字段或表达式上，与值相同的记录
	前缀字符	分组字段或表达式中，前面若干字符相同的记录
	自定义	分组字段或表达式上，与自定义值前缀相同的记录
数字、货币和 Yes/No	按整个值	分组字段或表达式上，与值相同的记录
	按文本字符前缀	分组字段或表达式中，前面若干字符相同的记录
	按数字或日期	分组字段或表达式上，指定间隔值内的记录
日期、时间	按整个值	分组字段或表达式上，与值相同的记录
	年	分组字段或表达式上，日历年相同的记录
	季	分组字段或表达式上，日历季相同的记录
	月	分组字段或表达式上，月份相同的记录
	周	分组字段或表达式上，周相同的记录
	日	分组字段或表达式上，日期年相同的记录
	时	分组字段或表达式上，小时数相同的记录
	分	分组字段或表达式上，时间分相同的记录
	自定义	分组字段或表达式上，与自定义日期、时间间隔相同的记录

设置"汇总"：汇总方式为"进货数量"，类型为"合计"，勾选"显示总计"和"在组页脚中显示小计"复选框，如图 7.93 所示。"显示总计"是对整个报表中的"进货数量"字段值进行合计，"在组页脚中显示小计"是以组为单位进行合计，并在组页脚中显示。

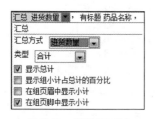

图 7.93 设置"汇总"

其余设置："有标题"为"药品名称"，将"药品名称"字段悬挂显示；其他选择为有页眉节、有页脚节、不将组放在同一页上等。"不将组放在同一页上"就是指定输出时组页眉、主体和组页脚可以不在同一页上，若设置为"将整个组在同一页上"则组页眉、主体和组页脚会输出在同一页上。

（3）设置完"分组选项"栏后，"设计视图"如图 7.94 所示。与图 7.92 比较，该视图中增添了以分组字段为标识的"药品名称页眉"组页眉和"药品名称页脚"组页脚两个节区；原主体节内的"药品名称"文本框移至"药品名称页眉"节中，且调整到第一列；"药品名称页脚"节内增加了一个内容为"＝Sum（[进货数量]）"计算文本框（对应汇总选项中的"在组页脚中显示小计"复选框）；"报表页脚"节也增加了同样内容的计算文本框（对应汇总选项中的"总计"复选框）。

（4）调整格式和布局。在"药品名称页脚"节内第一列添加一个标题为"合计"的标签控件。在"报表页脚"第一列也添加一个标题为"总计"的标签控件，删除最后一列内容为"＝Sum（[进货单价]）"的文本框。将"报表页脚"中标题修改为"药品进货分组统计"，字

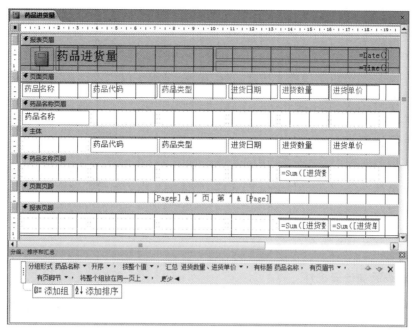

图 7.94 设置"分组选项"后的设计视图

号为 24,加粗,颜色为"黑色",并适当调整标题位置。将"页面页眉"中的所有标签的标题字体设置为 12,加粗,颜色为"黑色"。

（5）单击"保存"按钮,将报表命名为"药品进货分组统计"。切换为"打印预览"视图,可看到分组显示和统计的效果,如图 7.95 所示。

药品名称	药品代码	药品类型	进货日期	进货数量	进货单价
阿莫西林胶囊					
	10028	胶囊剂	2019-4-3	80	¥19.50
	10028	胶囊剂	2019-3-2	70	¥19.50
	10028	胶囊剂	2019-5-1	100	¥19.50
	10028	胶囊剂	2019-6-6	100	¥19.50
	10028	胶囊剂	2019-7-3	50	¥19.50
	10028	胶囊剂	2019-8-8	60	¥19.50
	10028	胶囊剂	2019-11-3	80	¥19.50
	10028	胶囊剂	2019-12-2	100	¥19.50
	10028	胶囊剂	2019-8-31	70	¥19.50
	10028	胶囊剂	2019-2-1	50	¥19.50
合计				760	
阿奇霉素干混悬剂					
	10008	其他	2019-10-8	200	¥16.50
	10008	其他	2019-6-6	60	¥16.50
	10008	其他	2019-4-3	100	¥16.50
	10008	其他	2019-2-1	50	¥16.50

药品进货分组统计 2021年7月31日 0:08:04

图 7.95 报表分组显示、统计输出（局部）

在"分组、排序和汇总"窗格，反复单击"添加组"按钮，设置"分组选项"栏，可以建立多层次的组页眉及组页脚，但一般不超过 3～6 层。

对已经设置排序或分组的报表，可以在上述"排序选项"栏或"分组选项"栏中进行以下操作：添加排序、分组字段或表达式，删除排序、分组字段或表达式，更改排序顺序、分组字段或表达式等。

7.3.4　使用计算控件

与窗体设计类似，报表设计过程中，除在版面上布置绑定控件直接显示字段数据外，还经常要进行各种运算并将结果显示出来。例如，前面报表设计中页码的显示和输出、分组统计数据的显示和输出等均是通过设置控件的"控件来源"属性为等号开头的表达式来实现的。使用的就是计算控件。

1. 给报表添加计算控件

计算控件的"控件来源"属性是一个表达式，当表达式的值发生变化时，会重新计算结果并输出。文本框是最常用的计算控件。计算控件的添加方法与窗体类似。

注意：计算控件的控件来源必须是等号"="开头的表达式。

2. 报表统计计算

报表设计中，可以根据需要进行各种类型统计计算并显示和输出，操作方法就是将计算控件的"控件来源"设置为所需的统计计算表达式。在 Access 中利用计算控件进行统计运算并输出结果，有两种操作形式。

1）在主体节内添加计算控件

在主体节内添加计算控件对记录的若干字段求和或计算平均值时，只要设置计算控件的"控件来源"为相应字段的运算表达式即可。例如，要计算报表中"优惠价"，假设"优惠价"是"进货单价"打九折，只要将添加的计算控件的"控件来源"属性设置为"=［进货单价］＊0.9"即可。

这种形式的计算还可以前移到表设计或查询设计当中，以改善报表操作性能。若报表数据源为表对象，则可以在表中创建一个计算类型的字段来完成计算；若报表数据源为查询对象，则可以在查询中添加计算字段来完成计算。

2）在组页眉/组页脚节区内或报表页眉/报表页脚节区内添加计算字段

在组页眉/组页脚节区内或报表页眉/报表页脚节区内添加计算字段，是对记录的若干字段求和或进行统计计算，这种形式的统计计算一般是对报表记录的字段列数据进行纵向统计，而且要使用 Access 提供的内置统计函数完成相应计算操作。例如，要计算报表中所有药品"进货数量"的总进货量，需要在报表页脚节内对应合适的位置添加一个文本框计算控件，设置控件来源属性为"＝Sum(［进货数量］)"即可。

如果是进行分组统计并输出，则要统计的计算控件应该安置在"组页眉"或"组页脚"节区内相应位置，然后将"控件来源"属性设置为统计函数即可。例如，要按药品名称统计各药品的"进货数量",只要在组页脚即"药品名称页脚"中,添加一个文本框计算控件,设置控件来源属性为"＝Sum([进货数量])"即可。

值得注意的是上面报表页脚和组页脚中所添加的计算控件,其"控件来源"属性虽然都是"＝Sum([进货数量])",但控件位置不同,统计计算的范围就不同。

3. 报表中的常用函数

报表设计中,常用的函数包括统计计算类函数、日期类函数等,报表中的常用函数如表 7.5 所示。

表 7.5　报表中的常用函数

函　　数	功　　能
Avg	在指定范围内,计算指定字段的平均值
Count	计算指定范围内的记录个数
First	返回指定范围内多条记录中的第一条记录指定的字段值
Last	返回指定范围内多条记录中的最后一条记录指定的字段值
Max	返回指定范围内多条记录中的最大值
Min	返回指定范围内多条记录中的最小值
Sum	返回指定范围内多条记录指定字段值的和
Date	当前日期
Now	当前日期和时间
Time	当前时间
Year	当前年

7.3.5　报表的预览和打印

报表在打印之前首先要进行页面设置,设置报表的边距、报表的打印方向、纸张大小、列的尺寸、列的布局等,然后通过打印预览查看要打印输出的结果,经过反复设置、预览确认后再执行打印操作。

1. 页面设置

单击报表设计工具"页面设置"选项卡,将在功能区显示如图 7.73 所示"页面设置"选项卡。该选项卡上有"页面大小"和"页面布局"两个选项组,前者有"纸张大小""页边距"2个按钮,能快速设定系统预设的纸张大小和纸张 4 个边距留白的大小位置;后者有"纵向""横向""列"和"页面设置"4 个按钮。其中"纵向""横向"按钮能快速设定纸张打印方向。"列"用于指定报表的列数、行间距、列尺寸、是先列后行还是先行后列的列布局等,单击"列"或"页面设置"按钮,将打开如图 7.96 所示"列"选项卡或如图 7.97 所示"打印选项"选项卡。

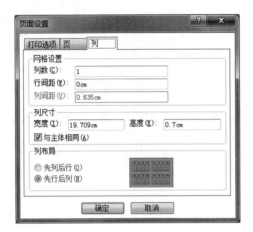

图 7.96 "列"选项卡

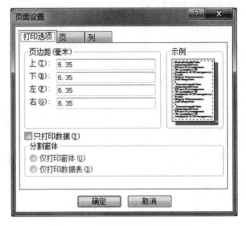

图 7.97 "打印选项"选项卡

例如，可以通过"页面设置"来创建多列报表。将一个设计好的普通报表设置成多列报表的操作步骤如下。

（1）创建普通报表。在打印时，多列报表的组页眉、组页脚和主体节将占满整个列的宽度。例如，如果要打印 3 列数据，需将控件放在一个合理宽度范围内。

（2）单击"页面设置"→"列"按钮，打开如图 7.96 所示"列"选项卡。

（3）在"网格设置"选项组中的"列数"文本框中输入每一页所需的列数，如设置"列数"为 3。在"行间距"文本框中输入"主体"节中每个标签记录之间的垂直距离。在"列间距"文本框中输入各标签列之间的距离。

（4）在"列尺寸"选项组的"宽度"文本框中输入单个标签的列宽；在"高度"文本框中输入单个标签的高度值。也可以用鼠标拖动节的标尺来直接调整"主体"节的高度。

（5）在"列布局"选项组选中"先列后行"或"先行后列"单选按钮，设置列的输出布局。

（6）单击"页面设置"对话框上"页"标签，显示如图 7.98 所示"页"选项卡。在"方向"选项组选中"纵向"或"横向"单选按钮来选择打印方向。也可以直接单击"页面设置"选项卡上"纵向"或"横向"按钮来选定。

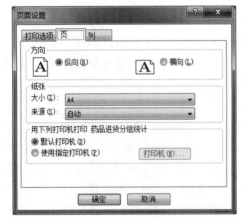

图 7.98 "页"选项卡

（7）单击"确定"按钮，关闭"页面设置"对话框，完成报表页面设置。

2. 预览和打印

预览报表可以使用"打印预览"和"报表视图"。两者比较相似，区别是"打印预览"显示打印的全部数据，而"报表视图"只显示部分数据。对于标签报表，两者的区别特别明显，读者可自行查看之。

通常,在打印报表之前可以通过"打印预览"视图,浏览打印的效果,然后才进行报表的打印。单击"文件"选项卡→"打印"命令就可以将设计好的报表输出到打印机上。

7.4　窗体和报表实验

7.4.1　知识概要

在本章实验中,需要用到的相关知识点如下。
(1) 窗体和报表的概念和作用。
(2) 窗体和报表的组成和结构。
(3) 创建和设计窗体的方法。
(4) 设置窗体的格式。
(5) 创建报表和子报表的方法。
(6) 编辑报表的方法。
(7) 报表内容的排序与分组方法。
(8) 在报表中使用计算控件。
(9) 设置报表属性和节属性的方法。

7.4.2　实验目的和内容

掌握创建各种类型窗体的方法,特别是掌握利用"设计视图"创建窗体的方法;掌握各种控件的创建方法;能进行窗体属性的设置;掌握各种窗体控件的使用及属性设置;掌握控件之间的结合使用;掌握窗体的格式化设置;掌握创建各种报表的方法,特别是掌握编辑和设计报表的方法;掌握报表的排序、分组汇总方法,能正确使用计算控件。

具体实验内容如下。
(1) 创建窗体。
(2) 设计窗体。
(3) 格式化窗体。
(4) 创建报表和子报表。
(5) 报表的排序和分组。
(6) 使用计算控件。

7.4.3　实验 1　创建窗体

1. 实验任务

在本实验中,需要分步完成下列任务。
(1) 以"业务员信息"表为数据源,使用"窗体"工具按钮自动创建不同类型"业务员信息"窗体。

（2）以"二季度销售情况"查询为数据源,使用"窗体向导"创建"二季度销售情况"纵栏表式窗体。

（3）以"药品信息"表和"进货情况"表为数据源,创建嵌入式名为"药品信息_主子"的主/子窗体。

2. 操作要点

1）使用"窗体"工具按钮创建窗体

（1）在导航窗格表对象列表中,选中"业务员信息"表。单击"创建"选项卡→"窗体"组→"窗体"按钮,系统自动在"布局视图"中显示窗体。

（2）单击窗体布局工具"设计"选项卡上"视图"按钮,或单击窗体状态栏右侧"视图按钮"组 中的"窗体视图"按钮,将"布局视图"切换为如图 7.99 所示的"业务员信息"窗体。

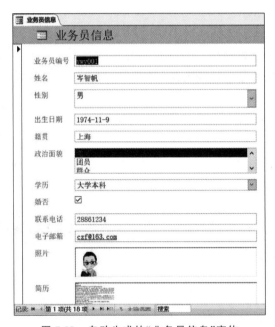

图 7.99　自动生成的"业务员信息"窗体

（3）单击"保存"按钮,打开"另存为"对话框,在"窗体名称:"文本框中输入"业务员信息",单击"确定"按钮,完成创建自动窗体。使用"窗体"按钮创建的窗体,默认类型为"纵栏式"。

（4）仍然选中"业务员信息"表为数据源,单击"创建"选项卡→"窗体"组→"其他窗体"按钮 ,在展开的按钮列表中,单击"多个项目"按钮,系统自动在"布局视图"中显示多个项目窗体。将"布局视图"切换"窗体视图",观察结果。

（5）单击"保存"按钮,将窗体命名为"业务员信息（多个项目）"。

（6）仍然以"业务员信息"表为数据源,单击"创建"选项卡→"窗体"组→"其他窗体"

按钮,在展开的按钮列表中,单击"数据表"按钮,系统自动在"窗体视图"中显示数据表窗体。观察结果。

(7) 单击"保存"按钮,将窗体命名为"业务员信息(数据表)"。

(8) 仍然以"业务员信息"表为数据源,单击"创建"选项卡→"窗体"组→"其他窗体"按钮,在展开的按钮列表中,单击"分割窗体"按钮,系统自动在"布局视图"中显示分割窗体。将"布局视图"切换"窗体视图",观察结果。

(9) 单击"保存"按钮,将窗体命名为"业务员信息(分割窗体)"。

(10) 对使用上面 4 个不同窗体工具按钮,自动创建不同类别的窗体结果进行比较。

2)使用"窗体向导"创建基于单一数据源的窗体

窗体的数据源可以是数据表,也可以是查询。本操作使用前面查询实验中创建的"二季度销售情况"查询作为数据源。

(1) 单击"创建"选项卡→"窗体"组→"窗体向导",打开"窗体向导"对话框之一,选择窗体使用字段。

(2) 在该对话框"表/查询"组合框中选择"查询:二季度销售情况"。此时,在"可用字段"列表框中列出了所有可用的字段。单击"选择所有字段"按钮 >> ,将所有可用的字段转移到"选定的字段"列表框中,如图 7.100 所示。

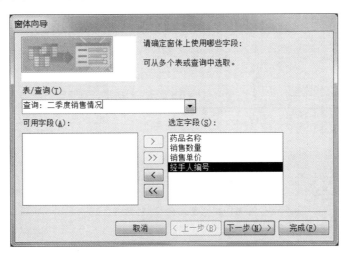

图 7.100 "窗体向导"对话框之一

(3) 单击"下一步"按钮,打开"窗体向导"对话框之二,确定窗体布局,即窗体类型。在右侧选项组选择不同布局,可以在左侧预览所建窗体的布局。本操作选中"纵栏表"单选按钮,如图 7.101 所示。

(4) 单击"下一步"按钮,打开"窗体向导"对话框之三,确定窗体标题。如果想在完成窗体创建后,打开窗体并查看或输入数据,单击"打开窗体查看或输入信息"单选按钮;如果要调整窗体的设计,则单击"修改窗体设计"单选按钮。本操作选择前者并采用默认标题"二季度销售情况",如图 7.102 所示。

(5) 单击"完成"按钮,结果显示如图 7.103 所示。

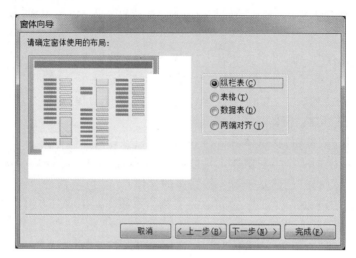

图 7.101 "窗体向导"对话框之二

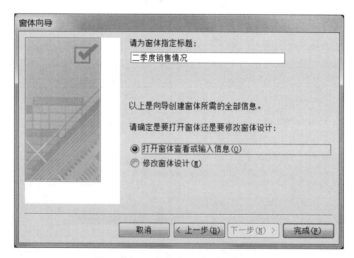

图 7.102 "窗体向导"对话框之三

图 7.103 "二季度销售情况"窗体

3）创建基于多个数据源的窗体

本操作使用"窗体向导""窗体"工具按钮和拖曳 3 种方法创建基于多个数据源的窗体。

（1）参考例 7.1，选择"药品信息"表为主表，"进货情况"表为子表，使用"窗体向导"创建基于多个数据源的窗体。其中，从"药品信息"表选取"药品名称""药品类型""规格"和"有效期"等字段，从"进货情况"表选取"药品代码""进货日期""进货数量""进货单价"和"生产日期"等字段。将窗体命名为"药品进货情况"，完成使用"窗体向导"创建基于多个数据源的窗体。

（2）打开"药品信息"表数据表视图。单击数据表左侧关联标记 ⊞，显示第 5 章图 5.28 所示"进货情况"子数据表。若显示的不是"进货情况"子数据表，可以单击"开始"选项卡→"记录"组→"其他"按钮，在展开的列表命令项中，选中"子数据表"级联菜单下的"子数据表"命令，在打开如图 7.104 所示的"插入子数据表"对话框中进行选择。

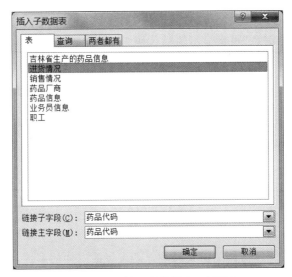

图 7.104 "插入子数据表"对话框

（3）单击"创建"选项卡→"窗体"组→"窗体"按钮，系统自动在"布局视图"中显示嵌入"进货情况"子窗体的"药品信息"窗体。将"布局视图"切换为"窗体视图"。将窗体命名为"药品进货情况（二）"，完成使用"窗体"工具按钮创建基于多个数据源的窗体。

（4）将"一对多"关系的两个表分别创建基于单个数据源的窗体，即分别创建不包含子数据表的纵览式"药品信息（主）"窗体和数据表式"进货情况（子）"窗体。

（5）打开作为"一对多"关系中的"一"方，纵览式主窗体"药品信息（主）"窗体布局视图，然后在导航窗格列表中选择作为"一对多"关系中的"多"方，即数据表式子窗体"进货情况（子）"。

（6）将选中的"多"方的"进货情况（子）"窗体直接拖曳至"一"方"药品信息（主）"窗体布局视图中适当位置上。将窗体另存为"药品进货情况（三）"，完成使用拖曳方法创建基于多个数据源的窗体。

（7）比较使用 3 种方法创建主/子窗体的结果。

7.4.4　实验 2　设计窗体

1. 实验任务

在本实验中，需要分步完成下列任务。

（1）在窗体"设计视图"中，创建"业务员销售信息"窗体。在该窗体页眉上创建一个标签控件用于显示主标题"业务员销售信息"。在窗体主体节区创建绑定型文本框控件、选项卡控件、图像控件。在窗体页脚上创建命令按钮控件。

（2）设计选项卡控件各页内容。选项卡控件包含"页 5""页 6"和"页 7"3 个页对象，标题分别是"基本信息""销售信息"和"所售药品信息"。"基本信息"页将显示业务员的性别、出生日期、婚姻状况和学历，其中性别以组合框显示，婚姻状况以选项组显示。"销售信息"页将显示销售日期、药品名称、销售数量、销售单价和销售金额，其中销售金额使用计算控件。"所售药品信息"页将显示药品代码、药品类型、规格、有效期和联系电话。完成任务后选项卡各页设计结果如图 7.105 所示。

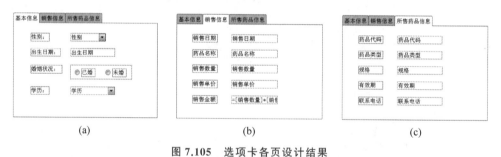

（a）　　　　　　　　　（b）　　　　　　　　　（c）

图 7.105　选项卡各页设计结果

（3）设置任务（1）所建窗体的格式属性。需设置的窗体的属性名称及属性值如表 7.6 所示。

表 7.6　窗体属性设置内容

属 性 名 称	属 性 值	属 性 名 称	属 性 值	属 性 名 称	属 性 值
标题	业务员销售信息	记录选择器	否	导航按钮	否
滚动条	两者均无	分隔线	否	最大最小化按钮	无

（4）将任务（2）所建选项卡"基本信息"页中的"出生日期"文本框改为"年龄"文本框，年龄由出生日期计算得到。

（5）创建一个窗体，使用计算控件实现体型测试。当用户输入了"身高""体重"并选择"性别"后，系统会自动给出测试结果。假设测试规则是这样定义的：对于男性，身高（厘米数）减去 100 的差乘以 1.1 为体重的上限值，身高减去 100 的差乘以 0.9 为体重的下限值；对于女性，身高减去 105 的差乘以 1.1 为体重的上限值，身高减去 105 的差乘以 0.9

为体重的下限值。如果体重在上、下限范围内,体形适中;高于上限值体形偏胖;低于下限值体形偏瘦。

2. 操作要点

1) 创建"业务员销售信息"窗体

(1) 新建"业务员销售信息"查询作为窗体数据源。该查询包含"业务员信息""销售情况"和"药品信息"3 表中的相关字段,查询的设计视图如图 7.106 所示。

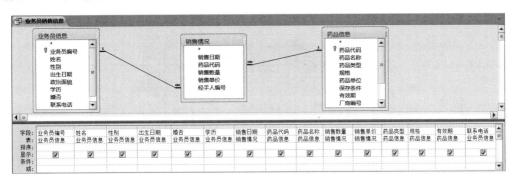

图 7.106　"业务员销售信息"查询的设计视图

(2) 设置窗体数据源。打开窗体"设计视图",在"设计"选项卡上,单击"属性表"按钮,打开"属性表"对话框。在"记录源"属性下拉组合框,选中"业务员销售信息"查询作为记录源。

(3) 显示窗体页眉节。右击"主体"节区,在打开的快捷菜单上,选中"窗体页眉/页脚"命令,此时,在窗体"设计视图"中的"主体"节上下分别显示"窗体页眉"节和"窗体页脚"节。

(4) 创建标签控件。单击"设计"选项卡→"控件"组→"标签"按钮,在"窗体页眉"处单击要放置标签的位置,然后输入标签标题"业务员销售信息"。在"属性表"对话框中设置属性:字体名称为"微软雅黑",字号为 24,前景色为"黑色文本"。

(5) 创建绑定型文本框。单击"设计"选项卡上的"添加现有字段"按钮,打开如图 7.107 所示"字段列表"窗格,分别将"业务员编号"和"姓名"两字段拖曳至窗体"主体"节内适当的位置,即在该窗体中创建绑定型文本框。将绑定文本框和标签的前景色属性都设置为"黑色文本"。

(6) 单击"保存"按钮,将窗体命名为"业务员销售信息"。

2) 创建选项卡控件

(1) 在窗体上添加选项卡控件。单击"控件"选项组中"选项卡控件"按钮。在窗体合适位置拖曳鼠标画出选项卡控件,或单击窗体显示选项卡控件后,调整其位置和大小。

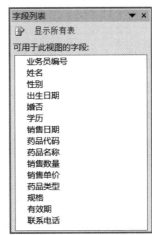

图 7.107　"字段列表"窗格

此时，将在窗体上显示包含页 5、页 6 两个选项卡的选项卡对象。

注意： 选项卡的页编号是根据创建控件的顺序排序的，具体操作中读者看到的编号可能与本例中的编号并不一致。

（2）添加新选项卡。右击选项卡控件，在弹出的快捷菜单上选择"插入页"命令，此时，在选项卡上将增加新选项卡"页 7"。

（3）修改选项卡的标题。在"属性表"对话框下拉列表框中，选中"页 5"。单击该对话框中的"格式"选项卡，在"标题"属性框中输入"基本信息"。按同样方法设置"页 6"和"页 7"的"标题"属性，设置结果如图 7.108 所示。

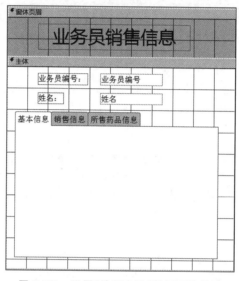

图 7.108　设置"选项卡控件"标题的结果

3）设计"基本信息"选项卡

（1）按例 7.6 所示方法，使用"组合框向导"创建显示"性别"的组合框控件。

（2）打开字段列表窗格，将"出生日期"字段拖曳至"基本信息"选项卡内适当的位置。

（3）按例 7.5 所示方法，在"基本信息"选项卡上使用"选项组向导"创建显示"婚否"的选项组控件。将该选项组标题设置为"婚姻状况"。

（4）打开字段列表窗格，将"学历"字段拖曳至"基本信息"选项卡内适当的位置。由于"学历"字段使用了查阅向导，且使用"组合框"，因此，将"学历"字段拖曳至"基本信息"选项卡内，系统自动使用"组合框控件"来显示学历字段值。

（5）将"基本信息"选项卡中所有控件的前景色属性设置为"黑色文本"。"基本信息"选项卡设计结果如图 7.105（a）所示。

4）设计"销售信息"和"所售药品信息"选项卡

（1）单击标题"销售信息"，显示"销售信息"选项卡。打开字段列表，将"销售日期""药品名称""销售数量"和"销售单价"字段拖曳至"销售信息"选项卡内适当的位置。

（2）单击"文本框"按钮，在"销售信息"选项卡下方创建计算控件，将其附加标签的标题设置为"销售金额："，文本框内容为表达式"＝［销售数量］＊［销售单价］"。

（3）将"销售信息"选项卡中所有控件的前景色属性设置为"黑色文本"。"销售信息"选项卡设计结果如图7.105（b）所示。

（4）类似步骤（1），在"所售药品信息"选项卡上创建显示药品代码、药品类型、规格、有效期和联系电话的绑定型文本框控件。设计结果如图7.105（c）所示。

5）创建"图像"控件

（1）单击"控件"选项组中"图像"按钮，在窗体上单击要放置图片的位置，打开"插入图片"对话框。

（2）在该对话框中找到并选中要使用的图像文件，单击"确定"按钮，图像将显示在图像控件中。

直接单击"控件"选项组上"插入图像"按钮 ，也能插入图像。

6）创建"命令按钮"控件

按例7.7所示方法，在窗体页脚上分别创建"第一项记录""前一项记录""后一项记录"和"最后一项记录"4个"命令按钮"控件，其中，"前一项记录""后一项记录"两个命令按钮使用图片标题。结果如图7.109所示。

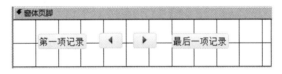

图7.109 创建"命令按钮"结果

7）设置窗体格式属性

（1）打开"业务员销售信息"窗体"设计视图"，双击左上角窗体选择器 ■，打开"窗体"属性对话框。选择"格式"选项卡，并按照表7.6要求设置窗体的格式属性，设置结果如图7.110所示。

（2）切换视图为"窗体视图"，显示效果如图7.111所示。

注意：导航按钮、记录选择器等均没有出现在如图7.111所示窗体中。这种设置可以使设计者按照用户需要来设计窗体外观。在本操作中，只对窗体"格式"属性中的一部分进行了设置。其他相关属性的设置，读者可以自行练习完成并查看结果。

8）将"出生日期"文本框更改为"年龄"文本框

（1）在选项卡控件的"基本信息"选项卡上，双击"出生日期"文本框，打开对应的"属性表"对话框。

（2）在该对话框中，将"名称"属性从原先的"出生日期"更改为"年龄"，将"控件来源"属性原

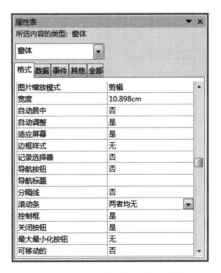

图7.110 窗体"格式"属性设置结果

先绑定的"出生日期"字段更改为表达式"＝Year(Date())－Year([出生日期])"。实际上,就是将原来的绑定控件修改为计算控件。

（3）将附加的标签控件标题从原先的"出生日期:"更改为"年龄:"。

（4）保存修改结果。将窗体切换为"窗体视图",显示修改控件属性后的结果如图 7.112 所示。请与图 7.111 进行比较。

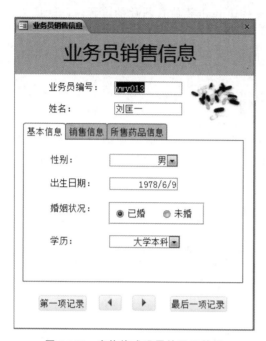

图 7.111　窗体格式设置的显示效果

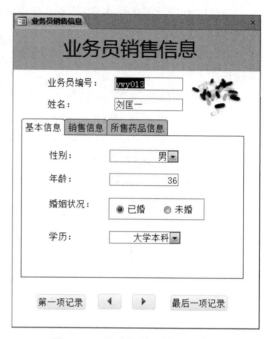

图 7.112　修改控件属性后的结果

9）使用计算控件

（1）新建"体型测试"窗体。窗体属性除标题外,其余按表 7.6 设置格式属性。在该窗体的适当位置创建 5 个文本框控件,其中,两个用于保存用户输入的身高和体重值,为未绑定文本框。两个用于显示计算得到的体重上限值和下限值,一个用于显示测试结果,为计算文本框。

（2）在窗体的适当位置创建一个组合框。组合框绑定的标签"标题"属性为"性别:"。组合框"名称"属性为 ComS,选项值为"男"和"女"。

（3）设置文本框"名称"属性。将文本框"名称"属性分别设置为 txtH、txtW、txtMax 和 txtMin,对应的附加标签"标题"属性分别设置为"身高:""体重:""上限:"和"下限:"。将剩下的第 5 个文本框"名称"属性设置为 txtT,删除其附加标签。

（4）在窗体上,创建两个矩形控件,用于修饰,并按输入数据和显示结果功能分组,如图 7.113 所示。

（5）将名称为 txtMax 的文本框"控件来源"属性设置为表达式"＝IIf([comS]＝"男",([txtH]－100)＊1.1,([txtH]－105)＊1.1)",用于显示计算得到的体重上限值。

（6）将名称为 txtMin 的文本框"控件来源"属性设置为表达式"＝IIf([comS]＝

"男",([txtH]－100)＊0.9,([txtH]－105)＊0.9)"，用于显示计算得到的体重下限值。

（7）将名称为 txtT 的文本框"默认值"属性设置为""""(空字符串)，"字体名称"属性
设置为"华文新魏"，"字号"属性设置为 18，"前景色"属性设置为"蓝色"，"控件来源"属性
设置为"＝IIf（Val（[txtw]）＞Val（[txtMax]），"体形偏胖"，IIf（Val（[txtw]）＜
Val（[txtMin]），"体形偏瘦"，"体形适中")）"，用于显示测试结果。

（8）保存窗体，将窗体切换到"窗体视图"，输入相应的数据，显示结果如图 7.113
所示。

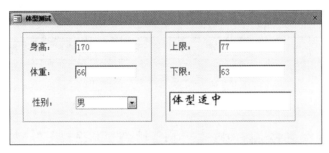

图 7.113　体型测试窗体

7.4.5　实验 3　格式化窗体

1. 实验任务

在本实验中，需分步完成下列任务。

（1）在"业务员销售信息"窗体中，应用条件格式，使"销售信息"选项卡中的"销售金
额"字段的值以不同的颜色显示。销售金额在 100 元以下(不含 100 元)用红色显示，销售
金额在 1000 元以上(不含 1000 元)用绿色显示，其余金额用蓝色显示。

（2）为"业务员销售信息"窗体任选一个"主题"。

2. 操作要点

1）使用条件格式

（1）打开"业务员销售信息"窗体"设计视图"，选择"销售信息"选项卡，在该选项卡上
选中显示"销售金额"的文本框控件。

（2）单击窗体设计工具"格式"选项卡→"控件格式"组→"条件格式"按钮，打开"条件
格式规则管理器"对话框，如图 7.54 所示。

（3）在该对话框中，单击"新建规则"按钮，打开"新建格式规则"对话框，如图 7.55
所示。

（4）在该对话框栏中设置字段值满足条件时的显示格式。单击"确定"按钮，返回"条
件格式规则管理器"对话框。

（5）重复上述步骤(3)、(4)，可以设置多个条件及条件格式，本操作结果如图 7.114
所示。

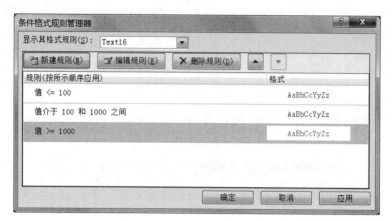

图 7.114　条件及条件格式设置结果

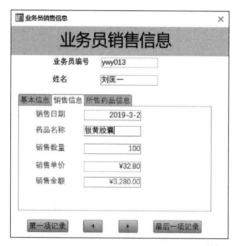

图 7.115　设置"条件格式"后的窗体视图

（6）单击"确定"按钮，关闭"条件格式规则管理器"。切换视图为"窗体视图"，并单击"销售信息"选项卡，显示结果如图 7.115 所示。

2）应用窗体主题

（1）打开"业务员销售信息"窗体"设计视图"。单击左上角窗体选择器，选中整个窗体。

（2）单击窗体设计工具"设计"选项卡→"主题"组→"主题"按钮，在展开的"主题"列表中，任意选择一主题项，观察视图外观变化。

（3）将视图切换为"窗体视图"可查看主题设置结果。

窗体的格式化操作还包括添加当前日期和时间、对齐窗体中的控件等，请读者自行练习相应操作。

7.4.6　实验 4　创建报表和子报表

1. 实验任务

在本实验中，需要分步完成下列任务。

（1）使用"标签向导"制作"业务员名片"标签报表。

（2）以"药品进货量"查询为数据源，使用报表向导创建"药品进货情况"报表。

（3）使用"设计视图"创建"药品销售情况报表"表格式报表。

（4）在"药品销售情况报表（主）"报表中创建"销售情况"子报表，并将包含子报表的报表保存为"药品及销售信息报表"。

（5）以已存在的"按月统计药品销售量"查询对象为数据源，使用"图表"控件创建名为"药品销售量统计图"的图表报表。

2. 操作要点

1）使用"标签向导"创建报表

按例 7.8 所示方法，创建完成"业务员名片"标签报表。其中，文字字体选择"楷体"，字号选择 12，文字颜色选择"蓝色"。字段依次选择"业务员编号""姓名""性别"和"联系电话"。"业务员名片"标签如图 7.116 所示。

业务员编号：ywy001 姓名：岑智帆 性别：男 联系电话：28861234	业务员编号：ywy002 姓名：陈吉锋 性别：男 联系电话：28861234
业务员编号：ywy003 姓名：龚旭青 性别：男 联系电话：28861234	业务员编号：ywy004 姓名：胡恩婧 性别：女 联系电话：28861234

图 7.116　"业务员名片"标签

2）使用"报表向导"创建报表

按例 7.9 所示方法，使用"报表向导"创建"药品进货情况"报表，并做如下改变。

在"报表向导"对话框之三中，选中"药品名称"为分组。在"报表向导"对话框之四中，以"进货日期"为第 1 排序字段。在"报表向导"对话框之五中，选择"块"作为布局。观察结果，进行对比。

3）使用"设计视图"创建报表

（1）单击"创建"选项卡→"报表"组→"报表设计"按钮，打开一个空白报表的"设计视图"。再通过右键快捷菜单，将"报表页眉/页脚"显示在设计视图中。

（2）单击报表设计工具"设计"选项卡→"控件"组→"标签"按钮，在报表页眉居中位置添加一个标签控件，输入标题"药品销售情况报表"。在"属性表"对话框的"格式"选项卡中设置如下属性："字体"为"微软雅黑"，"字号"为 20，"文本对齐"为"居中"，"字体粗细"为"加粗"，"前景色"为"黑色文本"。

（3）单击报表设计工具"设计"选项卡→"工具"组→"添加现有字段"按钮，打开"字段列表"窗格。在该窗格中，将"销售情况"表中"销售日期""药品代码""销售单价""销售数量"和"药品信息"表中"药品名称"等 5 个字段拖曳至报表主体节区里。拖曳字段时，请注意字段列表窗格中的变化。将显示字体大小设置为 12，字体颜色（前景色）为"黑色文本"。结果如图 7.117 所示。

（4）单击"控件"选项组→"直线"按钮，在页面页眉下方画出长度与页面宽度一致的直线，在"属性表"对话框中设置"高度"为 0cm，"边框宽度"为 2pt，"边框颜色"为"深色文本"。

（5）框选文本框的附加标签，使用"剪切/粘贴"的方法，将主体节区中的文本框附加

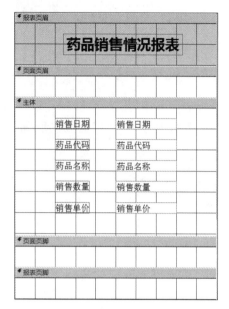

图 7.117　设置报表数据记录源

标签移至页面页眉节区。灵活使用"布局视图"，调整各个控件的大小、位置及对齐方式等布局。修正报表页面页眉节、主体节的高度和宽度，以合适的尺寸容纳其中包含的控件，如图7.118所示。

（6）框选主体节区中的文本框，单击"格式"选项卡→"控件格式"组→"形状轮廓"按钮，在下拉列表中选择"透明"命令，去掉文本框的框线。

（7）单击"保存"按钮，将报表命名为"药品销售情况报表"。将视图切换为"打印预览"，显示报表如图7.119所示。

4）创建主/子报表

按例7.10所示方法，创建主/子报表。要求：主报表包含药品代码、药品名称、药品类型和厂商名称等字段，子报表包含销售日期、销售数量和销售单价等字段。

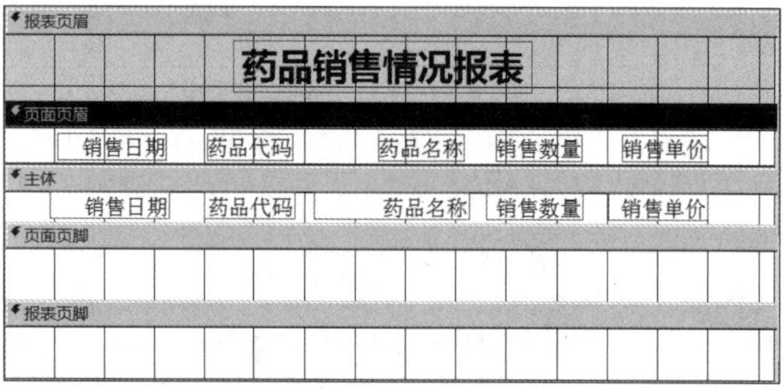

图 7.118　设计报表布局

创建主/子报表的另一种方法步骤如下。

（1）根据上面创建"药品销售情况报表"的方法，创建包含药品代码、药品名称、药品类型和厂商名称等字段的主报表，并在主体节下部为子报表的插入预留出一定的空间，如图7.120所示。将报表命名为"药品销售情况报表（主）"。

（2）在设计视图中打开前面创建的"药品销售情况报表"，关闭"报表页眉/报表页脚"显示。删除"药品代码"和"药品名称"两项。适当调整其控件布局和外观显示。然后单击"文件"选项卡→"另存为"→"对象另存为"命令，将报表另存为"药品销售情况报表（子）"。关闭该报表。

（3）返回"药品销售情况报表（主）"报表设计视图，将导航窗格报表列表上的"药品销售情况报表（子）"拖至"药品销售情况报表（主）"主体节为子报表留出的空间。适当调整子报表的布局，并设置子报表控件的"链接主字段"和"链接子字段"的属性值为"药品代码"，结果如图7.121所示。

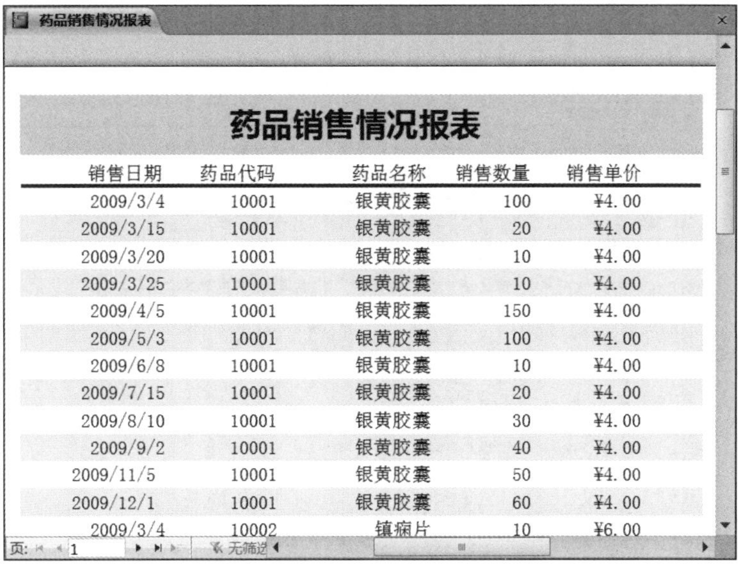

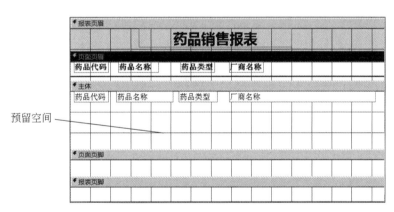

图 7.119　设计报表预览显示（局部）

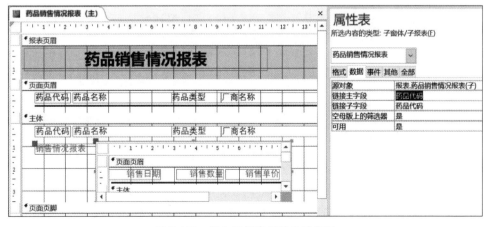

图 7.120　主报表设计视图

预留空间

图 7.121　插入子报表后的设计视图

（4）单击"文件"选项卡→"对象另存为"命令，将报表命名为"药品及销售信息报表"。将视图切换为"打印预览"，显示报表如图 7.122 所示。

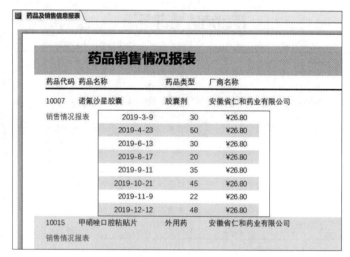

图 7.122　预览主报表/子报表显示

5）使用"图表"控件创建图表报表

按例 7.11 所示方法，以第 6 章实验中已建立的"按月统计药品销售量"查询为数据源，创建名为"药品销售量统计图"的柱形图报表。

7.4.7　实验 5　报表的排序与分组

1. 实验任务

在本实验中，需要分步完成下列任务。

（1）将"药品销售情况报表"按"销售日期"以"升序"排序输出。

（2）将"药品销售情况报表"先按"销售日期"进行分组，按月统计药品的数量，各组之间以一条直线进行分隔；再按"药品代码"进行二级分组，统计每月每种药品的销售数量。

2. 操作要点

1）记录排序

（1）在当前数据库中，为"药品销售情况报表"添加备份，将备份命名为"药品销售情况报表（备）"。

（2）打开"药品销售情况报表"设计视图，单击"设计"选项卡→"分组和汇总"组→"分组与排序"按钮，打开"分组、排序和汇总"窗格，如图 7.89 所示。

（3）在该窗格中，单击"添加排序"按钮，弹出"排序选项"栏和"选择字段"列表。单击"选择字段"列表中的"销售日期"字段，即将该字段设置为第一排序字段，默认"排序次序"为"升序"。再单击"添加排序"按钮，选择"药品代码"为第二排序字段。"分组、排序和汇总"窗格设置排序结果如图 7.123 所示。

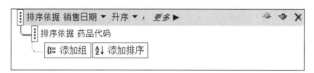

图 7.123 "分组、排序和汇总"窗格设置排序结果

（4）将视图切换为"打印预览"，查看结果。保存报表，并与备份报表进行比较，查看变化。

2）记录分组

（1）打开"药品销售情况报表（备）"设计视图，单击"文件"选项卡→"另存为"→"对象另存为"命令，将"药品销售情况报表（备）"另存为"药品销售情况报表（分组）"。

（2）重复前面记录排序步骤（1）、（2），打开"分组、排序和汇总"窗格。

（3）在该窗格中，单击"添加分组"按钮，弹出"分组选项"栏和"选择字段"列表。单击"选择字段"列表中的"销售日期"字段，即将该字段设置为分组字段。设置"分组选项"如图 7.124 所示。其中，汇总方式选择"销售数量"，类型为"合计"，并勾选"在组页脚中显示小计"。

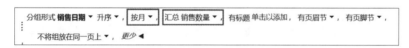

图 7.124 "分组、排序和汇总"窗格设置分组结果

（4）将"销售日期"文本框移至组页眉"销售日期页眉"中，修改"控件名称"为"销售月份"，设置"控件来源"值为"＝Year（[销售日期]）＆ "年" ＆ Month（[销售日期]）＆ "月""。在组页脚"销售日期页脚"下方添加一起分割作用的"直线"控件，"边框宽度"为 2pt，"边框颜色"为"深色文本"。

（5）在组页脚"销售日期页脚"中，添加标题为"月销售合计："的标签。修改页面页眉的"销售日期"的标题值为"销售月份"。适当调整各控件的大小、位置等布局。设置报表按"月"分组结果如图 7.125 所示。

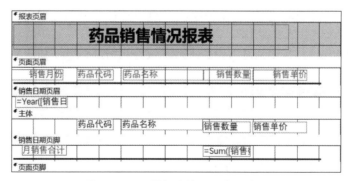

图 7.125 设置报表按"月"分组结果

（6）将视图切换为"打印预览"，设置报表按"月"分组"打印预览"如图 7.126 所示。与前面两份报表进行比较。

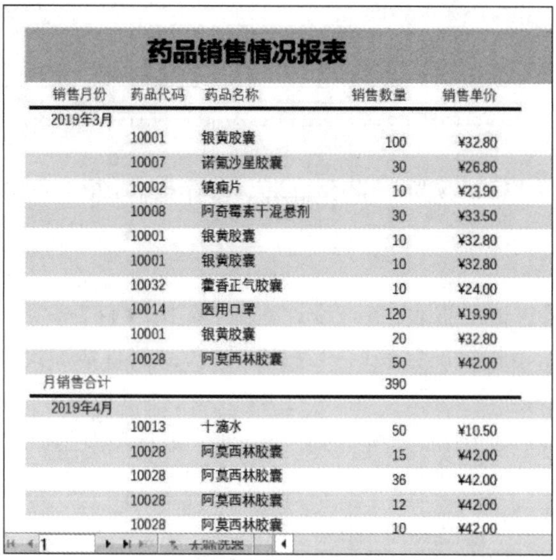

药品销售情况报表

销售月份	药品代码	药品名称	销售数量	销售单价
2019年3月				
	10001	银黄胶囊	100	¥32.80
	10007	诺氟沙星胶囊	30	¥26.80
	10002	镇痛片	10	¥23.90
	10008	阿奇霉素干混悬剂	30	¥33.50
	10001	银黄胶囊	10	¥32.80
	10001	银黄胶囊	10	¥32.80
	10032	藿香正气胶囊	10	¥24.00
	10014	医用口罩	120	¥19.90
	10001	银黄胶囊	20	¥32.80
	10028	阿莫西林胶囊	50	¥42.00
月销售合计			390	
2019年4月				
	10013	十滴水	50	¥10.50
	10028	阿莫西林胶囊	15	¥42.00
	10028	阿莫西林胶囊	36	¥42.00
	10028	阿莫西林胶囊	12	¥42.00
	10028	阿莫西林胶囊	10	¥42.00

图 7.126　设置报表按"月"分组"打印预览"

（7）重复步骤（1）、（2）、（3），以"药品代码"字段为分组字段，给报表再添加二级分组。设置"分组选项"如图 7.127 所示。其中，汇总方式选择"销售数量"，类型为"合计"，并勾选"在组页脚中显示小计"。

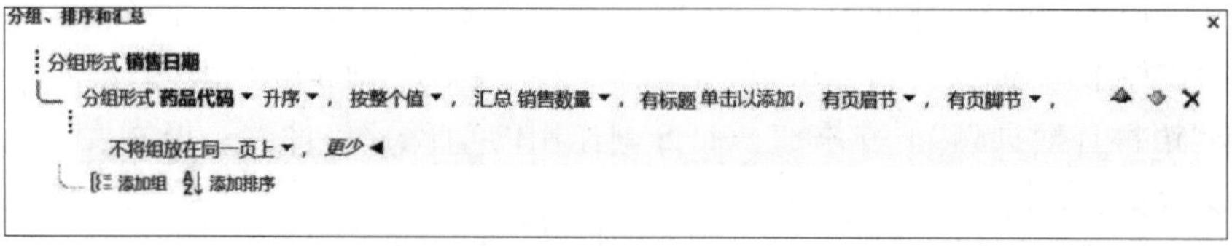

图 7.127　添加二级分组选项设置

（8）将"药品代码"和"药品名称"两文本框移至组页眉"药品代码页眉"中，在组页脚"药品代码页脚"中，添加标题为"药品小计："的标签。适当调整各控件的大小、位置等布局。设置报表二级分组结果如图 7.128 所示。

（9）将视图切换为"打印预览"，设置报表二级分组"打印预览"如图 7.129 所示。

7.4.8　实验 6　使用计算控件

1. 实验任务

在本实验中，需要分步完成下列任务。

（1）在"药品销售情况报表（分组）"报表设计中，添加"销售金额"项目，显示根据"销售数量"和"销售单价"字段值计算的销售金额。

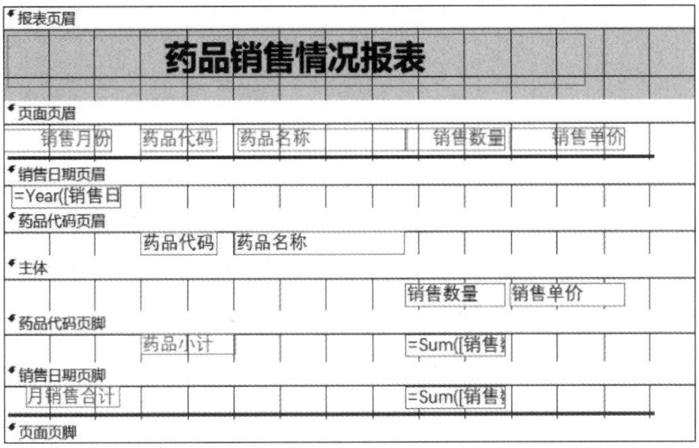

图 7.128 设置报表二级分组结果

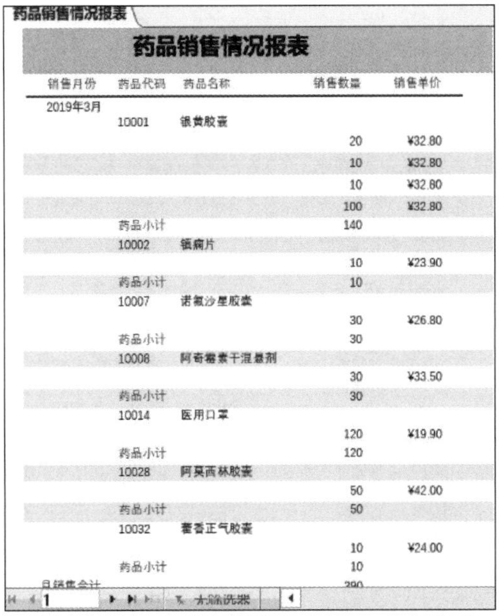

图 7.129 设置报表二级分组"打印预览"

（2）设计"药品销售情况报表（分组）"报表，分别以销售日期和药品代码分组显示月销售数量合计的同时，也显示销售金额的合计值；并且在报表的最后，显示总的销售金额。

（3）在报表每页底部显示形如"共 N 页，当前第 M 页"的页码。

2. 操作要点

1）报表添加计算控件（一）

（1）打开"药品销售情况报表（分组）"的设计视图。在主体节"销售单价"文本框右边添加一个文本框控件，将该文本框的名称属性改为"销售金额"，将附加标签标题显示为"销售金额"，并将其由主体节通过"剪切/粘贴"的方法移至"页面页眉"节"销售单价"右侧。将"页面页眉"节中的标签文字加粗显示。

（2）双击主体节区"销售金额"文本框，打开其"属性表"对话框，选择"数据"选项卡，设置"控件来源"属性为计算销售金额的表达式"＝［销售数量］＊［销售单价］"。属性设置与其他文本框一致。设置显示的"格式"属性为"货币"。

（3）将视图切换为"打印预览"，预览报表中计算控件显示结果如图7.130所示，保存报表。

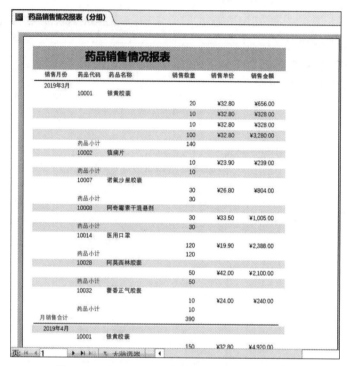

图7.130　添加了计算控件"销售金额"后的报表

2）报表添加计算控件（二）

（1）打开"药品销售情况报表（分组）"的设计视图。分别在组页脚"销售日期页脚"和"药品代码页脚"右侧，插入文本框，删除其前面的附加标签。在文本框中，输入计算表达式"＝Sum（［销售数量］＊［销售单价］）"，显示分组合计的销售金额。

（2）在"页面页脚"居中位置，添加一个文本框，删除其前面的附加标签，调整其大小。在文本框中输入计算表达式"＝"共"＆［Pages］＆"页，当前第"＆［Page］＆"页""，显示报表页码。

（3）在"报表页脚"内也添加一个文本框，附加标签的标题为"销售金额总计："，文本框内为表达式"＝Sum（［销售数量］＊［销售单价］）"。在报表最后显示总的销售金额。

（4）完成上述过程后的设计视图如图7.131所示。保存报表，将视图切换为"打印预览"，观察结果。

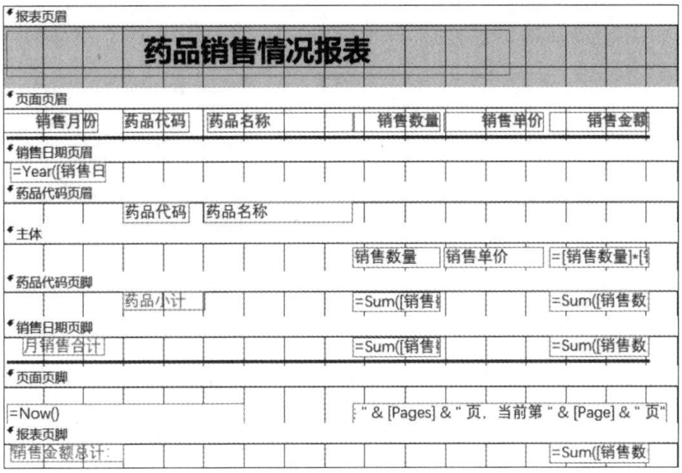

图 7.131 添加计算控件后的设计视图

练习与思考

一、判断题

1. 在 Access 窗体的"窗体视图"中可以看到窗体"设计视图"中设计的页面页眉。

（ ）

2. 报表页脚出现在报表每一页的底部。 （ ）

3. 在 Access 数据库中可以创建主/子窗体,其中主窗体可以显示纵栏式或表格式窗体。 （ ）

4. 报表不能对数据源中的数据进行编辑修改。 （ ）

5. 组合框和列表框的主要区别在于是否可以在框中输入数据。 （ ）

二、选择题

1. 窗体的"标题"(Caption)属性设置的是(   )。

    A. 窗体的名称 　　　　　　　　　B. 窗体显示的字体

    C. 窗体的边框类型 　　　　　　　 D. 窗体的标题

2. 在一个带有多个子窗体的窗体中,主窗体与多个子窗体之间的关系是(   )。

    A. 一对一 　　　 B. 一对多 　　　 C. 多对多 　　　 D. 无

3. 用户和 Access 应用程序之间的主要接口是(   )。

    A. 表 　　　　　 B. 查询 　　　　 C. 窗体 　　　 D. 报表

4. 利用向导创建窗体或报表时, 〉〉按钮的作用是(   )。

    A. 在指定数据源中选定单个字段　 B. 在指定数据源中选定全部字段

    C. 从选定字段中取消单个字段　　 D. 从选定字段中取消全部字段

5. 使用"报表向导"创建报表时,最多可以对(   )个字段进行排序。

A. 4   B. 6   C. 8   D. 10

三、思考题

1. 不同的窗体类型表达了不同功能,那么模式对话框的主要功能是什么? 与其他窗体相比较,创建过程要注意什么?

2. 窗体的创建本质上就是对各种控件对象的灵活应用,其中对控件属性的掌握是关键。其中与外观显示相关的最常用属性有哪些? 有哪些功能?

3. 计算文本框是最常用的计算控件。实验 2 的"体型测试"是一个简单的应用。观察实验结果发现问题了吗? 是哪些问题?

4. 报表和窗体在创建方法上有很多共同点,而它们的不同点主要有哪些?

5. 报表的排序与分组的主要功能是什么? 应用时要注意哪些问题?

第 8 章 宏

第 5～7 章介绍了 Access 数据库中的表、查询、窗体和报表等基本对象,使用这些对象可以实现对数据的组织、输入、输出等交互操作,完成基本的数据处理。但这些对象的操作相互独立,缺乏彼此间联系。要将这些对象的操作成为相互联系的整体,使 Access 数据库成为一个性能完善、操作便捷的系统,需要通过宏或 VBA 模块这两种对象来实现。相对于模块而言,宏是一种简化操作的工具。本章主要介绍宏的基本概念、常用的宏操作以及宏的创建与运行等内容,如何使用 VBA 编程来扩展 Access 应用程序的功能将在第 9 章讲解。

8.1 宏概述

使用宏的目的就是为了实现系统的自动操作。在使用 Access 数据库的过程中,一些需要反复执行的操作和实现特定功能的操作可以定义为宏。使用宏可以提升操作的便利性,保证工作的一致性。宏是一个或多个操作的组合,其中每个操作称为宏操作或宏命令,用于实现特定的功能。

宏可以作为宏对象独立于其他对象而存在,供其他对象调用,因此也称为独立宏。宏也可以嵌入在窗体、报表或控件的事件属性中,成为所嵌入对象或控件的一部分,即嵌入宏。专用于对数据表中数据操作进行控制的宏被称为数据宏。独立宏显示在导航窗格中的宏对象列表中,嵌入宏和数据宏则不显示。

8.1.1 宏的特点

在 Access 中,可以在宏中定义各种操作,如打开或关闭窗体、显示及隐藏工具栏、预览或打印报表等。宏由一系列操作组成,运行时按序依次执行每一个操作。通过执行宏,或者使用包含宏的用户界面,可以自动完成复杂的操作。

Access 中宏可以分为操作序列宏、宏组和含有条件表达式的条件宏。宏可以是一个包含操作序列的宏;也可以是包含多个操作序列的宏组,其中每个操作序列称为子宏。设计时将相关的子宏放到一个宏组中,将有助于数据库的管理。使用条件表达式的条件宏可以在满足特定条件时才执行对应的操作。

如图 8.1 所示创建的名为“宏 1”的宏,其中只包含一个 MessageBox 操作,运行后弹出一个显示“程序结束!”的信息窗口,运行结果如图 8.2 所示。

宏中包含的每个操作都有指定的名称,例如 MessageBox,就是由系统提供并由设计者选择的宏操作,用于实现显示特定的对话框这一功能。

通常下列情况使用宏。

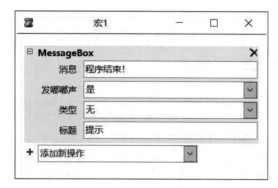

图 8.1 "宏 1"示例

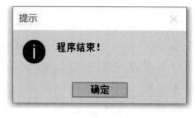

图 8.2 "宏 1"运行结果

（1）同时链接并运行查询和报表。

（2）同时打开多个窗体和报表。

（3）检查确认窗体的数据准确性。

（4）在表之间移动数据。

（5）执行命令按钮操作。

（6）进行表数据验证并确保表数据的准确性。

8.1.2 常用的宏操作

在 Access 2019 中常用的宏操作如表 8.1 所示。

表 8.1 常用的宏操作

类型	操 作	功 能 描 述	参 数 说 明
操作记录	ApplyFilter	对表、窗体或报表应用筛选、查询或 SQL 的 WHERE 子句,以限制或排序表、窗体以及报表的记录	筛选名称:查询名称或保存为查询的筛选器名称; 条件:有效的 SQL WHERE 子句或表达式,用以限制表、窗体或报表中的记录
	FindRecord	查找符合 FindRecord 参数所指定条件的第一个数据实例	查找内容:输入要查找的数据; 匹配:指定数据在字段中的位置,可选择"字段的任何部分""整个字段"或"字段开头"; 区分大小写:选择"是"或"否"; 搜索:选择"全部""向上"或"向下"; 格式化搜索:选择"是"或"否"; 只搜索当前字段:选择"是"或"否"; 查找第一条:选择"是"或"否"
	FindNextRecord	查找满足 FindRecord 操作或"查找和替换"对话框中设置的条件的下一条记录,使用该操作可以反复查找记录	无参数

类型	操　作	功　能　描　述	参　数　说　明
操作记录	FindNextRecord	查找满足 FindRecord 操作或"查找和替换"对话框中设置的条件的下一条记录,使用该操作可以反复查找记录	无参数
	GoToRecord	在表、窗体或查询集中将指定的记录设置为当前记录	对象类型:选择对象类型; 对象名称:当前记录的对象名称; 记录:移动方向"向前移动""向后移动"; 偏移量:整型数或整型表达式
执行命令	GoToControl	将焦点移到被激活的数据表或窗体的指定控件上	控件名称:将要获得焦点的控件名称
	CancelEvent	终止一个事件	无参数
	RunApplication	执行指定的外部应用程序	命令行:用来启动应用程序的路径和命令行
	RunCode	运行 Visual Basic 的函数过程	函数名称:要执行的 Function 过程名
	RunMenuCommand	运行一个 Access 菜单命令	命令:输入或选择要执行的命令
	RunMacro	运行一个宏	宏名:所要运行的宏的名称; 重复次数:运行宏的次数上限; 重复表达式:重复运行宏的条件
	RunSQL	执行指定的 SQL 语句以完成操作查询或数据定义查询	SQL 语句:要运行的操作查询或数据定义 SQL 语句 使用事务处理:选择"是"或"否"
	StopMacro	停止正在运行的宏	无参数
	SetValue	为窗口、窗口数据表或报表的段、控件、属性的值进行设置	项目:要设置的字段、控件或属性名; 表达式:使用该表达式对项的值进行设置
	StopAllMacros	中止所有宏的运行	无参数
	QuitAccess	退出 Access	选项:选择退出时"是""否"提示
操作数据库对象	CloseWindow	关闭指定的 Access 窗口。如果没有指定窗口或对象,则关闭活动窗口或当前对象	对象类型:选择要关闭的对象类型; 对象名称:要关闭的对象名称; 保存:选择关闭时是否要保存对对象的更改
	OpenForm	在"窗体"视图,窗体设计视图、打印预览或"数据表"视图中打开一个窗体,并通过选择窗体的数据输入与窗体方式,限制窗体所显示的记录	窗体名称:打开窗体的名称; 视图:选择打开"窗体"或"设计"视图等; 筛选名称:限制窗体中记录的筛选; WHERE 条件:有效的 SQL WHERE 子句或 Access 用来从窗体的基表或基础查询中选择记录的表达式; 数据模式:窗体的数据输入方式; 窗口模式:打开窗体的窗口模式

类型	操作	功能描述	参数说明
操作数据库对象	OpenVisualBasicModule	在指定的过程的设计视图中打开指定的 Visual Basic 模块。该过程可以是子程序、函数过程或事件过程	模块名称：要打开的模块名称；过程名称：要在其中打开指定模块的过程名称
	OpenQuery	在"数据表"视图、设计视图或打印预览中打开选择查询和交叉表查询	查询名称：打开运行的查询的名称；视图：选择打开查询的视图；数据模式：查询的数据输入方式
	OpenReport	在设计视图或打印预览中打开报表或立即打印报表，也可以限制需要在报表中打印的记录	报表名称：选择报表名称；视图：打开报表的视图；筛选条件：限制报表记录的筛选；WHERE 条件：有效的 SQL WHERE 子句或 Access 用来从报表的基表或基础查询中选择记录的表达式；窗口模式：选择报表的模式
	OpenTable	在"数据表"视图、设计视图或打印预览中打开表，也可以选择表的数据输入方式	表名称：打开表的名称；视图：打开表的视图；数据模式：表的数据输入方式
	Requery	通过再查询控件的数据源来更新活动对象中的特定控件的数据	控件名称：要更新的控件名称
	MaximizeWindow	活动窗口最大化	无参数
	MinimizeWindow	活动窗口最小化	无参数
	RestoreWindow	窗口复原	无参数
信息告知	Beep	通过扬声器发出"嘟嘟"声	无参数
	Echo	指定是否打开响应	打开回响：是否打开响应；状态栏文字：关闭响应时，在状态栏中显示的文字
	MessageBox	显示包含警告、提示信息或其他信息的消息框	消息：消息框中的文本；发"嘟嘟"声：选择"是"或"否"；类型：选择消息框的类型；标题：消息框标题栏中显示的文本
	Setwarnings	关闭或打开所有的系统消息	打开警告：选择"否"或"是"
程序流程	Comment	添加注释	注释信息
	Group	将相关操作分为一组，并为该组指定一个有意义的名称，从而提高宏的可读性	组名
	If	创建含有条件操作的条件宏	条件表达式
	Submacro	创建包含多个子宏的宏组	子宏名

8.2　创建和设计宏

创建和设计宏的类型有独立宏、嵌入宏和数据宏,它们都通过宏设计窗口(也称宏设计器)来实现。

8.2.1　宏设计窗口

创建宏都需要在宏"设计窗口"中进行。单击"创建"选项卡→"宏与代码"组→"宏"按钮,打开如图 8.3 所示宏"设计窗口"和"操作目录"窗格。

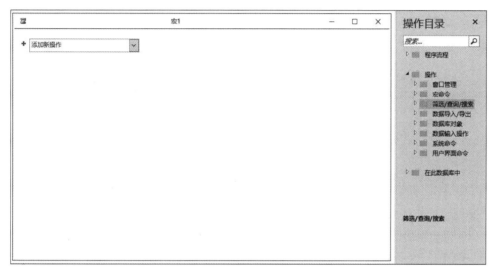

图 8.3　宏"设计窗口"和"操作目录"窗格

建立宏的过程主要有添加操作、设置参数等。建立宏之后,可以选择多种方式来运行、调试宏。

在设计宏的过程中,单击设计窗口中"添加新操作"列表框下拉箭头,将显示可供选择的宏操作序列,单击选中的宏操作,即可在设计窗口中添加新的宏操作。通过双击或拖曳"操作目录"窗格中分类显示的宏操作也可以在设计窗口中添加新的宏操作。如图 8.1 显示的即为添加了 MessageBox 宏操作并设置了相应参数的宏"设计窗口"。

与宏"设计窗口"相关的宏"设计"选项卡如图 8.4 所示,其主要按钮功能如表 8.2 所示。

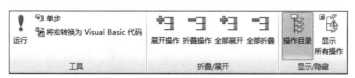

图 8.4　宏"设计"选项卡

表 8.2 宏"设计"选项卡中各按钮的功能

按　钮	名　　称	功　　能
！	运行	执行当前宏
⚞	单步	单步运行，一次执行一条宏操作
⚞	将宏转化为 Visual Basic 代码	将宏转化为 Visual Basic 代码
⚞	展开操作	展开宏设计器中指定的宏操作，以便对参数进行编辑
⚞	折叠操作	折叠宏设计器中指定的宏操作
⚞	全部展开	展开宏设计器中全部的宏操作，以便对参数进行编辑
⚞	全部折叠	折叠宏设计器中全部的宏操作
⚞	操作目录	显示"操作目录"面板，以便在宏设计器中添加宏操作
⚞	显示所有操作	切换"添加新操作"下拉列表框中的内容

8.2.2　创建与设计独立宏

1. 创建操作序列宏

要创建操作序列宏，操作步骤如下。

（1）单击"创建"选项卡→"宏与代码"组 → "宏"按钮，打开如图 8.3 所示宏"设计窗口"和"操作目录"窗格。

（2）将光标定位在"添加新操作"列表框，单击右边区域下拉箭头打开操作列表，从中选择要使用的操作。

（3）如有必要，可对添加的宏操作设置参数。

（4）重复上述步骤(2) 和(3) 可以添加更多的宏操作。

（5）单击"保存"按钮，命名并保存设计好的宏。

在宏的设计过程中，也可以将某些对象（窗体、报表等）拖动至"宏"设计窗口，快速创建一个在指定数据库对象上执行操作的宏。图 8.1 是创建操作序列宏的示例。

宏中的操作是按从上到下的顺序执行的。若要调整执行顺序，可使用下列方法之一。

（1）按住鼠标左键并上下拖动需要调整顺序的操作。

（2）选择需要调整顺序的操作，然后按 Ctrl＋↑组合键或 Ctrl＋↓组合键。

（3）选择需要调整顺序的操作，然后单击宏"设计窗口"右侧的"上移"或"下移"箭头。

若要删除某个宏操作，先选中该操作，然后按 Delete 键，也可单击宏设计窗口右侧的"删除"(X) 按钮。

此外，也可以右击宏中某个操作，在弹出的快捷菜单上选择"上移""下移"和"删除"命令来实现移动、删除功能。

注意：删除某个操作块(例如 If 块或 Group 块)，则该块中的所有操作也会被删除。

【例 8.1】 创建一个宏，实现只读方式打开、以数据表样式显示业务员信息表。

使用 OpenTable 宏操作可以实现打开指定的表。操作步骤如下。

(1) 打开如图 8.3 所示宏"设计窗口"和"操作目录"窗格。

(2) 通过"添加新操作"将 OpenTable 操作添加到宏中。

(3) 单击操作名称前的"＋"号，展开 OpenTable 操作所需参数，有"表名称""视图""数据模式"3 个参数。

(4) 在"表名称"参数中填写正确的数据表名称，本例为"业务员信息"；"视图"参数中填写对应的视图模式，本例为"数据表"；"数据模式"参数中填写对应的模式，本例为"只读"。

(5) 将该宏以"使用 OpenTable"为名保存，结果如图 8.5 所示。

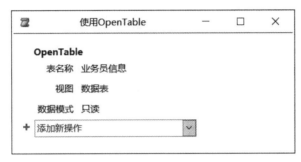

图 8.5 使用 OpenTable 宏操作

(6) 关闭宏"设计窗口"。此时，在导航窗格的"宏"对象列表中可见名为"使用 OpenTable"的宏。双击运行，即可打开业务员信息表供浏览。

2. 创建条件操作宏

在数据处理过程中，如果希望满足指定条件时才执行宏的一个或多个操作，可以在宏中使用 If 宏操作，在该操作参数中添加条件表达式进行控制。因此，使用 If 宏操作是条件宏的标识，具体操作如下。

(1) 在"添加新操作"列表框中选择 If 宏操作，或将其从"操作目录"窗格拖动到宏设计窗口中，注意 If…End If 是成对出现的，被称为 If 块，如图 8.6 所示。

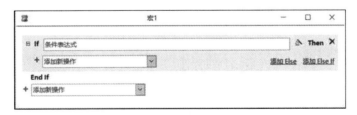

图 8.6 创建条件宏

(2) 在 If 块顶部的"条件表达式"框中，输入满足执行该块的条件表达式。该表达式必须是逻辑表达式，结果只能是 True 或 False。宏运行时将根据条件表达式的计算结果来决定是否执行对应的操作，结果为 True 则执行对应操作，否则不执行。

输入条件表达式，或者设置宏操作参数时，可能需要引用窗体或报表上的控件值。

控件引用的完整格式如下。

```
Forms![窗体名]![控件名]
Reports![报表名]![控件名]
```

（3）在 If 块中添加要执行的操作，方法是从该块的"添加新操作"下拉列表中选择操作，或将操作从"操作目录"窗格拖动到该块中。

（4）如有需要，可以向 If 块添加 Else 或 Else If 块。通过单击 If 块右下角"添加 Else"或"添加 Else If"即可完成。

（5）对于 Else If 块，同样需要输入满足执行该块的条件表达式。向 Else If 或 Else 块添加操作，方法是从该块的"添加新操作"下拉列表中选择具体操作，或将操作从"操作目录"窗格拖动到该块中。

条件宏的执行策略：如果 If 块中的条件表达结果为 True，则执行 If 块中的操作；结果为 False，则忽略 If 块中的操作，如果存在 Else 块，则执行 Else 块中的操作。

条件宏可以嵌套，最多可以嵌套 10 级。

【例 8.2】 创建条件宏，实现如图 8.7 所示"数据表管理"窗体功能，即选中要打开的数据表选项按钮，单击"打开"命令按钮，将打开对应的数据表。操作步骤如下。

（1）建立"数据表管理"窗体，效果如图 8.7 所示。

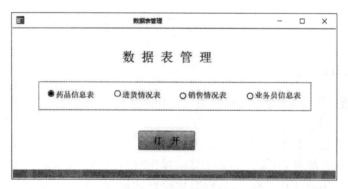

图 8.7 "数据表管理"窗体

新建一个窗体，在其中添加一个标签、一个选项组控件和一个命令按钮。将选项组的"名称"属性改为 fraTable，其中的 4 个选项按钮的选项值为别是 1、2、3、4，标签分别为"药品信息表""进货情况表""销售情况表""业务员信息表"，命令按钮的"名称"属性为 cmdOpen。将窗体保存为"数据表管理"。

（2）建立如图 8.8 所示"打开数据表"条件宏。

在"打开数据表"条件宏中，条件表达式中引用的 fraTable 是"数据表管理"窗体上的选项组控件，其值 1、2、3、4 分别对应"药品信息表""进货情况表""销售情况表""业务员信

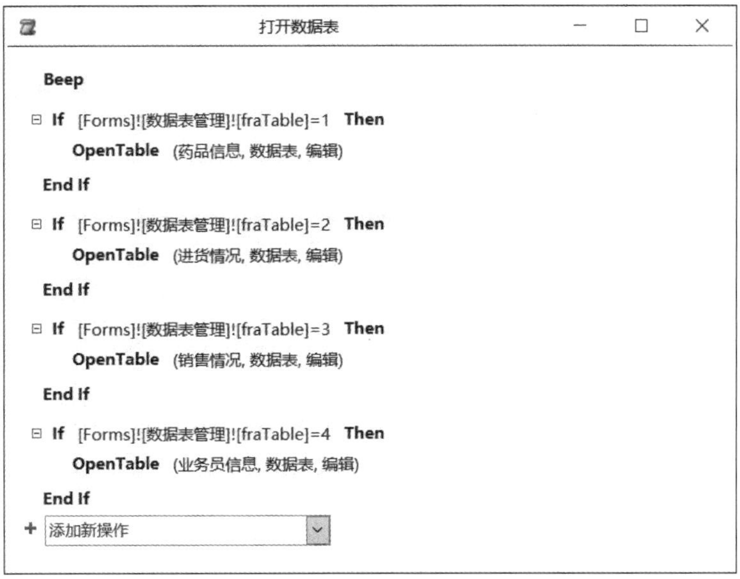

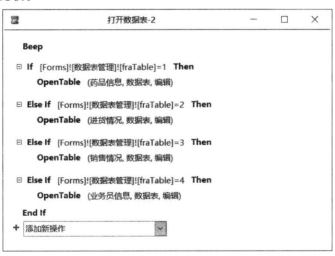

图 8.8　条件操作宏示例 1

息表"选项按钮被选中的情况。

（3）在"数据表管理"窗体中应用宏。

打开"数据表管理"窗体的设计视图，设置命令按钮 cmdOpen 的"单击"事件属性为宏"打开数据表"。

（4）打开"数据表管理"窗体，选择 4 个数据表中的一个，然后单击"打开"按钮即可打开选中的数据表。

"打开数据表"条件宏还可以用条件宏嵌套的方式来实现，如图 8.9 所示。读者可以自行输入，进行比较。

图 8.9　条件操作宏示例 2

3. 创建宏组

为了方便宏的管理和使用,可以将多个宏组织起来,构成一个宏组,创建宏组的操作步骤如下。

（1）打开宏"设计窗口"。

（2）在"添加新操作"下拉列表中选择 Submacro,或将该操作从"操作目录"窗格拖动到设计窗口中。

（3）子宏默认名称为 Subi(i 为数字序号),将该名称改为有意义的名称。

（4）重复步骤(2)、(3)可添加多个子宏。

在宏组中,每个子宏的名称必须唯一。

（5）保存并命名设计好的宏组。

如图 8.10 所示就是宏组的示例。名为"宏 1"的宏中包含了两个子宏"宏 1_1"和"宏 1_2"。"宏 1_1"里有两个操作：OpenReport 操作在"打印预览"视图中打开"进货情况表"；MaxmizeWindow 操作使活动窗口最大化。"宏 1_2"里有 3 个操作：Beep 操作使计算机扬声器发出"嘟嘟"声；OpenTable 操作在"数据表"视图中打开"进货情况表"并允许对表数据进行编辑操作；MessageBox 操作则是弹出一个提示信息窗口显示"你打开的是进货情况表"。

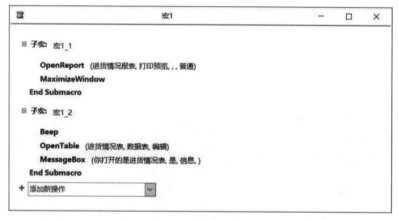

图 8.10　宏组示例

保存宏组时,指定的名称是宏组的名称。这个名称将显示在导航窗格中的宏对象列表中。宏组的命名方法与其他数据库对象相同。

宏组一般不直接运行,需要通过对象的事件触发,如果直接运行,则只执行宏组最前面的子宏。调用宏组中子宏的格式为：宏组名.子宏名。

注意：不要把 Submacro 和 Group 宏操作混淆。Group 仅仅是将相关操作分为一组,并为该组指定一个有意义的名称,从而提高宏的可读性。Group 块不会影响操作的执行方式,组不能单独调用或运行。它的主要目的是标识一组操作,帮助用户一目了然地了解宏的功能。此外,在编辑大型宏时,可将每个分组块向下折叠为单行,从而减少滚动操作。Group 块可以包含其他 Group 块,最多可以嵌套 9 级,而 Submacro 不能嵌套。

8.2.3　创建与设计嵌入宏

作为宏对象的独立宏可以被系统中的其他对象调用,因此具有共享性。而嵌入宏是与特定对象的事件属性绑定的,并成为事件属性的一部分,只能被特定对象的该事件触发调用。导航窗格中不会显示嵌入宏。创建嵌入宏与创建独立宏的区别在于需要先指定特定的对象事件,再通过宏"设计窗口"进行创建和设计,具体操作步骤如下。

（1）以设计视图方式打开窗体或报表,并显示"属性表"窗格。

（2）单击选中要在其中嵌入宏的窗体、报表或窗体报表中的控件对象。也可以通过"属性表"窗格顶端"所选内容的类型"下拉列表框来选择整个窗体、报表,窗体或报表中的控件。

（3）在"属性表"窗格中,单击"事件"选项卡。

（4）在事件选项卡中,选择触发宏的事件属性框。例如,对于一个命令按钮,如果希望在单击该按钮时运行宏,则选择"单击"事件属性框。通过输入、下拉列表框选择、创建的方式来设置事件属性框的内容。

如果属性框内容包含"[嵌入的宏]"字样,则此事件已绑定了某嵌入宏。可以通过宏"设计窗口"对嵌入宏进行编辑。

如果属性框内容包含"[事件过程]"字样,则意味着已为此事件创建了 VBA 过程,那么在创建嵌入宏之前,需要删除该过程。

（5）当确认事件属性框为空值时,则单击属性框右侧"生成"按钮，在打开的"选择生成器"对话框中选择"宏生成器",再单击该对话框中的"确定"按钮,打开宏"设计窗口",就可以和创建独立宏一样创建嵌入宏。

使用控件向导在窗体中添加命令按钮,在如图 7.47 所示"命令按钮向导"对话框之一中选择操作类别和操作功能后,系统也会自动在命令按钮的单击事件中生成嵌入宏。

8.2.4　创建和设计数据宏

数据宏允许设计者在添加、更新或删除数据等操作产生的表事件中添加数据控制逻辑,对数据进行验证,确保表数据的准确性。

使用数据表视图打开表后,可单击"表格工具"→"表"选项卡中如图 8.11 所示数据宏相关选项组按钮来创建和编辑数据宏。有两种主要的数据宏:其一,由表事件触发的数据宏,也称"事件驱动的"数据宏;其二,为响应按名称调用而运行的数据宏,也称"已命名的"数据宏。

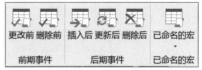

图 8.11　数据宏相关选项组

1. 创建事件驱动的数据宏

只要在表中添加、更新或删除数据时,就会发生表事件。创建事件驱动的数据宏,就是使其在表事件发生时能被触发并自动运行。将数据宏添加到表事件中的操作步骤如下。

（1）在数据表视图中打开要添加数据宏的表。

（2）单击"表格工具"→"表"选项卡，在如图 8.11 所示的"前期事件"组或"后期事件"组中，单击要添加宏的事件按钮。例如，要创建一个删除表记录后运行的数据宏，可单击"后期事件"组 →"删除后"按钮，打开宏"设计窗口"。

注意：如果一个事件已有与其关联的宏，则该事件的图标将在功能区上突出显示。

（3）在宏"设计窗口"中，添加需要执行的宏操作。

（4）保存并关闭宏。

此外，在表设计视图下，单击表格工具"设计"选项卡→"字段、记录和表格事件"组→"创建数据宏"按钮，展开事件列表。单击要添加宏的事件也可以创建数据宏。

【例 8.3】 创建事件驱动的数据宏，当"业务员信息"表录入性别数据错误时，给出出错提示并取消正进行的录入操作，并等待对错误数据进行修改，以确保性别数据的准确性。

操作步骤如下。

（1）以数据表视图方式打开"业务员信息"表。

（2）创建"前期事件"组的"更改前"事件的数据宏，如图 8.12 所示。该宏的功能是对"业务员信息"表的"性别"字段的修改或添加内容进行判断，若就不是"男"又不是"女"则提示出错信息。

（3）保存并关闭数据宏。

（4）打开"业务员信息"表，在表中，改变"性别"字段的值或者插入一条新记录，使得"性别"字段的值为除了"男""女"以外的任意值，或者为"空"时，将弹出如图 8.13 所示的错误信息提示对话框。单击"确定"按钮后，光标停在"性别"字段，等待用户重新输入。

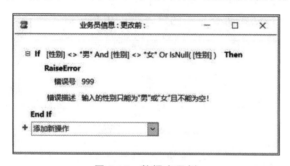

图 8.12 数据宏示例

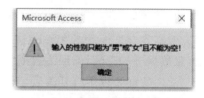

图 8.13 错误信息提示对话框

注意：本例中使用的 RaiseError 宏操作只能在数据宏中使用，用于提示指定的错误信息。

2. 创建已命名的数据宏

已命名的数据宏与特定表有关，可以被其他宏调用。具体的操作步骤如下。

（1）在导航窗格中，双击要添加数据宏的表。

（2）在如图 8.11 所示"表"选项卡上的"已命名的宏"组中，单击"已命名的宏"→ "创建已命名的宏"按钮，打开宏"设计窗口"进行数据宏设计。

（3）指定宏名称，保存并关闭宏"设计窗口"。

若要从其他宏运行已命名的数据宏，可使用 RunDataMacro 操作。

3. 管理数据宏

使用表的数据表视图或设计视图中的功能区工具才能创建、编辑、重命名和删除数据宏。

1）编辑事件驱动的数据宏

（1）在数据表视图中打开要编辑数据宏的表。

（2）在"表"选项卡的"前期事件"组或"后期事件"组中，单击要编辑的宏的事件。例如，要编辑删除表记录后运行的数据宏，可单击"删除后"按钮。打开宏设计窗口，即可开始编辑宏。

2）编辑已命名的数据宏

（1）在数据表视图中打开要编辑数据宏的表。

（2）单击表格工具"表"选项卡→"已命名的宏"组→"已命名的宏"按钮，在展开的列表中单击"编辑已命名的宏"。

（3）单击要编辑的数据宏，打开宏"设计窗口"，即可开始编辑。

3）重命名数据宏

（1）在数据表视图中打开要编辑数据宏的表。

（2）单击表格工具 "表"选项卡→"已命名的宏"组→"已命名的宏"按钮，在展开的列表中单击"重命名/删除宏"命令。

（3）在"数据宏管理器"对话框中，单击要重命名的数据宏旁边的"重命名"。

（4）选择当前的宏名，输入新的名称或编辑现有名称。

4）删除数据宏

（1）在数据表视图中打开要编辑数据宏的表。

（2）单击表格工具"表"选项卡→"已命名的宏"组→"已命名的宏"按钮，在展开的列表中单击"重命名/删除宏"命令。

（3）在"数据宏管理器"对话框中，单击要删除的数据宏旁边的"删除"。

也可以通过删除事件驱动的宏的所有操作来删除该宏。

8.2.5 宏的应用

宏可以对 Access 对象进行多种操作，不同对象支持的宏操作有所不同，例如宏可以对窗体进行打开、关闭、最大化、最小化、移动缩放等操作。下面通过宏对窗体的操作示例来说明。

1. 用宏控制一个窗体

通常登录数据库应用系统时，需要对用户进行身份认证；也就是在打开数据库时，首先启动"登录"对话框窗体，在该窗体中通过用户名、密码进行用户身份的认证。在Access 数据库中，可以利用宏来实现这一功能。

【**例 8.4**】 打开数据库，进行密码验证操作，验证通过则允许对该数据库进行后续操作，否则关闭该数据库。

操作步骤如下。

（1）创建如图 8.14 所示的登录窗体，并命名为"登录窗体"。在窗体上有命名为tUserName 和 tPassWord 的两个文本框用于输入用户名和密码；放置一个命名为 cLogin的命令按钮（标题为"确定"）。

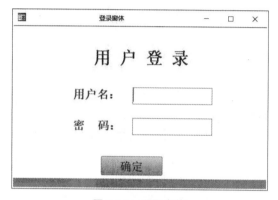

图 8.14 登录窗体

（2）创建如图 8.15 所示的宏。该宏用 OpenForm 操作打开用"窗体名称"参数指定的"登录窗体"窗体，"窗口模式"参数设置为"对话框"。用 AutoExec 名称保存该宏。

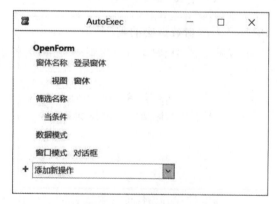

图 8.15 自动执行宏

（3）创建如图 8.16 所示的条件宏。该宏中设置了用户名为 admin，密码为 admin。使用 CloseWindow 操作关闭"登录窗体"窗体，使用 QuitAccess 宏操作退出 Access。以

"密码验证"命名该条件宏。

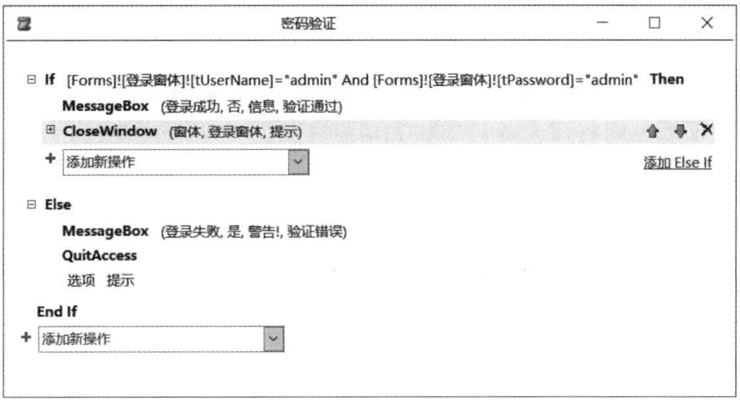

图 8.16 "密码验证"宏示例

（4）设置步骤（1）创建的"登录窗体"中 cLogin 按钮的"单击事件"属性为"密码验证"宏。

（5）今后每次打开该数据库，首先会执行 AutoExec 宏进行身份认证。认证失败则关闭该数据库。

本例中，命名为 AutoExec 的宏可以在打开数据库时自动执行，该宏的功能设计为用 OpenForm 宏操作打开"登录窗体"窗体。在窗体中输入用户名及密码，并通过条件宏"密码验证"进行验证操作。验证通过则用 CloseWindow 宏操作关闭"登录窗体"窗体，否则用 QuitAccess 宏操作关闭 Access。

2. SetTempVar 宏操作介绍

SetTempVar 宏操作创建临时变量，并设置为特定值。该变量可以用作后续操作中的条件或参数，也可以在另一个宏、事件过程或者窗体及报表上使用该变量。临时变量可用于在不同对象之间传递参数。

Access 中，最多可以定义 255 个临时变量。如果不删除临时变量，它将保留在内存中，直到关闭数据库。使用完临时变量后，建议将其删除。使用 RemoveTempVar 宏操作删除单个临时变量，只要将其参数设置为要删除的临时变量的名称即可。使用 RemoveAllTempVars 宏操作将删除所有临时变量。

SetTempVar 宏操作具有下列参数。

（1）名称：输入临时变量的名称。

（2）表达式：输入用于设置此临时变量值的表达式。可以单击"生成"→"生成器"按钮，使用表达式生成器设置此参数。

创建临时变量之后，可采用"［TempVars］！［临时变量名称］"来使用该临时变量。

3. 使用宏在多个对象间传递参数

在数据库应用系统中，经常会涉及对多个 Access 对象的操作，并且这些对象的操作有一定关联性。例如进行系统操作的用户信息切换。在"登录窗体"窗体中输入了用户名、密码，验证通过后在"业务员信息"窗体中将该用户的相关信息显示出来以便核对。

【例8.5】 "业务员信息"表存放业务员的相关信息，表中有"业务员编号"和"姓名"两个字段。若把"业务员编号"字段值作为密码，"姓名"字段值作为用户名。在如图8.14所示窗体登录，验证通过则将该业务员的相关信息在如图8.17所示"业务员信息"窗体中显示出来。

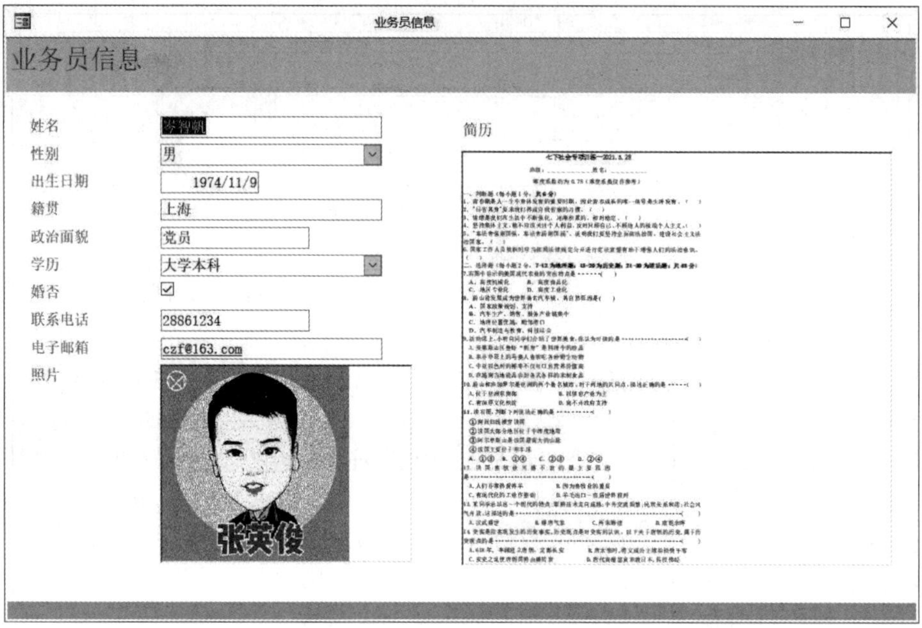

图8.17 "业务员信息"窗体

要实现上述功能，需要解决两个问题。

问题1：如何从"业务员信息"表中找出配对的"业务员编号"和"姓名"？ 这个问题有多种解决方法，这里使用SELECT查询来实现。

问题2：如何将登录窗体操作得到的"业务员编号"信息传递给打开"业务员信息"窗体的操作？ 以便用该"业务员编号"值作为筛选条件，用OpenForm打开"业务员信息"窗体，以显示对应的业务员信息。这里涉及SetTempVar宏操作。

解决的方法是：对"业务员信息"表创建SELECT查询，查询条件为"姓名"字段内容等于"登录窗体"窗体输入的"用户名"。这样就得到了"业务员信息"表中"姓名"为"用户名"的记录集。该记录集第一条记录的"业务员编号"作为密码用来与"登录窗体"窗体输入的"密码"比对，符合则通过验证完成登录。查询语句如下。

```
SELECT 业务员编号  FROM 业务员信息  WHERE 姓名 = [TempVars]! [vUserName];
```

查询语句中的"[TempVars]! [vUserName]"是"登录窗体"窗体中用宏创建的临时变量vUserName，将"登录窗体"窗体中输入的用户名信息传递给查询语句。

查询结果在查询窗体上显示,用文本控件来显示查询结果的"业务员编号"值。该值与"登录窗体"操作完成后保存在临时变量 vNumber 中的"业务员编号"比对即可完成验证操作。验证通过则将 vNumber 提供给 OpenForm 宏操作,对"业务员信息"表进行筛选,将筛选结果显示在"业务员信息"窗体中。

具体操作步骤如下。

(1) 创建如图 8.14 所示的窗体,并命名为"用户切换"。在窗体上有命名为 tUserName 和 tNumber 的两个文本框用于输入用户名和密码;放置一个命名为 cLogin 的命令按钮(标题为"确定")。

(2) 利用"业务员信息"表创建如图 8.17 所示"业务员信息"窗体,根据需要在窗体上添加绑定控件。

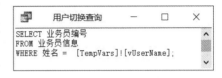

图 8.18 SELECT 查询

(3) 创建如图 8.18 所示"业务员信息"表的 SELECT 查询,保存为"用户切换查询"。

(4) 把步骤(3)得到的查询结果作为记录源,创建"用户切换查询"窗体,窗体上有绑定"业务员编号"字段的"业务员编号"控件。

(5) 创建如图 8.19 所示"用户切换"条件宏。

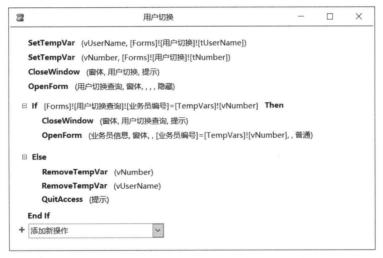

图 8.19 "用户切换"条件宏

(6) 将步骤(1)创建的"用户切换"窗体中 cLogin 按钮的单击事件属性设为"用户切换"宏。

(7) 运行"用户切换"窗体,输入正确的"业务员编号"和"姓名",单击"确定"按钮后若验证通过则打开"业务员信息"窗体显示对应的业务员信息,否则退出 Access。

本例中,前两条 SetTempVar 宏操作用于将"登录窗体"窗体输入的用户名和密码保存到 vUserName 及 vNumber 临时变量中,然后用 CloseWindow 关闭"登录窗体"窗体。接下来用 OpenForm 宏操作打开记录源为"用户切换查询"结果的"用户切换查询"窗体,注意该窗体打开模式为"隐藏"。打开该窗体的目的是刷新查询结果得到"业务员编号"以便后续的条件宏进行比对验证。

8.3 运行和调试宏

8.3.1 运行宏

对于嵌入宏，是以窗体、报表或控件中发生的事件触发而运行。由表事件触发的数据宏则在发生表事件时自动运行。对于已命名的数据宏则可以由其他宏通过RunDataMacro 操作进行调用。

运行宏对象的方式灵活多样，可以直接运行，可以通过响应窗体、报表及其上控件的事件来运行，或者自动运行。下面分别介绍。

1. 直接运行宏

下列操作方法之一即可直接运行宏。

（1）从宏"设计窗口"中运行宏，单击"设计"选项卡→"工具"组→"运行"按钮。

（2）从数据库窗口中执行宏。在导航窗格的"宏"对象列表中，双击需要运行的宏。如果双击的是宏组对象，则默认执行宏组序列中的第一个子宏。

（3）单击"数据库工具"选项卡→"宏"组→"运行宏"按钮，再选择或输入要运行的宏。

（4）使用 DoCmd 对象的 RunMacro 方法，在 VBA 代码过程中运行宏。

2. 通过响应窗体、报表或控件的事件运行宏

通常情况下直接运行宏或宏组里的宏是在设计和调试宏的过程中进行，只是为了测试宏的功能实现。在确保宏设计无误后，可以将宏附加到窗体、报表或控件的事件属性中，以对事件做出响应，或创建一个执行宏的自定义菜单命令。在 Access 中可以通过设置窗体、报表或控件上发生的事件来响应宏或事件过程。操作步骤如下。

（1）在设计视图中打开窗体或报表。

（2）设置窗体、报表或控件的有关事件属性为宏对象的名称。

（3）当相应事件发生时，则触发运行所设置的宏。

3. 自动运行宏

在 Access 数据库中有一个特殊的宏，名为 AutoExec。当打开 Access 数据库时，系统会自动查找数据库内是否存在名为 AutoExec 的宏对象，如果存在，将执行该宏。如果需要在打开数据库时自动执行某些操作，如打开某个窗体、报表等，可以设计一个宏来完成这些操作，并将其命名为 AutoExec。

要取消 AutoExec 宏自动运行，可以在打开数据库时按住 Shift 键。

8.3.2 宏的调试

如果宏在运行时发生了一些错误,可以使用系统提供的"单步"执行的宏调试工具来找出出错的地方。使用单步跟踪执行,可以观察宏的执行流程及每个操作的结果,从中发现并排除出现问题或错误的操作。调试操作步骤如下。

(1)在"设计窗口"中打开要调试的宏。

(2)单击"设计"选项卡→"工具"组→"单步"按钮,使其处于选中状态,进入单步运行模式。单击"工具"组中"运行"按钮,系统将出现如图 8.20 所示"单步执行宏"对话框。

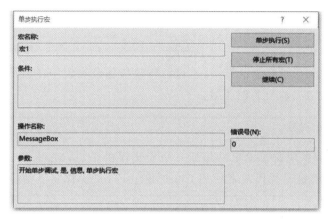

图 8.20 "单步执行宏"对话框

(3)通过"单步执行宏"对话框可以观察宏的执行过程,并对宏的执行进行干预。单击"单步执行"按钮,执行其中的宏操作;单击"停止所有宏"按钮,停止宏的执行并关闭对话框;单击"继续"按钮会关闭"单步执行宏"对话框,并执行该宏的后续宏操作。

如果宏操作有误,则会出现"操作失败"对话框。

如果要在宏执行过程中暂停宏的执行,可按 Ctrl+Break 组合键。

8.3.3 宏的错误处理

如果宏在运行时发生错误,将停止宏的执行,此时非专业人员很难根据简单的出错提示了解到出错原因,更难以修正这个错误,而且此宏中所有的后续操作都将不会执行。

提前准备好宏中发生错误时执行的操作,可以大大提高用户的使用便利性,提升用户体验感。

1. OnError 操作

使用 OnError 操作指定在宏运行过程中发生错误时执行的处理。具体参数说明如表 8.3 所示。

表 8.3　OnError 操作参数说明

操作参数	说明	
转到	指定在遇到错误时应发生的一般行为。请单击下拉箭头,然后单击下列设置之一	
	设置值	功　能
	下一个	记录错误的详细信息,但不会停止该宏。该宏将继续执行下一操作
	宏名	Access 停止当前的宏并运行在"宏名"参数中指定的宏。此宏名对应的宏一般是以子宏的形式包含在当前的宏中
	失败	Access 停止当前的宏并显示一条错误消息
宏名称	如果"转到"参数设置为"宏名",请输入要用于错误处理的宏的名称。输入的名称必须与当前宏的"宏名称"列中的名称相匹配;不能输入一个不同的宏对象的名称。如果"转到"参数设置为"下一个"或"失败",则此参数必须为空	

OnError 操作通常放在宏的开头,也可以将该操作放在宏中比较靠后的位置。该操作建立的规则会在其每次运行时生效。

2. MacroError 对象

MacroError 对象包含了发生的最后一个宏错误的信息,MacroError 对象一直保留该信息,直到被新的错误替代或者使用 ClearMacroError 操作将其清除。此对象包含如下多个只读属性。

（1）ActionName：发生错误时运行的宏操作名称。

（2）Arguments：发生错误时运行的宏操作的参数。

（3）Condition：发生错误时运行的宏操作的条件。

（4）Description：对于这个错误的描述。

（5）MacroName：发生错误时运行的宏的名称。

（6）Number：错误编号。

【例 8.6】　宏错误处理。用宏打开数据表,打开成功则计算机发出"嘟嘟"声,出错则提示错误信息描述。

操作步骤如下。

（1）进入宏设计窗口,创建如图 8.21 所示的宏操作。

（2）命名宏,保存并关闭宏。

本例中,数据库中不存在"药品销售信息"表,因此在执行 OpenTable 操作时将出错。这个错误被 OnError 操作"截获",从而停止后续的宏操作执行而转至"出错处理"子宏执行。

本例中,使用 OnError 操作来"截获"错误的发生,并转向出错处理宏操作。在出错宏操作中用 MessageBox 来显示 MacroError 对象的 Description 属性以提示错误的信息描述。

注意：OnError 操作中的"出错处理"宏是与 OnError 宏操作处于同一宏中的子宏。用"＝"前导来引用 MacroError 对象的属性。

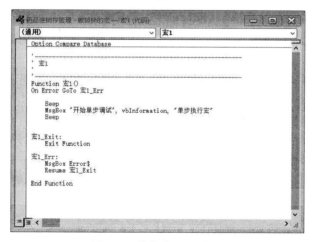

图 8.21 "宏错误处理"示例

8.3.4 将宏转换为模块

宏操作可以对数据库进行一些常用的操作和管理,但对数据库进行更为全面深入的操作只能通过 VBA 程序来实现。Access 提供了将宏操作转换为 VBA 程序代码的工具。

将宏转换为模块的操作步骤如下。

(1)在导航窗格"宏"对象列表中,选择要转换为 VBA 程序代码的宏。

(2)在"设计窗口"中打开宏。

(3)单击"设计"选项卡→"工具"组→"将宏转换为 Visual Basic 代码"按钮。在打开的"转换宏"对话框内单击"转换"按钮,系统将进入 VBA 编辑环境,并显示由宏转换而成的程序代码。如图 8.22 所示为图 8.20 所示的宏所对应的程序代码。

```
Option Compare Database
'------------------------------------------------------------
' 宏1
'------------------------------------------------------------
Function 宏1()
On Error GoTo 宏1_Err

    Beep
    MsgBox "开始单步调试", vbInformation, "单步执行宏"
    Beep


宏1_Exit:
    Exit Function

宏1_Err:
    MsgBox Error$
    Resume 宏1_Exit

End Function
```

图 8.22 转换的 VBA 代码

Access 还提供了另外一种将宏转换为 VBA 程序代码的方法。选择需要转换为代码的宏,单击"文件"→"另存为"→"对象另存为"菜单命令,在打开的"另存为"对话框内选择

"保存类型"为"模块"，然后单击"确定"按钮进入"转换"对话框，再次单击"确定"按钮，系统即生成与选中宏相对应的 VBA 程序代码。

8.4 宏实验

8.4.1 知识概要

在本章实验中，需要用到的相关知识点如下。
（1）宏和事件的基本概念。
（2）创建宏及其设置参数方法。
（3）调试和运行宏。
（4）通过事件触发宏。

8.4.2 实验目的和实验内容

掌握宏的创建方法；进一步掌握各种窗体控件的使用及属性设置；掌握控件之间的结合使用；掌握为控件对象编写对应的宏，通过事件触发宏的方法。

具体实验内容：创建与运行宏。

8.4.3 实验 1 创建与运行宏

在 7.4.4 节实验 2 中，创建了"体型测试"窗体，并用计算控件实现了相关功能。本实验将在该实验基础上进一步使用宏来实现，请读者注意比较。实验完成后的"体型测试"窗体如图 8.23 所示。

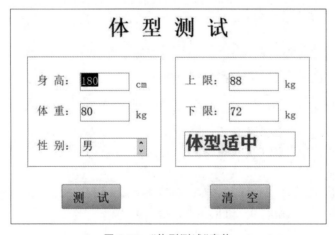

图 8.23 "体型测试"窗体

1. 实验任务

在本实验中,需要分步完成下列任务。

(1) 创建操作序列宏 Welcome,运行后显示"欢迎进行体型测试!",然后以对话框模式打开"体型测试"窗体。

(2) 创建宏组"体测",其中包含了两个子宏"数据检查"和"清空"。"数据检查"子宏的作用为检查"体型测试"窗体中输入的身高、体重值是否符合人类数据值,本例中身高的数据范围为 20～300cm;体重的数据范围为:1～150kg。若不在数据范围则提示"输入错误",并根据监测结果设置临时变量 vDataOk 为 1(符合)或 0(不符合);"清空"子宏用于将"体型测试"窗体中所有文本框清空,性别设置为"男"。注意这两个子宏需要在"体型测试"窗体激活情况下运行。

(3) 创建条件宏 mProcess,根据"体型测试"窗体输入的数据计算,并根据计算结果更新"上限""下限"及结论文本框。其中,"体型适中"为蓝色,"体型偏胖"为红色,"体型偏瘦"为黄色。将 mProcess 宏和"体测""清空"子宏与"体型测试"窗体的"测试""清空"按钮结合起来。实现单击"测试"按钮后,先检查输入数据是否正常,若正常则计算并更新结论,否则提示"输入错误";单击"清空"按钮则清空窗体上所有文本框中的内容,设定性别为"男"。

(4) 将任务(1)创建的宏 Welcome 转换为 VBA 代码。

2. 操作要点

1) 创建操作序列宏

调用 MessageBox 宏操作实现信息提示;调用 OpenForm 宏操作打开"体型测试"窗体。

操作要点如下。

(1) 创建如图 8.23 所示窗体,窗体名称为"体型测试"。"身高""体重""上限""下限"及结论文本框名称分别为 txtH、txtW、txtMax、txtMin、txtT,"性别"列表框名称为 ComS,"测试"和"清空"按钮分别命名为 cTest、cEmpty。

(2) 选择"创建"选项卡中的"宏与代码"组,单击"宏"按钮,打开宏"设计窗口",如图 8.3 所示。

(3) 将光标定位在"添加新操作"列表框,单击右边区域下拉箭头打开操作列表,从中选择要使用的操作 MessageBox 和 OpenForm。

(4) 设置操作参数。按图 8.24 所示对所添加的宏操作设置相应的参数。

(5) 单击"保存"按钮,保存设计好的宏并命名为 Welcome。

(6) 单击"运行"按钮,运行 Welcome 宏,结果如图 8.25 和图 8.26 所示。

2) 创建宏组

用条件宏来判断数据是否符合标准;用 SetTempVar 宏操作来创立临时变量,并将此变量值传递给后续操作。"清空"子宏需要设置控件的属性,可采用 SetProperty 宏操作进行。

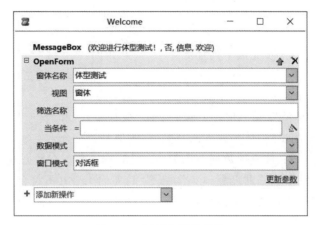

图 8.24　设置宏操作参数

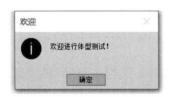

图 8.25　Welcome 宏运行结果 1

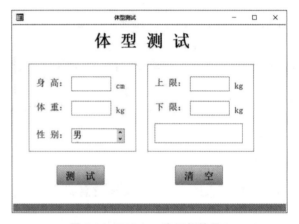

图 8.26　Welcome 宏运行结果 2

使用 SetProperty 宏操作可以为 Access 桌面数据库中的窗体或报表上的控件设置属性。SetProperty 参数说明如下。

（1）控件名称：输入要为其设置属性值的字段或控件名称。留空可为当前窗体或报表设置属性。

（2）属性：不同的控件可以有如"启用""可见""锁定""左""上""宽度""高度""前景色""背景色""标题""值"中的某些属性选项。

（3）值：输入要为属性设置的值。对于其值为"是"或"否"的属性，使用 −1 表示"是"，使用 0 表示"否"。

颜色值用♯rrggbb 表示，其中 rr 是两位十六进制数表示的红色值，取值范围为 00～FF。00 表示红色值为 0，FF 表示红色值为 255 最大，即最亮的红色。gg 表示绿色值，bb 表示蓝色值。如属性值♯FF0000 表示大红色，♯0000FF 表示蓝色，♯FFFF00 表示黄色（红色、绿色混合成黄色）。

操作要点如下。

(1) 打开宏“设计窗口”。

(2) 在“添加新操作”下拉列表中选择 Submacro,或将该操作从“操作目录”窗格拖动到设计窗口中。

(3) 在子宏名称文本框中,默认名称为 Sub1,将该名称改为“数据检查”。

(4) 重复步骤(2)、(3),添加子宏“清空”。

(5) 在两个子宏中分别添加操作,“数据检查”子宏如图 8.27 所示,“清空”子宏如图 8.28 所示。宏中的 txtH、txtW、txtMax、txtMin、txtT、ComS 为“体型测试”窗体中的控件名。

```
⊟ 子宏: 数据检查

  ⊟ If [Forms]![体型测试]![txtH]>300 Or [Forms]![体型测试]![txtH]<20 Or [Forms]![体型测试]![txtW]>150 Or [Forms]![体型测试]![txtW]<1 Then
      MessageBox (输入错误, 是, 警告!, 数据检查)
      SetTempVar (vDataOk, 0)

  ⊟ Else
      SetTempVar (vDataOk, 1)
    End If
End Submacro
```

vDataOk临时变量用于保存数据检查结果。为1表示通过检查。该结果作为后续操作判断依据

图 8.27 “数据检查”子宏

```
⊟ 子宏: 清空

    SetProperty (txtH, 值, )
    SetProperty (txtW, 值, )
    SetProperty (txtMax, 值, )
    SetProperty (txtMin, 值, )
    SetProperty (txtT, 值, )
    SetProperty
      控件名称 ComS
          属性 值
            值 男
  End Submacro
```

图 8.28 “清空”子宏

(6) 保存并命名已设计好的宏组为“体测”。

3) 创建条件操作宏

计算过程涉及多个条件,需要用到条件嵌套。根据性别的不同采用不同的计算公式计算出体重的上下限,再用条件嵌套来区分“体重”的 3 种情况,即高于上限(> [txtMax])、低于下限(< [txtMin])、上下限范围内;控件内容更新采用 SetProperty 宏操作;因为对输入数据的检查已经在任务 2)中“体测”宏的“数据检查”子宏实现了,所以可以用 RunMacro 宏操作来调用“数据检查”子宏。

操作要点如下。

(1) 创建如图 8.29 所示 mProcess 宏。图中用 RunMacro 宏操作调用“体测.数据检查”子宏。该子宏创立的 vDataOk 临时变量提供给后续的条件宏作为条件判断依据,即

数据检查符合要求才能进入下一步计算操作。图中不同框的相对位置关系表明了条件宏的嵌套关系。

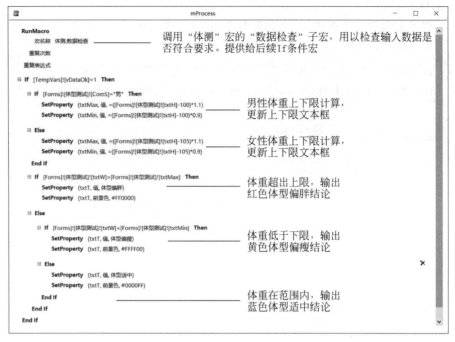

图 8.29   mProcess 宏

（2）打开"体型测试"窗体，将"测试"按钮的单击事件属性设置为 mProcess 宏，将"清空"按钮的单击事件属性设置为"体测.清空"。

（3）查看结果。运行 Welcome 宏，输入数据并单击相应按钮，观察不同运行结果。

4）将宏转换为模块

（1）在导航窗格"宏"对象列表中，选择要转换为 VBA 程序代码的宏 Welcome。

（2）以"设计窗口"方式打开宏。

（3）单击"设计"选项卡→"工具"组→"将宏转换为 Visual Basic 代码"按钮。在打开的"转换宏"对话框内单击"转换"按钮。系统将进入 VBA 编辑环境，并显示由宏转变而成的程序代码。

（4）返回数据库窗口，在导航窗格"模块"对象列表中增加了一个名为"被转换的宏—Welcome"的模块。

8.4.4   实验 2   数据宏的使用

在对数据表操作时进行必要的操作前审核和操作后提示可以大大提高操作安全性和友好性。可以用数据宏来实现此功能。

如图 8.30 所示，建立"常用药品"数据表的操作窗体"常用药品"窗体，窗体上放置有"保存记录""删除记录""撤销记录""添加记录"4 个按钮。这些按钮是根据命令按钮向导的记录操作类别建立的。通过这些按钮就可以对"常用药品"数据表进行添加、删除、修改记录操作。为保证安全性制定以下规则。

（1）"药品名称"字段不能为空。

（2）不允许删除医疗器械。

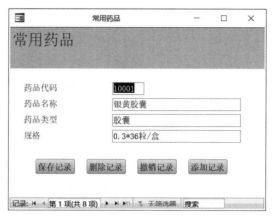

图 8.30　常用药品记录操作

1. 实验任务

在本实验中,需要分步完成下列任务。

（1）创建"常用药品"数据表的记录操作窗体。如图 8.30 所示,其中 4 个按钮根据命令按钮向导的记录操作类别来设置。

（2）创建数据宏,使得在保存记录操作时,若"药品名称"字段内容为空则禁止操作,给出出错提示"药品名称不能为空!"。

（3）创建数据宏,使得不允许删除药品类型为"医疗器械"的记录,给出提示"禁止删除医疗器械"。

2. 操作要点

（1）创建记录操作窗体。

该内容在窗体章节中已经详细介绍和训练,这里不再列出操作步骤。

（2）创建数据宏,禁止某些记录修改操作。

当某些条件不成立时不允许对记录进行修改操作,这个可以通过创建数据表的"更改前"数据宏来实现。在该数据宏中对相关字段内容进行判断后决定是否进行操作。通过 IsEmpty() 函数和 IsNull() 函数联合来判断某字段内容是否为空或者未初始化。

操作要点如下。

① 以数据表视图方式打开"常用药品"表,在表格工具"表"选项卡的"前期事件"选项组中,单击"更改前"事件按钮,打开宏设计窗口进行编辑。

② 打开如图 8.31 所示创建"常用药品:更改前:"数据宏。

③ 保存并关闭该数据宏。

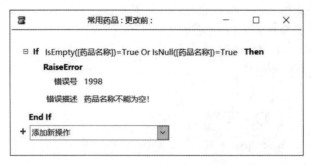

图 8.31 "常用药品：更改前："数据宏

④ 打开"常用药品"窗体进行"常用药品"表的记录编辑操作。

（3）创建数据宏，不允许删除"药品类型"为"医疗器械"的记录。

只要创建如图 8.32 所示"常用药品"数据表的"常用药品：删除前："数据宏，在宏中进行条件判断即可。满足条件即通过 RaiseError 宏操作抛出错误提示并结束宏的执行。

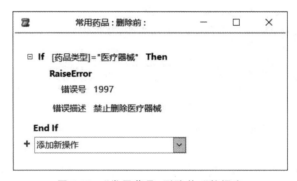

图 8.32 "常用药品：删除前："数据宏

练习与思考

一、判断题

1. 创建一个有多个操作的宏，执行时按照排列的顺序依次执行。 （　　）

2. 宏可以由几个宏名组织在一起的宏组构成。 （　　）

3. 宏的条件表达式中不能引用窗体或报表的控件值。 （　　）

4. 独立宏和嵌入式宏类似，都可以在导航窗格中显示。 （　　）

5. 在 VBA 中，在模块中执行设计好的宏可以使用 DoCmd 对象的 RunMacro 方法。

（　　）

二、选择题

1. 有关宏的基本概念，以下叙述错误的是（　　　）。

A. 宏是由一个或多个操作组成的集合

B. 宏可以是包含操作序列的一个宏

C. 由多个操作构成的宏,可以没有次序地自动执行一连串的操作

D. 以上均是错误的

2. ( )宏操作是打开查询。

    A. OpenForm   B. OpenQuery

    C. OpenTable   D. OpenMoudle

3. 要调用宏组中的子宏,正确的格式是( )。

    A. 子宏名   B. 宏组名

    C. 宏组名.子宏名   D. 子宏名.宏组名

4. 用于退出 Access 的宏操作是( )。

    A. Creat   B. ExitAccess

    C. Close   D. QuitAccess

5. CloseWindow 不可以关闭( )。

    A. 当前对象   B. 表

    C. 数据库   D. 宏

三、思考题

1. 独立宏有几种执行方式？如何在窗体或报表中执行宏？

2. 名称为 AutoExec 的宏有什么特点？

3. 宏组的作用是什么？

4. 如何调试宏？

5. Submacro 和 Group 宏操作的区别在哪里？

第 9 章　VBA 编程

在无须编程的情况下,虽然使用宏也可以实现 Access 较强的交互操作和控制功能,并且创建过程也比较简单,但是,当需要涉及功能更强、结构更复杂的数据库应用,即对数据库进行更复杂和灵活的控制时,则必须使用 VBA 编程工具。

9.1　VBA 概述

VBA(Visual Basic for Applications)是微软公司 Office 组件的内置编程语言,其语法与 Visual Basic 编程语言互相兼容。在 Access 程序设计中,当某些操作不能用其他 Access 对象实现,或者实现起来非常困难时,就可以考虑使用 VBA 语言编写代码,完成这些复杂任务。

VBA 是 Visual Basic 语言的简化版本。它与 Visual Basic 最大的区别在于 VBA 不能脱离 Microsoft Office 环境而运行,即 VBA 不能独立编写应用程序,只能嵌入于 Office 应用程序中,作为一种嵌入式语言配套使用。下面介绍 VBA 编程语言的基本概念和方法。

9.1.1　面向对象程序设计的基本概念

Access 内部提供了功能强大的向导机制,能处理基本的数据库操作,在此基础上再编写适当的程序代码,可以极大地改善程序功能。Access 内嵌的 VBA,功能强大,采用目前主流的面向对象机制和可视化编程环境。

1. 对象和集合

Access 采用面向对象程序开发环境,其数据库窗口可以方便地访问和处理表、查询、窗体、报表、宏和模块对象。VBA 中可以使用这些对象以及范围更广泛的一些可编程对象,例如"记录集"等。

对象(Object)是代码和数据的集合。可以把对象看成日常生活中的各种物体,如一支钢笔、一辆汽车、一台计算机都是一个对象。一台计算机又可以拆分为主板、CPU、内存、外设等部件,这些部件又都分别是一个对象,因此,计算机对象可以说是由多个子对象组成的,它可以称为是一个对象容器(Container)。

在 VBA 中,对象可以由系统设置好直接供用户使用,也可以由程序员自己设计。VBA 设计好的对象有窗体、报表、宏、各种控件等。用户使用最多的是窗体、报表和控件。

对象的属性按其类别有所不同,例如自行车类对象的属性与动物类对象的属性显然不同;而同一类对象的不同实例属性构成也可能有差异,如同属自行车类对象的普通自行车和专用自行车的属性构成也不尽相同。

对象除了属性以外还有方法。对象的方法就是对象的可以执行的行为，如自行车行走、人说话等。一般情况下，对象都具有多个方法。

类是同种对象的统称，是一个抽象的整体概念，也是创建对象实例的模板，而对象则是类的实例化。属于同一类的所有对象具有同一组属性、方法与事件，只是其属性值不同，对事件的响应不同（取决于程序员的编程）。

例如，汽车是一个笼统的名称，是整体概念，把汽车看成一个"类"，一辆辆具体的汽车就是这个类的实例，也就是属于这个类的对象。

Access 窗体设计工具控件组中的控件是类，画在窗体中的各个控件则是类的实例，即对象。

Access 应用程序由表、查询、窗体、报表、宏和模块对象列表构成，形成不同的类。Access 数据库窗体左侧导航窗格中显示的就是数据库中的所有对象，可以使用该窗格进行对象的切换。而且，其中有些对象内部，例如窗体、报表等，还可以包含其他对象——控件。Access 中，控件外观和行为可以设置定义。

集合表示的是某类对象所包含的实例构成。

例如，名称为 Forms 的对象（窗体集合）是一个集合对象，每一个 Form 对象（窗体对象）是 Forms 中的一员；所有的报表构成名称为 Reports 的报表集合等。

为了引用窗体集合中的某个窗体或报表集合中的某个报表，需要使用如下格式。

```
Forms![窗体名]
```

或

```
Reports![报表名]
```

其中，感叹号（!）用来引用集合中由用户定义的一个项。若要引用窗体、报表上的控件，需要使用如下格式。

```
Forms![窗体名]![控件名]
```

或

```
Reports![报表名]![控件名]
```

2. 属性

属性描述了对象的性质。每个对象都有若干种属性。Access 中"对象"可以是单一对象，也可以是对象的集合。例如，Label1.Caption 属性表示"标签"控件对象的标题属性，Reports.Item（0）表示报表集合中的第一个报表对象。数据库对象的属性均可以在各自的"设计"视图中，通过"属性窗口"进行浏览和设置，也可以在程序代码中通过赋值语句进行设置，其格式如下。

对象名.属性名=属性值

3. 事件和事件过程

事件是发生在一个对象上且能被该对象识别和响应的某些行为和动作,如单击、窗体或报表打开等。一般情况下,事件是通过用户的操作行为(或者系统对某个对象的自动操作)引发的。如单击或双击窗体中的命令按钮时,将分别触发按钮的 Click 或 DbClick 事件,从而执行包含在该事件过程(为了使对象在某一事件触发时能够做出所需要的反应,必须针对这一事件编写相应的程序代码来达到目的,这一处理过程就是事件过程)中的全部代码。如果这一事件不发生,则这段程序代码不会执行。如果没有为某个事件编写相应的程序代码,则即使触发该事件系统也不会做出任何反应。事件也可能是由系统激活的,例如窗体的 TimerInterval 属性所指定的时间间隔到时发生的 Timer 事件。

对象的事件是由系统预先规定好的,用户不能创建新的事件。Access 应用程序设计的主要工作就是编写对象的事件过程中的程序代码。

在 Access 数据库系统里,可以通过两种方式来处理窗体、报表或控件的事件响应。一是使用宏对象或创建嵌入宏来设置事件属性,对此前面已有叙述;二是为某个事件编写 VBA 代码过程,完成指定动作。

实际上,Access 窗体、报表和控件的事件有很多,Access 常用事件如表 9.1 所示。

表 9.1　Access 常用事件

分　类	事　件	名　称	属　性	发 生 时 间
发生在窗体或控件中的数据被输入、删除或更改时,或当焦点从一条记录移动到另一条记录时	AfterDelConfirm	确认删除后	AfterDelConfirm（窗体）	发生在确认删除记录并且记录实际上已经删除,或在取消删除之后
	AfterInsert	插入前	AfrerInsert（窗体）	在一条新记录添加到数据库中时
	AfterUpdate	更新后	AfterUpdate（窗体）	在控件或记录用更改过的数据更新之后发生。此事件发生在控件或记录失去焦点时,或单击"记录"菜单中的"保存记录"命令时
	BeforeUpdate	更新前	BeforeUpdate（窗体和控件）	在控件或记录用更改了的数据更新之前。此事件发生在控件或记录失去焦点时,或单击"记录"菜单中的"保存记录"命令时
	Current	成为当前	OnCurrent（窗体）	当焦点移动到一条记录,使它成为当前记录时,或当重新查询窗体的数据来源时。此事件发生在窗体第一次打开,以及焦点从一条记录移动到另一条记录时,它在重新查询窗体的数据来源时发生

分　类	事　　件	名　　称	属　　性	发　生　时　间
发生在窗体或控件中的数据被输入、删除或更改时，或当焦点从一条记录移动到另一条记录时	BeforeDelConfirm	确认删除前	BeforeDelConfirm（窗体）	在删除一条或多条记录时，Access 显示一个对话框，提示确认或取消删除之前。此事件在 Delete 事件之后发生
	BeforeInsert	插入前	BeforeInsert（窗体）	在新记录中输入第一个字符但记录未添加到数据库时发生
	Change	更改	OnChange（窗体和控件）	当文本框或组合框文本部分的内容发生更改时，事件发生。在选项卡控件中从某一页移到另一页时该事件也会发生
	Delete	删除	Ondelete（窗体）	当一条记录被删除但未确认和执行删除时发生
处理鼠标操作事件	Click	单击	OnClick（窗体和控件）	对于控件，此事件在单击时发生。对于窗体，在单击记录选择器、节或控件之外的区域时发生
	DblClick	双击	OnDblClick（窗体和控件）	当在控件或它的标签上双击时发生。对于窗体，在双击空白区或窗体上的记录选择器时发生
	MouseUp	鼠标释放	OnMouseUp（窗体和控件）	当鼠标指针位于窗体或控件上时，释放一个按下的鼠标键时发生
	MouseDown	鼠标按下	OnMouseDown（窗体和控件）	当鼠标指针位于窗体或控件上时，单击时发生
	MouseMove	鼠标移动	OnMouseMove（窗体和控件）	当鼠标指针在窗体、窗体选择内容或控件上移动时发生
处理键盘输入事件	KeyPress	击键	OnKeyPress（窗体和控件）	当控件或窗体有焦点时，按下并释放一个产生标准 ANSI 字符的键或组合键后发生
	KeyDown	键按下	OnKeyDowm（窗体和控件）	当控件或窗体有焦点，并在键盘上按下任意键时发生
	KeyUp	键释放	OnKeyUp（窗体和控件）	当控件或窗体有焦点，释放一个按下键时发生
处理错误	Error	出错	OnError（窗体和报表）	当 Access 产生一个运行时间错误，而这时正处在窗体和报表中时发生
处理同步事件	Timer	计时器触发	OnTimer（窗体）	当窗体的 TimerInterval 属性所指定的时间间隔已到时发生，通过在指定的时间间隔重新查询或重新刷新数据保持多用户环境下的数据同步

分　类	事　件	名　称	属　性	发生时间
在窗体上应用或创建一个筛选	ApplyFilter	应用筛选	OnApplyFilter（窗体）	当单击"记录"菜单中的"应用筛选"命令，或单击命令栏上的"应用筛选"按钮时发生。在指向"记录"菜单中的"筛选"后，并单击"按选定内容筛选"命令，或单击命令栏上的"按选定内容筛选"按钮时发生。当单击"记录"菜单上的"取消筛选/排序"命令，或单击命令栏上的"取消筛选"按钮时发生
	Filter	筛选	OnFilter（窗体）	指向"记录"菜单中的"筛选"后，单击"按窗体筛选"命令，或单击命令栏中的"按窗体筛选"按钮时发生。指向"记录"菜单中的"筛选"后，并单击"高级筛选/排序"命令时发生
发生在窗体、控件失去或获得焦点时，或窗体、报表成为激活时或失去激活事件时	Activate	激活	OnActivate（窗体和报表）	当窗体或报表成为激活窗口时发生
	Deactivate	停用	OnDeactivate（窗体和报表）	当不同的但同为一个应用程序的 Access 窗口成为激活窗口时，在此窗口成为激活窗口之前发生
	Enter	进入	OnEnter（控件）	发生在控件实际接收焦点之前。此事件在 GotFocus 事件之前发生
	Exit	退出	OnExit（控件）	正好在焦点从一个控件移动到同一窗体上的另一个控件之前发生。此事件发生在 LostFocus 事件之前
	GotFocus	获得焦点	OnGotFocus（窗体和控件）	当一个控件、一个没有激活的控件或有效控件的窗体接收焦点时发生
	LostFocus	失去焦点	OnLostFocus（窗体和控件）	当窗体或控件失去焦点时发生
打开、调整窗体或报表事件	Open	打开	Onopen（窗体和报表）	当窗体或报表打开时发生
	Close	关闭	OnClose（窗体和报表）	当窗体或报表关闭，从屏幕上消失时发生
	Load	加载	OnLoad（窗体和报表）	加载窗体并显示记录时发生。此事件发生在 Current 事件之前、Open 事件之后
	Resize	调整大小	OnResize（窗体和报表）	当窗体的大小发生变化或窗体第一次显示时发生
	Unload	卸载	OnUnload（窗体和报表）	当窗体关闭，并且它的记录被卸载，从屏幕上消失之前发生。此事件在 Close 事件之前发生

4. 方法

方法是系统事先设计好的,可以完成一定操作的特殊过程,是附属于对象的行为和动作,在需要时可由用户直接调用。了解并掌握这些方法的使用可以极大地增强程序功能,从而编写出优秀的 Access 程序。

"方法"与"事件"有相似之处,都是为了完成某个任务,但同一个事件可完成不同的任务,由所编写的事件过程中的程序代码决定。例如同样是命令按钮,"开始"和"退出"在单击后所产生的效果完全不同。而方法则是固定的,任何时候调用都是完成同一个任务。

调用对象的方法格式如下。

```
对象名.方法名 [参数列表]
```

除窗体、控件的 SetFocus(获得控制焦点)方法外,在 Access 中用得最多的是 DoCmd 对象的一些方法。DoCmd 对象是 Access 中除了基本的 7 个数据库对象外的另一个重要对象,它的主要功能是通过调用包含在内部的方法实现 VBA 编程中对 Access 的操作。DoCmd 对象的常用方法如下。

1) 打开窗体操作

一个程序中往往包含多个窗体,可以用代码的形式关联这些窗体,从而形成完整的程序结构。命令格式如下。

```
DoCmd.OpenForm
    formname[,view][,filtername][,wherecondition][,datamode][,windowmode]
```

有关参数说明如下。

(1) formname:必选项,字符串表达式,代表窗体的有效名称。

(2) view:可选项。窗体打开模式,具体取值如表 9.2 所示。

表 9.2 窗体打开模式的取值

常　　量	值	说　　　明
acNormal	0	默认值。窗体视图打开
acDesign	1	设计视图打开
acPreview	2	预览视图打开

(3) filtername:可选项。字符串表达式,代表过滤的数据库查询的有效名称。

(4) wherecondition:可选项。字符串表达式,不含 WHERE 关键字的有效 SQL WHERE 子句。

(5) datamode:可选项。窗体的数据输入模式,具体取值如表 9.3 所示。

表 9.3 窗体的数据输入模式的取值

常　　量	值	说　　明
acFormAdd	0	可以追加,但不能编辑
acFormEdit	1	可以追加和编辑
acFormReadOnly	2	只读
acFormPropertySettings	−1	默认值

（6）windowmode：可选项。打开窗体时所采用的窗口模式,具体取值如表 9.4 所示。

表 9.4 打开窗体时所采用的窗口模式的具体取值

常　　量	值	说　　明
acWindowNormal	0	默认值。正常窗口模式
acHidden	1	隐藏窗口模式
acIcon	2	最小化窗口模式
acDialog	3	对话框模式

其中的 filtername 与 wherecondition 两个参数用于对窗体的数据源数据进行过滤和筛选;windowmode 参数则规定窗体的打开形式。

例如,以对话框形式打开"药品基本信息"窗体的语句如下。

```
Docmd.OpenForm  "药品基本信息窗体",,,,,,acDialog
```

注意：参数可以省略,取缺省值,但若省略的是中间参数,分隔符","不能省略。

2）打开报表操作

命令格式如下。

```
DoCmd.OpenReport reportname[,view][,filtername][,wherecondition]
```

有关参数说明如下。

（1）reportname：必选项,字符串表达式,代表报表的有效名称。

（2）view：可选项。报表打开模式,具体取值如表 9.5 所示。

表 9.5 报表打开模式的具体取值

常　　量	值	说　　明
acViewNorma	0	默认值。打印模式
acViewDesign	1	设计模式
acViewPreview	2	预览模式

（3）filtername：可选项。字符串表达式,代表过滤的数据库查询的有效名称。

（4）wherecondition：可选项。字符串表达式,不含 WHERE 关键字的有效 SQL

WHERE 子句。

例如,预览名为"药品基本信息报表"的语句如下。

```
Docmd.OpenReport "药品基本信息报表", acViewPreview
```

3) 关闭操作

命令格式如下。

```
DoCmd.Close[objecttype][,objectname][,save]
```

有关参数说明如下。

(1) objecttype:可选项。关闭对象的类型,具体取值如表 9.6 所示。

表 9.6　关闭对象的类型的具体取值

常　量	值	说　明
acDefault	−1	默认值
acTable	0	表
acQuery	1	查询
acForm	2	窗体
acReport	3	报表
acMacro	4	宏
acModule	5	模块
acDataAccessPage	6	数据访问页
acServerView	7	视图
acDiagram	8	图表
acStoredProcedure	9	存储过程
acFunetion	10	函数

(2) objectname:可选项。字符串表达式,代表有效的对象名称。

(3) save:可选项。对象关闭时的保存性质,具体取值如表 9.7 所示。

表 9.7　关闭对象时的保存性质的具体取值

常　量	值	说　明
acSavePrompt	0	默认值。提示保存
acSaveYes	1	保存
acSaveNo	2	不保存

实际上,由 DoCmd.Close 命令参数看到,该命令可以广泛用于关闭 Access 的各种对象。省略所有参数的命令(DoCmd.Close)可以关闭当前窗体。例如,关闭"欢迎窗体"的

语句如下。

```
DoCmd.Close acForm, "欢迎窗体"
```

如果"欢迎窗体"就是当前窗体，则可以使用如下语句。

```
DoCmd.Close
```

9.1.2　Visual Basic 编辑环境

1. Visual Basic 编辑器

Visual Basic 编辑器（Visual Basic Editor，VBE）是编辑 VBA 代码时使用的界面。VBE 提供了完整的开发和调试工具。图 9.1 所示的是 Access 数据库的 VBE 窗口。窗口主要由标准工具栏、工程窗口、属性窗口、代码窗口和立即窗口等组成。

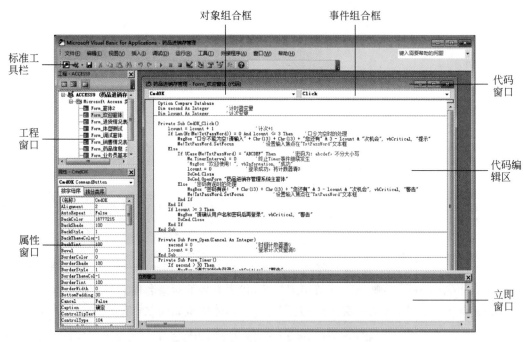

图 9.1　VBE 窗口

1）标准工具栏

VBE 窗口中的工具栏如图 9.2 所示。工具栏中主要按钮的功能如表 9.8 所示。

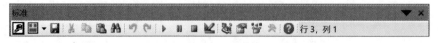

图 9.2　VBE 窗口中的工具栏

表 9.8　工具栏中主要按钮的功能说明

按　钮	名　称	功　能
🔑	Access 视图	切换 Access 数据库窗口
▦▾	插入模块	用于插入新模块
▶	运行子过程/用户窗体	运行模块程序
❚❚	中断运行	中断正在运行的程序
■	终止运行/重新设置	结束正在运行的程序,重新进入模块设计状态
✎	设计模式	打开或关闭设计模式
🗂	工程项目管理器	打开工程项目管理器窗口
🗐	属性窗体	打开属性窗体
🖳	对象浏览器	打开对象浏览器窗口
行 1,列 1	行列	代码窗口中光标所在的行号和列号

2) 工程(Project)窗口

工程窗口又称工程资源管理器。在其中的列表框中列出了应用程序的所有模块文件。单击"查看代码"按钮可以打开相应代码窗口,单击"查看对象"按钮可以打开相应对象窗口,单击"切换文件夹"按钮可以隐藏或显示对象分类文件夹。

双击工程窗口上的一个模块或类,就会显示出相应代码的窗口。

3) 代码(Code)窗口

代码窗口由对象组合框、事件组合框和代码编辑区 3 部分构成。

在代码窗口中可以输入和编辑 VBA 代码。实际操作时,可以打开多个代码窗口查看各个模块的代码,且代码窗口之间可以进行复制和粘贴。

4) 属性(Properties)窗口

属性窗口列出了所选对象的各个属性,分"按字母序"和"按分类序"两种查看形式。可以直接在属性窗口中编辑对象的属性,这种方法属于对象属性的一种"静态"设置法;此外,还可以在代码窗口内用 VBA 代码编辑对象的属性,这属于对象属性的"动态"设置方法。

注意:为了在属性窗口中列出 Access 类对象,应首先打开这些类对象的"设计"视图。

5) 立即(Immediate)窗口

立即窗口是进行快速的表达式计算、简单方法的操作及调试应用程序的工作窗口。在代码窗口编写代码时,要在立即窗口打印变量或表达式的值,可使用 Debug.Print 语句(Debug 对象的 Print 方法,也称调试语句)。

调试语句是一种广泛应用的辅助编程工具,可以快速、方便地输出表达式的值以实现对程序的测试,但在正式的应用程序中不能使用该语句。

调试语句的基本格式如下。

```
Debug.Print [表达式列表][;|,]
```

一条调试语句能够显示多个表达式的值。若表达式后跟一个分号表示按紧凑输出格式输出数据,即下一个表达式的值紧接在当前值后面显示。若表达式后跟一个逗号表示按标准输出格式输出数据,即下一个表达式的值显示在下一个打印区的开始位置处,相隔14 列为一个打印区。若表达式后省略分号或逗号,表示输出当前值后换行。

打开"立即窗口"的方法是:选择"视图"→"立即窗口"命令。

2. 进入 VBE 编程环境

进入 VBE 编程环境有多种方式。

(1) 对于对象模块,可以先定位到窗体或报表设计视图窗口上,通过指定对象事件处理过程进入,其方法有如下两种。

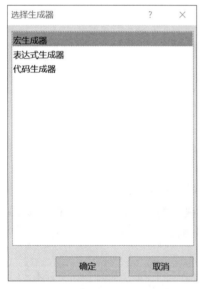

图 9.3 "选择生成器"对话框

① 右击控件对象,选择快捷菜单上的"事件生成器"命令,打开如图 9.3 所示的"选择生成器"对话框,选择其中的"代码生成器",单击"确定"按钮即可进入。

② 单击属性窗口的"事件"选项卡,选中某个事件直接单击属性栏右边的"…"按钮,也可以打开如图 9.3 所示"选择生成器"对话框,选择其中的"代码生成器",单击"确定"按钮即可进入。

(2) 对于已存在的标准模块,只需在导航窗格中双击要查看的模块对象即可进入。

(3) 要创建新的标准模块,选择"创建"功能区选项卡中的"宏与代码"组,单击"模块"按钮即可进入。

(4) 在数据库窗体中,选择"数据库工具"选项卡中的"宏"组,单击 Visual Basic 按钮即可进入;选择"创建"功能区选项卡中的"宏与代码"组,单击Visual Basic 按钮也可进入。

使用 Alt+F11 组合键,可以方便地在数据库窗口和 VBE 之间进行切换。

3. 在 VBE 环境中编写 VBA 代码

在 VBE 环境中编写 VBA 代码是在代码窗口中进行的。VBA 代码是由语句组成的,一条语句就是一行代码,例如下面的语句。

```
intI=5                    '将 3 赋值给变量 intI
Debug.Print intI          '在立即窗口打印变量 intI 的值 5
```

在 VBA 模块中不能存储单独的语句,必须将语句组织起来形成过程,即 VBA 程序是块结构,它的主体是事件过程或自定义过程。

在 VBE 的代码窗口,将上面的两条语句写入一个自定义的子过程 Proc1。

```
SubProc1()
Dim intI As Integer
intI=5
Debug.Print intI
End Sub
```

将光标定位在子过程 Proc1 的代码中,按 F5 键运行子过程代码,在立即窗口会看到程序运行结果: 5。

对事件过程的代码编写,只要双击工程窗口中任何类或对象都可以在代码窗口中打开相应代码并进行编辑处理。操作时,在代码窗口的左边组合框选定一个对象后,右边过程组合框中会列出该对象的所有事件过程,再从该对象事件过程列表选项中选择某个事件名称,系统会自动生成相应的事件过程模板,用户添加代码即可。

代码编辑区上部的通用声明段,主要书写模块级以上的变量声明、对选项的设置等,控制结构等语句要写在过程块结构中,过程块的先后次序与程序执行的先后次序无关。

在代码窗口内输入代码时,系统会自动显示关键字列表、关键字属性列表及过程参数列表等对象方法提示信息,方便用户使用,如图 9.4 所示。

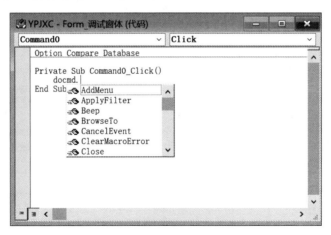

图 9.4　自动显示提示信息

【例 9.1】　新建窗体并在其上放置一个命令按钮,然后创建该命令按钮的"单击"事件响应过程。

操作步骤如下。

(1) 进入 Access 的窗体"设计"视图,在新建窗体上添加一个命令按钮并命名为

cmdTest，如图 9.5 所示。

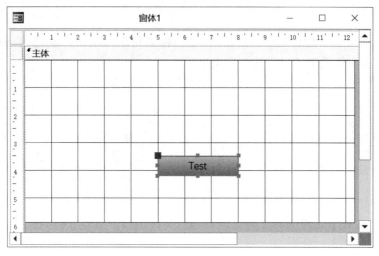

图 9.5　新建窗体画面

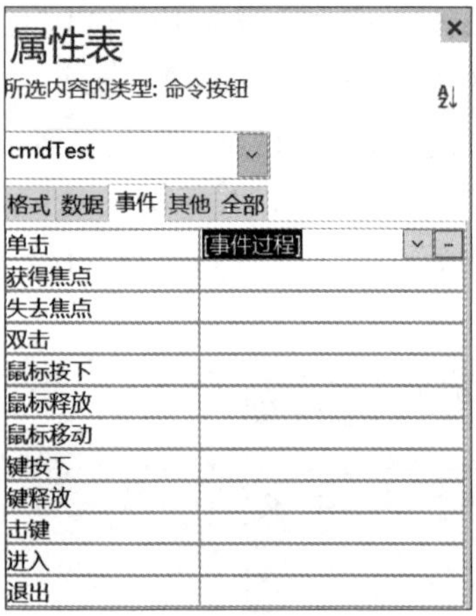

（2）选择 Test 命令按钮，右击打开属性窗体，单击"事件"卡片并设置"单击"属性为"[事件过程]"选项以便运行代码，如图 9.6 所示。

（3）单击属性栏右旁的"…"按钮，即进入新建窗体的类模块代码编辑区，如图 9.7 所示。在打开的代码编辑区里，可以看见系统已经为该命令按钮的"单击"事件自动创建了事件过程的模板。

此时，只需在模板中添加 VBA 程序代码，这个事件过程即作为命令按钮的"单击"事件响应代码，这里，仅给出了如图 9.8 所示的一条语句。

图 9.6　设置"单击"事件属性

```
MsgBox "测试完毕！",vbInformation, "测试"
```

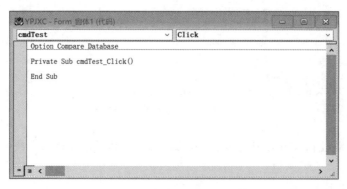

图 9.7　事件过程代码编辑区

（4）按 Alt＋F11 组合键回到窗体"设计"视图，运行窗体，单击 test 命令按钮即激活命令按钮"单击"事件，系统会调用设计好的事件过程来响应"单击"事件的发生，弹出"测试完毕！"消息框。响应代码运行效果如图 9.9 所示。

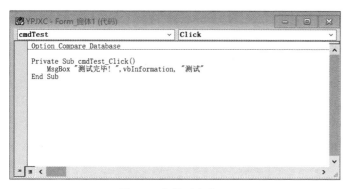

图 9.8　事件过程代码

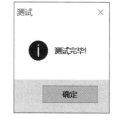

图 9.9　事件代码运行结果

需要说明的是，上述事件过程的创建方法适合于所有 Access 窗体、报表和控件的事件代码处理。其间，Access 会自动为每一个事件生成事件过程模板，并使用 Private 关键字指明该事件过程只能被同一模块中的其他过程所访问。

9.2　VBA 程序设计基础

本节学习 VBA 的数据类型、常量、变量、表达式和常用函数等程序设计语言的基础知识。

9.2.1　数据类型

数据是程序的必要组成部分，也是程序处理的对象，由数据类型决定其结构、存储方式及运算规则。VBA 预定义了丰富的数据类型，不同数据类型体现了不同数据结构的特点。

Access 数据库系统创建表对象时所涉及的字段数据类型（除了 OLE 对象和备注数据类型外），在 VBA 中都有数据类型相对应。

1. 标准数据类型

传统的 BASIC 语言使用类型说明符来定义数据类型，除此之外，VBA 还可以使用类型标识来定义数据类型，表 9.9 列出了 VBA 支持的数据类型、类型标识、符号、字节数及取值范围。

表 9.9　VBA 数据类型列表

数据类型	类型标识	符　号	字节数	取　值　范　围
整型	Integer	％	2	$-32768\sim32767$
长整型	Long	&	4	$-2147483648\sim2147483647$
单精度型	Single	！	4	$-3.402823E38\sim1.401298E-45$ $1.401298E-45\sim3.402823E38$
双精度型	Double	＃	8	$-1.79769313486232E308\sim4.94065645841247E-324$ $4.94065645841247E-324\sim1.79764313486232E308$
货币型	Currency	@	8	$-922337203685477.5808\sim922337203685477.5807$
字符型	String	$		$0\sim65536$
字节型	Byte		1	$0\sim255$
布尔型	Boolean		2	True 或 False
日期型	Date		8	100 年 1 月 1 日—9999 年 12 月 31 日
对象型	Object		4	任何引用的对象
变体类型	Variant			

（1）数值型数据。字节型、整型、长整型、单精度型、双精度型、货币型数据统称为数值型数据。不同类型的数值数据，由于所占用的存储空间大小不同，或由于存储格式不同，其数值范围和有效位数有所不同。

（2）布尔型数据（Boolean）。布尔型数据只有两个值：True 和 False。布尔型数据转换为其他类型数据时，True 转换为-1，False 转化为 0；其他类型数据转换为布尔型数据时，0 转换为 False，其他值转换为 True。

（3）日期型数据（Date）。任何可以识别的文本日期数据都可以赋给日期变量。

（4）变体类型数据（Variant）。变体类型是一种特殊的数据类型，除了定长字符串类型及用户自定义类型外，可以包含其他任何类型的数据。变体类型还可以包含 Empty、Error、Nothing 和 Null 等特殊值。使用时，可以用 VarType 与 TypeName 两个函数来检查 Variant 中的数据。

VBA 中规定，如果没有显式声明或使用符号来定义变量的数据类型，则默认为变体类型。Variant 数据类型十分灵活，但使用这种数据类型最大的缺点在于缺乏可读性，即无法通过查看代码来明确其数据类型。

变体类型的另一个缺点是它要占用比实际需要更多的存储空间。因此，应该尽量避免使用变体类型，即任何变量都提倡先声明后使用。

2. 用户自定义数据类型

应用程序中可以建立包含一个或多个 VBA 标准数据类型的数据类型，这就是用户自定义数据类型（也称为记录类型）。它不仅包含 VBA 的标准数据类型，还可以包含已说明的其他用户自定义数据类型。

用户自定义数据类型可以在 Type…End Type 关键字间定义，定义格式如下。

```
Type [数据类型名]
<数据类型元素名>As <数据类型>
<数据类型元素名>As <数据类型>
  ⋮
End Type
```

例如，定义一个医生信息数据类型。

```
Type NewDoctor
txtNo As String *7        '工号,7 位定长字符串
txtName As String         '姓名,变长字符串
txtSex As String *1       '性别,1 位定长字符串
txtAge As Integer         '年龄,整型
End Type
```

上述例子定义了由 txtNo（工号）、txtName（姓名）、txtSex（性别）和 txtAge（年龄）4 个元素组成的名为 NewDoctor 的类型。

当需要建立一个变量来保存包含不同数据类型字段的数据表的一条或多条记录时，用户自定义数据类型就特别有用。

用户自定义数据类型必须先定义后使用，且只能在模块的声明部分定义，在窗体模块中定义时，必须在 Type 语句前加上关键字 Private。

用户自定义数据类型定义好后，可以用 Dim、Public 或 Static 关键字来定义该用户类型变量。

可以通过指明变量名及元素名来实现对用户自定义类型变量的访问。例如，定义一个医生信息类型变量 Doctor1 并操作其元素的例子如下。

```
Dim Doctor1 as NewDoctor
Doctor1.txtNo="9803061"
Doctor1.txtName="冯靓"
Doctor1.txtSex="女"
Doctor1.txtAge=20
```

变量名与元素名之间用句点分隔。可以用关键字 With 简化程序中重复的部分。例如，为上面 Doctor1 变量赋值可以用如下语名。

```
With Doctor1
.txtNo="9803061"
.txtName="冯靓"
.txtsex="女"
.txtAge=20
End With
```

9.2.2 常量、变量和数组

常量、变量和数组是程序中存储和使用数据的基本形式，是程序设计的基本概念。

1. 常量

常量是在程序中可以直接引用的实际值，其值在程序运行中不变。不同的数据类型，常量的表现形式也不同，在 VBA 中有 3 种常量：直接常量、符号常量和系统常量。

1）直接常量

直接常量就是直接写在程序中的数据，如数值型常量 10、0.314E1、−100，字符型常量"冯靓"、"十滴水"，日期型常量♯2022-03-14♯等。注意，字符型常量两边必须加界定符""""，日期型常量两边必须加界定符"♯"。

2）符号常量

如果在程序中要反复多次使用某个常量，则可以由用户定义一个符号来代替此常量，以方便程序的修改和增加程序的可读性。这种用符号名表示的常量称为符号常量。定义格式如下。

```
Const 常量名 [As 类型]=表达式
```

例如：

```
Const PI=3.14            '声明符号常量 PI,其值为 3.14
```

语句中若省略类型项，则数据的类型由表达式决定。上述语句声明了一个符号常量 PI，其值为 3.14，以后在程序中出现的 PI 就代表数值 3.14。但要注意，PI 是符号常量，在其后的程序代码中只能被引用，而不能重新改变其值，若试图用赋值语句 PI＝3.14159 给 PI 赋一个新值将发生一个错误。

符号常量习惯上用大写命名，以便与变量区分。

3）系统常量

系统常量是 VBA 预先定义好的，用户可以直接引用的常量，例如 acForm、vbOK、True、False、Yes、No 和 Null 等。

2. 变量

变量是内存中用于存储程序执行过程中产生的中间结果、最终结果的临时存储区域，其值在程序运行中可以改变。它就像一个存放"物品"的容器，但其中存放的"物品"只能是数据，而且只能是一个数据。往变量中存放数据的操作称为赋值，未经赋值的变量，数值型的默认初值为 0，字符型初值为空字符串。可以给同一个变量多次赋值，但每进行一次赋值操作，系统都会用新数据替代变量中的原有数据。因此，变量的当前值应该是最近一次存放的数据。

1) 变量的命名规则

每个变量都要有一个名字,其名字由用户命名(常量的命名规则与变量名的命名规则相同)。变量的命名规则如下。

(1) 变量名必须是以字母或汉字开头,并由字母、汉字、数字和下画线组成的字符串。

(2) 变量名的长度不能超过 255 个字符。

(3) 变量名中的最后一个字符可以是 %、&、!、#、$ 等表示数据类型的声明符,但变量名中不能含有小数点、空格等字符。

(4) 不能使用 VBA 的保留字作为变量名。VBA 的保留字是指 VBA 已定义的语句、函数名和运算符名。

例如,NewVar、b1、a$ 等是合法的变量名,而 NewVar.a(含小数点)、my doc(含空格)、1b(数字开头)、Dim(系统保留字)等是不合法的变量名。

VBA 中的变量命名通常采用大写与小写字母相结合的方式,以使其更具可读性。需要指出的是,VBA 对变量命名大小写不"敏感",即 NewVar 和 newvar 代表的是同一个变量。

2) 变量的声明

变量声明就是定义变量名称及类型,使系统为变量分配存储空间。VBA 声明变量有两种方法。

(1) 显式声明局部变量。

变量先定义后使用是较好的程序设计习惯。如 C、C++ 和 Java 语言等,都要求在使用变量前先定义该变量。显式定义变量的格式如下。

```
Dim|Static 变量名 [As 类型] [,变量名 [As 类型]] …
```

例如:

```
Dim NewVar1 As Integer          '定义 NewVar1 为整型变量
Dim NewVar2%, sum!              '定义 NewVar2 为整型变量,sum 为单精度型变量
```

Dim NewVar2%, sum!相当于 Dim NewVar2 As Integer, sum As Single。

有关显式声明局部变量的说明如下。

① 在过程内声明的变量叫作局部变量,其作用域只能在声明它的过程中。

② 局部变量声明通过 Dim 或 Static 关键字来定义。

Dim 声明的变量,随过程的调用而分配存储单元,每次调用都对变量初始化,过程结束后,变量的内容自动消失并释放其存储单元。

Static 声明的变量,称为静态变量。静态变量在程序运行过程中一直保留其值,因为每次退出该过程时,静态变量并不释放它所占用的内存空间,所以当再次调用该过程时,静态变量的值可继续使用。

③ 可直接在变量名的尾部加上类型说明符来声明变量的类型。

④ 在声明变量时,每个变量都要用 As 子句或类型说明符声明其类型,否则该变量被

认为是 Variant（变体型）。

当某个变量被声明为 Variant 类型后，该变量的实际数据类型是根据所赋值数据的类型而决定的。

如在过程中编写如下代码。

```
Dim a, b As Integer        '声明 Variant 类型变量 a 和整型变量 b
a=100
Debug.Print a
a="欢迎进入 VBA"
Debug.Print a
a=#2021-5-20#
Debug.Print a
```

运行该过程后，在"立即窗口"中显示变量 a 的值分别为 100、欢迎进入 VBA 和 2021-05-20，如图 9.10 所示。

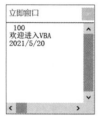

图 9.10　立即窗口

声明语句声明 a 是 Variant 型变量，其数据类型随着实际赋值的类型变化，VBA 会自动完成类型间的相互转换。如果只输出最后一次"Debug.Print a"，则 a 的值为日期型数据 2021-05-20，即 a 中存放是最后一次赋值的数据。

【例 9.2】　观察变量的输出结果。

① 创建一个名为"VBA 程序设计基础"的标准模块。在"创建"选项卡中单击"模块"后，在"工程资源管理器"窗口的"模块"文件夹中产生了一个名为"模块 1"的模块，再在"属性"窗口的"名称"框中将"模块 1"更名为"VBA 程序设计基础"。

② 创建过程。选择"插入"→"过程"菜单命令，在弹出的"添加过程"对话框的名称框中输入过程名 proc2，在"类型"区中选择"子程序"，在"范围"区中选择"私有"，然后单击"确定"按钮，则在"VBA 程序设计基础"的代码窗口中自动生成子程序过程 proc2 框架，如图 9.11 所示。

③ 在子程序过程框架中输入如下程序代码。

```
Dim x As Integer, y As Integer, Temp As Integer
x=3
y=5
Temp=x
x=y
y=Temp
Debug.Print x,y
```

④ 将光标定位在 proc2 过程中，单击工具栏中的"运行子过程/用户窗体"按钮，在"立即窗口"中输出两个变量的值为 5 和 3，如图 9.12 所示。

在 VBA 中是用过程来实现程序模块的功能。将一个程序分成若干个相对独立的过

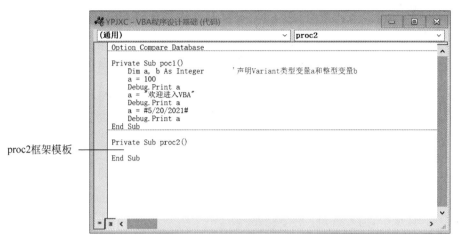

图 9.11　子程序过程模块

程,每个过程可实现单一的功能。关于模块的概念、过程的使用将在后续章节中详细介绍。

本例定义了两个整型变量 x 和 y,并分别给它们赋初值 3 和 5,然后通过一个中间变量 Temp 实现两个变量的交换功能。

【例 9.3】　观察静态变量的输出结果。

① 在例 9.2 创建的"VBA 程序设计基础"模块中创建名为 proc3 的子程序过程,在过程框架中,输入如下代码。

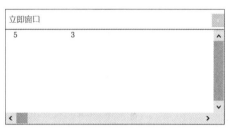

图 9.12　在"立即窗口"中输出变量的值

```
Static xAs Integer
Dim yAs Integer
x=x+1
y=y+1
Debug.Print x,y
```

② 运行过程。将光标定位在 proc3 过程中,每单击一次"运行子过程/用户窗体"按钮,即每调用一次 proc3 过程,静态变量 x 累加 1,而变量 y 被重置为 1。在"立即窗口"中显示了连续 3 次调用 proc3 过程后两个变量的输出结果,如图 9.13 所示。

（2）隐式声明。

没有直接定义而通过一个值指定给变量名,或 Dim 定义中省略了 As ＜类型＞短语的变量,或在变量名称后没有附加类型说明符来指明隐含变量的数据类型时,默认为 Variant

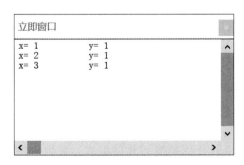

图 9.13　静态变量的输出

数据类型。例如：

```
Dim m,n           'm、n 为 Variant 变量
NewVar=528        'NewVar 为 Variant 类型变量,值是 528
```

使用隐式声明的变量虽然方便,但容易出错,且错误难以查找,如把变量 a0（0 是数字）误写成了 ao（o 是字母）,系统将自动给 ao 赋 0（认为是新的变量）。因此,使用显式声明变量方法,即遵照"先声明,后使用"的原则,这样做既可以提高程序的效率,同时也使程序易于调试。

（3）强制声明。

在默认情况下,VBA 允许在代码中使用未声明的变量,如果在模块设计窗口的顶部"通用声明"区域中,加入语句：

```
Option Explicit
```

则强制要求所有变量必须定义才能使用。这种方法只能为当前模块设置强制变量声明功能,如果想为所有新模块都启用此功能,可以单击菜单命令"工具"→"选项"命令,打开"选项"对话框,选中"要求变量声明"复选框即可,如图 9.14 所示。

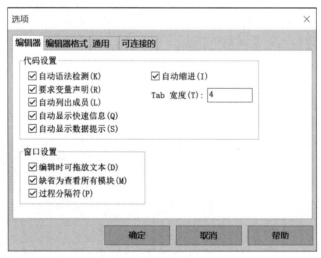

图 9.14 "选项"对话框

3. 数组

在数据库的实际应用中,经常要处理同一类型的一批数据,如统计大量的药品销售情况。这类问题具有数据处理量大且各数据间存在内部联系的特点,有效的解决方法是通过数组来实现。

与用户自定义数据类型不同,数组由若干个相同数据类型的数据组成。数组中的每一个数据称为数组元素,作为同一数组中的元素,它们使用统一的数组名,只是通过不同

的下标来加以区分。只有一个下标的数组称为一维数组,有两个下标的数组称为二维数组。

在声明数组时确定了大小的数组称为静态数组。定义一维数组的形式如下。

```
Dim 数组名([下界 To]上界) As 数据类型
```

该语句声明了数组的名称、维数、大小及数据类型,数组名的命名规则与变量的命名规则相同。

下界和上界定义了数组元素下标的取值范围,下界是所声明数组的第一个元素的下标,而上界则是数组的最后一个元素的下标,它们的值不得超过 Long 数据类型的范围。数组中所包含的元素个数为:上界-下界+1。若省略"[下界 To]",则系统默认的下界为 0。例如:

```
Dim NewArray(10) As Integer
```

表示声明了一个一维数组 NewArray,共有 11 个整型数组元素 NewArray(0)~NewArray(10)。

数组元素代表内存中的一个存储单元,它可以像变量一样使用,只不过数组元素用下标形式访问。其引用形式为:数组名(下标)。数组元素在内存中连续存放。

下标的取值范围应在声明该数组时所限定的[下界,上界]范围内,不得越界。

在数组声明中的下标说明了数组的整体,即每维的大小;而在程序其他地方出现的下标则表示数组中的一个元素。两者写法形式相同,但意义不同。例如:

```
Dim x(10) As Integer        '声明有 11 个整型数组元素的一维数组 x
X(10)=100                   '对 x(10)这个数组元素赋初值 100
```

下标的下界默认为 0,若希望下界从 1 开始,可在模块的通用部分加入如下一条语句。

```
Option Base 1
```

其作用是在所有省略"[下界 To]"声明的数组中,下界均从 1 开始。

如果省略 As 子句,则数组元素的类型为变体类型。

注意:数组必须先声明,后使用。

VBA 也支持多维数组。可以在数组下标中加入多个数值,并以逗号分开,由此来建立多维数组,最多可以定义 60 维。下面定义了一个二维数组 Arr。

```
Dim Arr(5,5) As Integer        '有 6×6=36 个元素
```

此二维数组各元素排列如下所示。

Arr(0,0)　　　Arr(0,1)　　　Arr(0,2)　　　Arr(0,3)　　　Arr(0,4)　　　Arr(0,5)

Arr(1,0)	Arr(1,1)	Arr(1,2)	Arr(1,3)	Arr(1,4)	Arr(1,5)
Arr(2,0)	Arr(2,1)	Arr(2,2)	Arr(2,3)	Arr(2,4)	Arr(2,5)
Arr(3,0)	Arr(3,1)	Arr(3,2)	Arr(3,3)	Arr(3,4)	Arr(3,5)
Arr(4,0)	Arr(4,1)	Arr(4,2)	Arr(4,3)	Arr(4,4)	Arr(4,5)
Arr(5,0)	Arr(5,1)	Arr(5,2)	Arr(5,3)	Arr(5,4)	Arr(5,5)

VBA 支持动态数组。定义和使用方法是：先用 Dim 显式定义数组但不指明数组元素数目，然后用 ReDim 关键字来决定数组包含的元素数，以建立动态数组。

```
Dim NewArray() As Long          '定义动态数组
  ⋮
ReDim NewArray(9,9,9)           '分配数组空间大小
...
```

实际开发过程中，当预先不知道数组定义需要多少元素时，动态数组是很有用的。而且不再需要动态数组包含的元素时，可以再次使用 ReDim 将其设为 0 个元素，就释放了该数组占用的内存。

数组是程序设计中最常用的一种结构类型，将数组元素的下标和循环语句结合起来，可以解决大量的数据处理问题。数组的基本操作包括数组的引用、输入、赋值、输出等内容，我们将在后续章节中结合实例介绍。

4. 变量的作用域和生命周期

一个 VBA 应用程序可以包含若干个过程，这些过程可以出现在窗体模块或标准模块中，而且在过程中一般都要使用变量。变量定义的位置和方式不同，则它存在的时间和起作用的范围也不同，这就是变量的作用域与生命周期。

1）变量的作用域

VBA 中变量的作用域有 3 个层次。

（1）局部（Local）变量。

变量定义在模块的过程内部，过程代码执行时才可见。在子过程或函数过程中定义的或直接使用的变量作用范围都是局部的。在子过程或函数内部使用 Dim、Static … As 关键字说明的变量就是局部范围的。

（2）模块级（Module）变量。

变量定义在模块的所有过程之外的起始位置，运行时在模块所包含的所有子过程和函数过程中可见。在模块的通用声明区，用 Dim、Static、Private … As 关键字定义的变量作用域都是模块范围。

（3）全局（Public）变量。

变量定义在标准模块的所有过程之外的起始位置，运行时在所有类模块和标准模块的所有子过程与函数过程中都可见。在标准模块的通用声明部分，用 Public … As 关键字说明的变量就属于全局的范围。

变量的作用范围如表 9.10 所示。

表 9.10　变量的作用范围

作 用 范 围	局部变量	模块级变量	全局变量
声明方式	Dim、Static	Dim、Private	Public
声明位置	在过程中	模块的通用声明部分	模块的通用声明部分
能否被本模块的其他过程调用	不能	能	能
能否被其他模块调用	不能	不能	能

例如,在一个标准模块中不同级别的变量声明如下。

```
Public Pa As Integer        '全局变量
Private Ma As String        '模块级变量
Private Sub Fl()
Dim La As Integer           '局部变量
  ⋮
End Sub
Private SubF2()
Dim Lb As Single            '局部变量
  ⋮
End Sub
```

2) 变量的生命周期

变量还有一个特性,称为持续时间或生命周期。变量的持续时间是从变量定义语句所在过程的第一次运行,到程序代码执行完毕并将控制权交回调用它的过程为止的时间。每次子程序过程或函数过程被调用时,以 Dim … As 语句说明的局部变量,会被设定为默认值,数值数据类型为 0,字符串变量则为空字符串("")。这些局部变量有着与子程序过程或函数过程相同的生命周期。

若要在过程的运行时保留局部变量的值,可以用 Static 关键字代替 Dim 定义静态变量。静态(Static)变量的持续时间是整个模块执行的时间,但它的有效作用范围是由其定义位置决定的。

9.2.3　常用标准函数

函数是事先定义好的内部程序,用来完成特定的功能。在 VBA 中,除了在模块中可以自己定义子过程与函数过程完成特定功能外,还提供了近百个内置的标准函数,可以方便地完成许多常用的操作。

标准函数一般用于表达式中,有的能和语句一样使用。其使用形式如下。

```
函数名(<参数 1><,参数 2>[,参数 3[,参数 4][,参数 5]…)
```

其中,函数名必不可少,函数的参数放在函数名后的圆括号中,参数可以是常量、变量或表达式,可以有一个或多个,少数函数为无参函数。每个函数被调用时,都会返回一个返回值。需要指出的是:函数的参数和返回值都有特定的数据类型。6.1.2 节表 6.6～表 6.10 已介绍了部分标准函数,在此基础上,再重点介绍一些编程中常用的标准函数。

1. 随机数函数

产生随机数函数如下。

```
Rnd(<数值表达式>)
```

其产生一个[0,1)区间的随机数,为单精度类型。

数值表达式参数为随机数种子,决定产生随机数的方式。如果数值表达式值小于 0,每次产生相同的随机数;如果数值表达式值大于 0,每次产生新的随机数;如果数值表达式值等于 0,产生最近生成的随机数,且生成的随机数序列相同;如果省略数值表达式参数,则默认参数值大于 0。

实际操作时,先要使用无参数的 Randomize 语句初始化随机数生成器,以产生不同的随机数序列。

一般地,要得到[a,b]区间的随机整数,可用公式:$Int(Rnd() * (b-a+1)) + a$。例如:

```
Int(100 *Rnd)          '产生[0,99]的随机整数
Int(101 *Rnd)          '产生[0,100]的随机整数
Int(100 *Rnd)+1        '产生[1,100]的随机整数
```

2. 字符串检索函数

字符串检索函数如下。

```
InStr([Start,]<Str1>,<Str2>[,Compare])
```

检索子字符串 Str2 在字符串 Str1 中最早出现的位置,返回一整型数。Start 为可选参数,为数值表达式,设置检索的起始位置。如省略,从第一个字符开始检索;如包含 Null 值,发生错误。Compare 也为可选参数,指定字符串比较的方法,值可以为 1、2 或 0（默认）。指定 0（默认）进行二进制比较,指定 1 进行不区分大小写的文本比较,指定 2 进行基于数据库中包含信息的比较。如值为 Null,会发生错误。如指定了 Compare 参数,则一定要有 Start 参数。

注意,如果 Str1 的串长度为零,或 Str2 表示的串检索不到,则 InStr 返回 0;如果 Str2 的串长度为零,InStr 返回 Start 的值。例如:

```
strl="98765"
str2="65"
s=InStr(strl,str2)          '返回 4
s=InStr(3, "aSsiAB","a",1)   '返回 5。从字符 s 开始,检索出字符 A
```

3. 截取时间分量函数

截取时间分量函数如下。

(1) Hour(＜表达式＞): 返回时间表达式的小时数(0～23)。

(2) Minute＜表达式＞): 返回时间表达式的分钟数(0～59)。

(3) Second(＜表达式＞): 返回时间表达式的秒数(0～59)。

例如:

```
T=#10:40:11#
HH=Hour(T)          '返回 10
MM=Minute(T)        '返回 40
SS=Second(T)        '返回 11
```

4. 类型转换函数

类型转换函数的功能是将数据类型转换成指定数据类型。例如,窗体文本框中显示的数值数据为字符串型,要想作为数值处理就应进行数据类型转换。

1) 字符串转换字符代码函数: Asc(＜字符串表达式＞)

返回字符串首字符的 ASCII 值。例如:

```
s=Asc("abcdef")     '返回 97
```

2) 字符代码转换字符函数: Chr(＜字符代码＞)

返回与字符代码相关的字符。例如:

```
s=Chr(70)           '返回"f"
s=Chr(13)           '返回 Enter 符
```

3) 数字转换成字符串函数: Str(＜数值表达式＞)

将数值表达式值转换成字符串。

注意: 当一数字转成字符串时,总会在前头保留一空格来表示正负。表达式值为正,返回的字符串包含一前导空格表示有一正号。例如:

```
s=Str(99)           '返回" 99",有一前导空格
s=Str(-6)           '返回"-6"
```

4) 字符串转换成数字函数: Val(＜字符串表达式＞)

将数字字符串转换成数值型数字。

注意: 数字串转换时可自动将字符串中的空格、制表符和换行符去掉,当遇到它不能识别为数字的第一个字符时,停止读入字符串。例如:

```
s=Val("16")                    '返回 16
s=Val("345")                   '返回 345
s=Val("76 af89")               '返回 76
```

5）字符串转换日期函数：DateValue(＜字符串表达式＞)

将字符串转换为日期值。例如：

```
D=DateValue("May 20,2021")     '返回#2021-5-20#
```

6）Nz 函数：Nz(表达式或字段属性值[，规定值])

当一个表达式或字段属性值为 Null 时，函数可返回 0、空字符串("")或其他指定值。例如，可以使用该函数将 Null 值转换为其他值。

当省略"规定值"参数时，如果"表达式或字段属性值"为数值型且值为 Null，Nz 函数返回 0；如果"表达式或字段属性值"为字符型且值为 Null，Nz 函数返回空字符串("")。当"规定值"参数存在时，该参数能够返回一个除 0 或空字符串以外的"规定值"。

5. 输入、输出函数

1）输入框(InputBox)函数

输入框用于在一个对话框中显示提示，等待用户输入正文并按下按钮、返回包含文本框内容的字符串数据信息。它的功能在 VBA 中是以函数的形式调用使用，其使用格式如下。

```
<变量名>=InputBox(prompt[,title][,default][,xpos][,ypos[,helpfile,context])
```

有关参数说明如下。

（1）prompt：必需的。提示字符串，最大长度大约是 1024 个字符。如包含多行，则可在各行之间用回车符 Chr(13)、换行符 Chr(10)或回车换行符组合 Chr(13) & Chr(10)来分隔。

（2）title：可选的。显示对话框标题栏中的字符串表达式。如果省略 title，则把应用程序名放入标题栏中。

（3）default：可选的。显示文本框中的字符串表达式，在没有其他输入时作为缺省值。如果省略 default，则文本框为空。

（4）xpos：可选的。指定对话框的左边与屏幕左边的水平距离。若省略 xpos，则对话框会在水平方向居中。

（5）ypos：可选的。数值表达式，成对出现，指定对话框的上边与屏幕上边的距离。如果省略 ypos，则对话框被放置在屏幕垂直方向距下边大约 1/3 的位置。

（6）helpfile：可选的。字符串表达式，识别帮助文件，用该文件为对话框提供上下文相关的帮助。如果已提供 helpfile，则也必须提供 context。

（7）context：可选的。数值表达式，由帮助文件的作者指定给某个帮助主题的帮助上下文编号。如果已提供 context，则也必须要提供 helpfile。

调用该函数,当中间若干个参数省略时,分隔符逗号","不能缺少。

图 9.15 显示的是打开输入(InputBox)对话框的一个例子。调用语句如下。

```
strName=InputBox("请输入姓名: ","Msg")
```

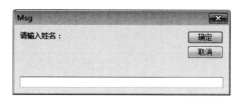

图 9.15 **InputBox 对话框**

默认情况下,InputBox 函数的返回值是字符型串,即如果没有事先声明返回值变量的类型,则该函数的返回值赋给此变量时,VBA 以字符型数据处理。如果返回值需要参与算术运算,则要用 Val 函数将其转换成数值型数据。每执行一次 InputBox 函数只能输入一个数据。

2)消息框(MsgBox)函数和方法

通过 MsgBox 函数和 MsgBox 方法都产生一个消息框。

用 MsgBox 方法产生的消息框形式比较简单,通常用来显示简单信息;而用 MsgBox 函数产生的消息框,形式比较复杂,具有返回值,它不仅可以用于传递信息,而且能够接受用户的选择,并可将选择作为继续执行程序的依据。MsgBox 方法使用格式如下。

```
MsgBoxprompt[,buttons][,title][,helpfile][,context]
```

MsgBox 函数用于在对话框中显示消息,等待用户单击按钮,并返回一个整型值告诉用户单击哪一个按钮。其使用格式如下。

```
<变量名>=MsgBox(prompt[,buttons][,title][,helpfile][,context])
```

有关参数说明如下。

(1) prompt:必需的。显示在对话框中的消息,最大长度大约为 1024 个字符。如包含多个行,可以在每一行之间用回车符、换行符或是回车与换行符的组合将各行分隔开来。

(2) buttons:可选的。指定显示按钮的数目及形式、使用的图标样式、默认按钮是什么以及消息框的强制回应等。如果省略,则 buttons 的默认值为 0。buttons 参数的具体取值如表 9.11 所示。

表 9.11 **buttons 参数的具体取值**

常　　量	值	说　　明
VbOKOnly	0	只显示"确定"按钮

常 量	值	说 明
VbOKCancel	1	显示"确定"及"取消"按钮
VbAbortRetryIgnore	2	显示"终止""重试"及"忽略"按钮
VbYesNoCancel	3	显示"是""否"及"取消"按钮
VbYesNo	4	显示"是"及"否"按钮
VbRetryCancel	5	显示"重试"及"取消"按钮
VbCritical	16	显示 Critical Message 图标
VbQuestion	32	显示 Warning Query 图标
VbExclamation	48	显示 Warning Message 图标
VbInformation	64	显示 Information Message 图标默认值
VbDefaultButton1	0	第一个按钮为默认按钮
VbDefaultButton1	256	第二个按钮为默认按钮
VbDefaultButton1	512	第三个按钮为默认按钮

buttons 的组合取值可以是上面单项常量（或值）的和。如消息框显示 Yes 和 No 两个按钮及问号图标，其 buttons 参数取值为 VbYesNo＋VbQuestion 或 4＋32 或 36。

（3）title：可选的。在对话框标题栏中显示的字符串表达式。如果省略 title，则将应用程序名放在标题栏中。

（4）helpfile：可选的。字符串表达式，识别用来向对话框提供上下文相关帮助的帮助文件。如果提供了 helpfile，则也必须提供 context。

（5）context：可选的。数值表达式，由帮助文件的作者指定给适当的帮助主题的帮助上下文编号。如果提供了 context，则也必须提供 helpfile。

MsgBox 函数根据用户在消息对话框中单击的不同按钮，将返回一个不同的值，其对应关系如表 9.12 所示。

表 9.12　MsgBox 函数返回值与按钮的对应关系

常 量	返 回 值	对 应 按 钮
VbOK	1	"确定"按钮
VbCancel	2	"取消"按钮
VbAbort	3	"终止"按钮
VbRetry	4	"重试"按钮
VbIgnore	5	"忽略"按钮
VbYes	6	"是"按钮
VbNo	7	"否"图标

此外,调用 MsgBox 函数,当中间若干个参数省略时,分隔符逗号",",也不能缺少。

如果只需要显示信息,不需要返回信息,则可以直接使用 MsgBox 方法,调用语句如下。

```
MsgBox "数据处理结束!",VbInformation, "消息"
```

显示的消息框如图 9.16 所示。

6. 条件函数

1) IIf 函数

IIf 函数如下。

```
IIf(条件式,表达式 1,表达式 2)
```

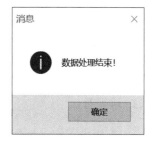

图 9.16　MsgBox 消息框

该函数根据"条件式"的值来决定函数的返回值。"条件式"的值为"真(True)",函数返回"表达式 1"的值;"条件式"的值为"假(False)",函数返回"表达式 2"的值。

例如,将变量 a 和 b 中值大的量存放在变量 Max 中。

```
Max=IIf(a>b,a,b)
```

2) Switch 函数

Switch 函数如下。

```
Switch(条件式 1,表达式 1[,条件式 2,表达式 2[,…条件式 n,表达式 n]])
```

该函数分别根据"条件式 1""条件式 2,"直至"条件式 n"的值来决定函数的返回值。条件式是由左至右进行计算判断的,而表达式则会在第一个相关的条件式为 True 时作为函数返回值返回。如果其中有部分不成对,则会产生一个运行错误。

例如,根据变量 x 的值来为变量 y 赋值。

```
y=Switch(x>0,1,x=0,0,x<0,-1)
```

3) Choose 函数

Choose 函数如下。

```
Choose(索引式,选项 1[,选项 2,[,…选项 n]])
```

该函数是根据"索引式"的值来返回选项列表中的某个值。"索引式"的值为 1,函数返回"选项 1"值;"索引式"的值为 2,函数返回"选项 2"值;以此类推。这里,只有在"索引式"的值界于 1 和可选择的项目数之间,函数才返回其后的选项值;当"索引式"的值小于 1 或大于列出的选择项数目时,函数返回无效值(Null)。

例如，根据变量 x 的值来为变量 y 赋值。

```
y=Choose(x,5,m+1,n)
```

上述 3 个函数由于具有选择特性而被广泛用于查询、宏及计算控件的设计中。

9.2.4 运算符和表达式

6.1.2 节已介绍了运算符，这些运算符和表达式的概念、格式同样适用于 VBA 编程语言。这里针对 VBA 语言，介绍使用运算符和表达式时的注意点。

1. 运算符

VBA 提供了许多运算符来完成各种形式的运算和处理。根据运算不同，可以分成 4 种类型运算符：算术运算符、关系运算符、逻辑运算符和连接运算符。

1）算术运算符

对于整数除法（\）运算，如果操作数有小数部分，系统会舍去后再运算，如果结果有小数也要舍去。对于求模运算（Mod），如果操作数是小数，系统会四舍五入变成整数后再运算；如果被除数是负数，余数也是负数，反之，如果被除数是正数，余数则为正数。

算术运算符左右两边的操作数应是数值型数据，如果是数字字符或逻辑型数据，需要将它们先转换成数值型数据后，再进行算术运算。

在进行算术运算时不应超出数据取值范围。对于除法运算，应保证除数不为零。例如：

```
Dim MyValue                    '变量定义
MyValue=10 Mod 4               '返回 2
MyValue=10 Mod 2               '返回 0
MyValue=12 Mod -5             '返回 2
MyValue=-12.7 Mod-5          '返回-3
MyValue=3^2                    '返回 9
MyValue=2^2^2                  '返回 16
MyValue=(-2)^3               '返回-8
MyValue=10.20\4.9             '返回 2
MyValue=9\3                    '返回 3
MyValue=10\3                   '返回 3
MyValue="10"+10               '返回 20
MyValue=True-4                 '返回-5
```

2）连接运算符

字符串连接运算符具有连接字符串的功能。& 用来强制两个表达式进行字符串连接。"＋"运算符是当两个表达式均为字符串数据时，才将两个字符串连接成一个新字符串。例如：

```
Dim MyValue                            '变量定义
MyValue="2+3" & "=" & (2+3)            '返回字符串"2+3=5"
MyValue="2+3" & "=" + (2+3)            '出错,系统提示出错信息"类型不匹配"
```

3）关系运算符

用来表示两个或多个值或表达式之间的大小关系,主要有等于(=)、不等于(<>)、小于(<)、大于(>)、小于或等于(<=)和大于或等于(>=)等 6 个运算符。

运用比较运算符可以对两个操作数进行大小比较。比较运算的结果为逻辑值: True 或 False。例如:

```
Dim MyValue As Boolean                 '变量定义
MyValue=(10>4)                         '返回 True
MyValue=(1>=2)                         '返回 False
MyValue=(1=2)                          '返回 False
MyValue=("ab"<>"aaa")                  '返回 True
MyValue=("周"<"刘")                    '返回 False
MyValue=(#2009/12/25#<=#2010/2/28#)    '返回 True
```

4）逻辑运算符

用于逻辑运算,主要包括与(And)、或(Or)和非(Not)3 个运算符。

运用逻辑运算符可以对两个逻辑量进行逻辑运算。其结果仍为逻辑值,运算法则如表 9.13 所示。

表 9.13 逻辑运算表

A	B	A And B	A Or B	Not A
True	True	True	True	False
True	False	False	True	False
False	True	False	True	True
False	False	False	False	True

例如:

```
Dim MyValue As Boolean                 '变量定义
MyValue=(10>4 AND 1>=2)                 '返回 False
MyValue=(10>4 OR 1> =2)                 '返回 True
MyValue=NOT (4=3)                       '返回 True
```

2. 表达式和优先级

将常量、变量和函数用运算符连接在一起构成的式子就是表达式。例如,$12*3/4-7$ Mod $2+2>3$。

注意：在 VBA 中，逻辑量在表达式里进行算术运算，True 值被当成 -1，False 值被当成 0 处理。

当一个表达式由多个运算符连接在一起时，运算进行的先后顺序是由运算符的优先级决定的。优先级高的先运算，优先级相同的运算依照从左向右的顺序进行。关于运算符的优先级的说明见 6.1.2 节。

9.2.5　VBA 常用语句

一条语句是能够完成某项操作的一条命令。VBA 程序就是由大量的语句构成的。VBA 语句按照其功能不同分为两大类：一是声明语句，用于给变量、常量或过程定义命名；二是执行语句，用于执行赋值操作、调用过程、实现各种流程控制。

1. 程序语句书写原则

1）语句书写规定

通常将一条语句写在一行上。当语句较长，一行写不下时，可以用续行符，即空格加下画线(_)将语句连续写在下一行。

可以使用冒号(:)将几个语句分隔写在一行中。

当输入一行语句并按下 Enter 键后，如果该行代码以红色文本显示(有时伴有错误信息出现)，则表明该行语句存在错误应更正。

2）采用缩进格式书写程序

采取正确的缩进格式以显示出程序的结构，增加程序的可读性。可以利用"编辑"菜单下的"缩进"或"凸出"命令进行设置。

2. 声明语句

声明语句用于定义常量、变量、数组和过程，在定义这些内容的同时，也定义了它们的使用范围。变量声明语句的格式如下。

```
Dim|Static|Private|Public 变量名 [As 类型] [,变量名 [As 类型]
```

变量声明语句开头的关键字不同，表明它们的作用范围不同。

一个 VBA 应用程序可以包含若干个过程，在过程中通常要使用变量。变量在程序中所处的位置不同，其使用的范围也不同。因此，将变量的有效范围称为变量的作用域。变量按作用域分为局部变量、模块级变量、全局变量。

（1）在过程内部声明的变量称为局部变量。它用 Dim 语句声明(若该变量是静态的，则用 Static 语句)或不声明而直接使用。局部变量只能在声明它的过程中有效。

（2）在一个模块的任何过程之外声明的变量称为模块级变量。它是在"通用"段中用 Dim 语句或 Private 语句声明的，可以在声明它的模块内的任何过程中使用，但在其他模块中是无效的。

（3）全局变量可以在整个应用程序中使用，其值始终不会消失和重新初始化，只有当应用程序执行结束时,全局变量才消失并释放所占用的内存空间。如果需要在整个应用程序中的任一模块中使用同一个变量,就需要将它定义为全局变量。例如,在模块的"通用"段中声明了 Public a As Integer,则变量 a 就可在整个应用程序中被使用。

3. 赋值语句

赋值语句是为变量指定一个值,通常以等号(=)连接,其功能是将等号右边的值或表达式的值计算出来赋给等号左边的变量,其使用格式如下。

```
[Let]变量名=值或表达式
```

这里,Let 为可选项。例如:

```
Dim txtAge As Integer
txtAge=21
Debug.Print txtAge
```

首先定义了一个整型变量 txtAge,然后对其赋值为 21,最后将 txtAge 的值输出在立即窗口中。

4. 注释语句

在程序中的适当位置加上注释语句有利于程序的维护和阅读。在 VBA 程序中,注释可以通过以下两种方式实现。

(1) 使用 Rem 语句,格式如下。

```
Rem 注释语句
```

(2) 用单引号"",格式如下。

```
'注释语句
```

例如,定义变量并赋值。

```
Rem 定义两个变量
Dim Str1 As String,Str2 As String
Str1="Beijing"          :Rem 注释在语句之后要用冒号隔开
Str2="Shanghai"         '这也是一条注释。这时,无须使用冒号
```

注释可以添加到程序模块的任何位置,并且默认以绿色文本显示。还可以利用"编辑"工具栏中的"设置注释块"按钮和"解除注释块"按钮,对大块代码进行注释或解除注释。

9.3 VBA 流程控制语句

要使计算机按确定的步骤进行处理，需要通过程序的控制结构来实现。任何程序都可以用 3 种基本结构表示，即顺序结构、选择结构和循环结构，由这 3 种基本结构及其复合嵌套构成的程序称为结构化程序。采用这些结构编写的程序结构清晰、可读性好，可以解决许多复杂问题，VBA 就是这样一种结构化程序设计语言。

9.3.1 顺序结构

顺序结构是在程序执行时，根据程序中语句的书写顺序依次执行的语句序列，其程序执行的流程是按顺序完成操作的。顺序结构是程序设计中最简单、最基本的结构，其中的每一条语句都被执行一次，而且只能被执行一次。

本章的前面几个例子就是通过顺序结构实现的，事实上任何一个程序都会用到顺序结构，下面我们再看一个顺序结构的例子。

【例 9.4】 从键盘输入摄氏温度，在输出对话框中显示华氏温度。

建立一个标准模块，在该模块的代码窗口中输入如下程序代码。

```
Private SubCToF()
Dim CAs Single, F As Single
C = Val(InputBox("请输入一个摄氏温度:", "数据输入"))
F = 9 / 5 * C + 32
MsgBox Str(C) + "摄氏温度转化成华氏温度为: " + Str(F), 0+64+0, "数据输出"
End Sub
```

将光标定位在 CToF 过程中，单击"运行子过程/用户窗体"按钮，在输入框中输入一个摄氏温度后，通过消息框输出转化结果，如图 9.17 所示。

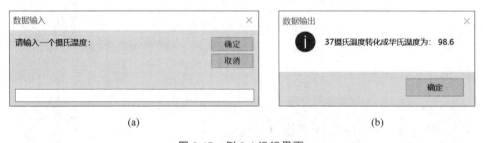

(a)   (b)

图 9.17　例 9.4 运行界面

9.3.2 选择结构

在实际应用中，只使用顺序结构是远远不能完成复杂问题需求的，如果要想编写灵活的 VBA 程序，就要理解分支和循环的概念。分支结构使 VBA 能够根据条件判断做相关的决策,循环结构则可以提供多次运行一条或多条语句。

在 VBA 中,通常用 If 语句、Select Case 语句或条件函数解决分支结构问题。

1. If…Then 语句(单分支结构)

语句结构如下。

```
If  <条件表达式>  Then  <条件表达式为真时要执行的语句>
```

或

```
If  <条件表达式>  Then
<条件表达式为真时要执行的语句序列>
End If
```

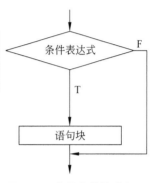

其功能是先计算条件表达式,当表达式的值为 True 时,执行语句或语句序列。单分支结构流程图如图 9.18 所示。

图 9.18 单分支结构流程图

【例 9.5】 从键盘上输入一个整数,判断该数是否是偶数。

在代码窗口输入下列自定义过程代码。

```
Private Sub Proc9_5()
    Dim iAs Integer
    i = Val(InputBox("请输入一个整数", "判断奇偶性"))
    If i Mod 2 = 0 Then
MsgBox Str(i) + "是偶数"
    End If
End Sub
```

将光标放在过程中,按 F5 键运行程序,查看结果,如图 9.19 所示。

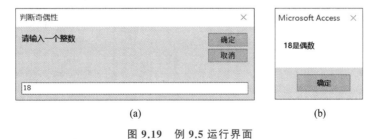

(a)   (b)

图 9.19 例 9.5 运行界面

2. If…Then…Else 语句(双分支结构)

语句结构为如下。

> If <条件表达式>Then <条件表达式为真时要执行的语句>Else <条件表达式为假时要执行的语句>

或

> If <条件表达式> Then
> <条件表达式为真时要执行的语句序列>
> Else
> <条件表达式为假时要执行的语句序列>
> End If

双分支结构流程图如图 9.20 所示,哪个语句被执行,是根据语句前的条件表达式来确定的。

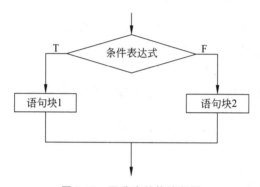

图 9.20　双分支结构流程图

【例 9.6】　修改过程 Proc9_5,判断输入整数的奇偶性。

在代码窗口输入下列自定义过程代码。

```
Private Sub Proc9_6()
Dim iAs Integer
i = Val(InputBox("请输入一个整数", "判断奇偶性"))
If   i Mod 2 = 0 Then
MsgBox Str(i) + "是偶数"
Else
MsgBox Str(i) + "是奇数"
End If
End Sub
```

语句序列中可能包含有额外的 If…End If 或其他流程控制结构。If…End If 结构在另一个 If…End If 结构中出现的情况被称为条件结构嵌套。VBA 中条件结构的嵌套数目和深度是有限制的。

【例 9.7】　从键盘输入一个年份,判断是否是闰年。某年是闰年的条件是该年数字能被 4 整除但不能被 100 整除,或者能被 400 整除。

在代码窗口输入下列自定义过程代码。

```
Private Sub Proc9_7()
    Dim y AsInteger , flag As Byte
    y = Val(InputBox("请输入一个年份: ", "数据输入"))
    If y Mod 4 = 0 Then
        If y Mod 100 = 0 Then
            If y Mod 400 = 0 Then
                flag = 1
            Else
                flag = 0
            End If
        Else
            flag = 1
        End If
    Else
        flag = 0
    End If
    If flag = 1 Then
        MsgBox Str(y) + "是闰年", 0 + 64 + 0, "数据输出"
    Else
        MsgBox Str(y) + "不是闰年", 0 + 64 + 0, "数据输出"
    End If
End Sub
```

【例 9.8】 根据输入框中的一个百分制分数,判断对应的成绩等级:90～100 为优秀,80～89 为良好,70～79 为中等,60～69 为及格,0～59 为不及格。

在代码窗口输入下列自定义过程代码。

```
Private Sub Proc9_8()
    Dim fAs Integer
    f = Val(InputBox("请输入一个分数: ", "数据输入"))
    If f >= 90 Then
        MsgBox "优秀"
    Else
        If f >= 80 Then
            MsgBox "良好"
        Else
            If f >= 70 Then
                MsgBox "中等"
            Else
                If f >= 60 Then
                    MsgBox "及格"
```

```
                    Else
                        MsgBox "不及格"
                    End If
                End If
            End If
        End If
End Sub
```

3. If…Then…ElseIf 语句（多分支结构）

当条件选项较多时，使用 If…End If 控制结构可能会使程序变得很复杂，可读性不好，因为要使用 If…End If 控制结构就必须依靠多重嵌套，而且 VBA 中选择结构的嵌套数目和深度是有限制的。使用 VBA 提供的 If…Then…ElseIf 结构就可以方便地解决这类问题。

If…Then…ElseIf 语句的结构如下。

```
If  <条件表达式 1>  Then
<条件表达式 1 为真时要执行的语句序列 1>
ElseIf  <条件表达式 2>  Then
<如果条件表达式 1 为假,并且条件表达式 2 为真时要执行的语句序列 2>
⋮
[Else
<语句序列 n+1>]
End If
```

多分支结构流程图如图 9.21 所示。

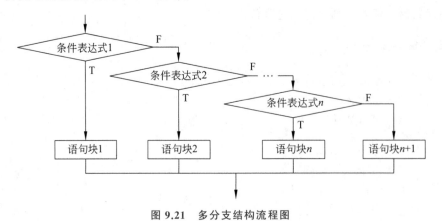

图 9.21　多分支结构流程图

多分支结构语句中不管有几个分支，依次判断，当满足某条件时，执行相应的语句，其余分支不再执行；若条件都不满足，且有 Else 子句，则执行 Else 后的语句组，否则什么也不执行。

注意：ElseIf 的 Else 和 If 间没有空格。

【例 9.9】 使用 If…Then…ElseIf 语句实现例 9.8。

在代码窗口输入下列自定义过程代码。

```
Private Sub Proc9_9()
    Dim fAs Integer
    f = Val(InputBox("请输入一个分数: ", "数据输入"))
    If f >= 90 Then
        MsgBox "优秀"
    ElseIf f >= 80 Then
        MsgBox "良好"
    ElseIf f >= 70 Then
        MsgBox "中等"
    ElseIf f >= 60 Then
        MsgBox "及格"
    Else
        MsgBox "不及格"
    End If
End Sub
```

4. Select Case…End Select 语句

在实际应用中，对于多分支结构，更方便的方法是使用 Select Case 语句来实现。使用格式如下。

```
Select Case 测试表达式
Case 表达式 1
测试表达式的值与表达式 1 的值相等时执行的语句序列
[Case 表达式 2 To 表达式 3]
[测试表达式的值介于表达式 2 的值和表达式 3 的值之间时执行的语句序列]
[Case Is 关系运算符 表达式 4]
[测试表达式的值与表达式 4 的值之间满足关系运算为真时执行的语句序列]
[Case Else]
[上面的情况均不符合时执行的语句序列]
End Select
```

Select Case…End Select 语句的结构流程图如图 9.22 所示。Select Case 结构运行时，首先计算"测试表达式"的值，它可以是字符串或者数值变量或表达式。然后会依次测试每个 Case 表达式的值，一旦值匹配成功，程序会转入相应 Case 结构内执行语句。

Case 表达式可以是下列 4 种格式之一。

（1）单一数值或一行并列的数值，成员间以逗号隔开。例如"Case 1,2,3"。

（2）由关键字 To 分隔开的两个数值或表达式之间的范围。前一个值必须小于后一个值，否则没有符合条件的情况。字符串的比较是从它们的第一个字符的 ASCII 码值开

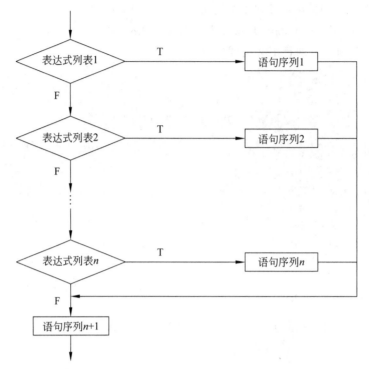

图 9.22　Select Case…End Select 语句的结构流程图

始比较的，直到分出大小为止。例如"Case " a" to "z""。

（3）关键字 Is 接关系运算符（如$<>$、$<$、$<=$、$=$、$>=$或$>$）后面再接变量或精确的值。例如"Case Is $>=$90"。

（4）关键字 Case Else 后的表达式，是在前面的 Case 条件都不满足时执行的。

Case 语句是依次测试的，并执行第一个符合 Case 条件的相关的程序代码，其后即使再有其他符合条件的分支也不会再执行。

如果没有找到符合的，且有 Case Else 语句，就会执行接在该语句后的程序代码，然后程序从接在 End Select 语句后的下一行代码继续执行。

当用关键字 Is 定义条件时，不能用逻辑运算符将两个或多个条件组合在一起，例如"Case Is$>$10 And Is $<$100"是不合法的语句。

但可以使用这样的混合结构，例如"Case 1 To 3 ，7 ，Is$>$20"表示表达式的值为1～3 或值为 7 或值大于 20。

【例 9.10】　使用 Select Case…End Select 语句，完成例 9.8 的功能。

```
Private Sub Proc9_10()
    Dim f As Integer
    f = Val(InputBox("请输入一个分数: ", "数据输入"))
    Select Case f
        Case 90 To 100
```

```
            MsgBox "优秀"
        Case 80 To 89
            MsgBox "良好"
        Case 70 To 79
            MsgBox "中等"
        Case 60 To 69
            MsgBox "及格"
        Case 0 To 59
            MsgBox "不及格"
        Case Else
            MsgBox "输入的分数不在 0~100!"
    End Select
End Sub
```

5. 条件函数

除了上述条件语句外,使用条件函数也可以实现一些较简单的选择结构,可参阅 9.2.3 节。

9.3.3 循环结构

循环语句可以实现重复执行被称为循环体的一行或几行程序代码。VBA 支持以下 3 种循环语句:For…Next、Do…Loop(包括 Do While…Loop、Do Until…Loop、Do…Loop While、Do Loop…Until)和 While…Wend。

1. For…Next 循环语句

For…Next 循环语句常用于循环次数已知的循环中,其语法格式如下。

```
For 循环变量=初值 To 终值 [Step 步长]
循环体
[Exit For]
循环体
Next [循环变量]
```

For 语句步长为正数时的流程如图 9.23 所示。其执行过程如下。

(1) 循环变量取初值。

(2) 循环变量与终值比较,确定循环是否进行:

当步长>0 时,若循环变量值≤终值,执行步骤(3);若循环变量值>终值,则循环结束。

当步长=0 时,若循环变量值≤终值,则无限循环;若循环变量值>终值,一次也不执行循环体,循环结束。

当步长<0 时,若循环变量值≥终值,执行步骤(3);若循环变量值<终值,循环结束。

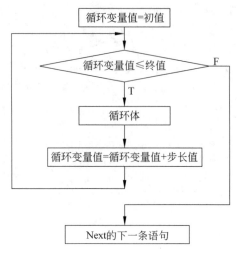

图 9.23　For 循环语句流程图

（3）执行循环体。

（4）循环变量值增加步长（循环变量值＝循环变量值＋步长值），程序跳转至（2）。

关于 For…Next 循环的说明如下。

（1）循环变量值如果在循环体内不被更改，则循环执行次数可以使用公式"循环次数＝Int((终值－初值)/步长)＋1"计算。例如，如果初值＝5，终值＝10，且步长＝2，则循环体执行 Int((10－5)/2)＋1＝3 次。但如果循环变量的值在循环体内被更改，则不能用上述公式来计算循环次数。

（2）当在循环体执行过程中遇到了 Exit For，则中断循环，执行 Next 后面的下一行语句。选择性的 Exit For 语句通常放在循环体中的 If…Then…End If 条件语句结构中，用来提前中断并退出循环。

（3）当步长为 1 时，关键字 Step 可以省略。步长值可正可负，一般取整数值，实数也可以，但不常见。

如果终值小于初值，步长要取负值；否则，For…Next 语句会被忽略，循环体一次也不执行。

如果在 For…Next 循环中，步长为 0，初值小于或等于终值，则该循环便会重复执行无数次，造成"死循环"。

（4）For…Next 循环结束后，程序从 Next 后的下一行语句继续执行。

【例 9.11】　求 1～10 的和。

```
Private Sub Proc9_11()
Dim s As Integer, i As Integer
    s = 0
    For i = 1 To 10
        s = s + i
    Next
```

```
    MsgBox "结果为:" & s
End Sub
```

在实际应用中,For…Next 循环还经常与数组配合操作数组元素。

【例 9.12】　将 A～Z 的大写字母赋予字符数组 S(),并在立即窗口中按序输出。

```
Private Sub Proc9_12()
    DimS(1 To 26) As String, i As Integer
    For i = 1 To 26
        S(i) = Chr(i + 64)               '大写字母 A 的 ASCII 值为 65
    Next
    For i = 1 To 26
        Debug.Print S(i),               '以标准格式输出数组元素
        If i Mod 10 = 0 Then             '每输出 10 个元素,换行
            Debug.Print
        End If
    Next
End Sub
```

2. Do While…Loop 循环语句

语法格式如下。

```
Do While <条件表达式>
循环体
[Exit Do]
循环体
Loop
```

这个循环结构是在条件表达式结果为真时,执行循环体,并持续到条件表达式结果为假或执行到 Exit Do 语句而退出循环,Do While…Loop 循环语句的流程图如图 9.24所示。

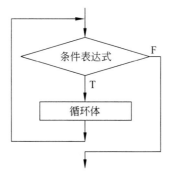

图 9.24　Do While…Loop 循环语句的流程图

【例9.13】 用 Do While…Loop 循环语句，完成例9.11求1～10的和。

```
Private Sub Proc9_13()
Dim sAs Integer, i As Integer
    s = 0
    i = 1
    Do While i <= 10
        s = s + i
        i = i + 1
    Loop
    MsgBox "结果为:" & s
End Sub
```

3. Do Until…Loop 循环语句

与 Do While…Loop 结构相对应，还有另一个循环结构 Do Until…Loop。该结构是条件表达式值为假时，重复执行循环，直至条件表达式值为真时结束循环。Do While…Loop 结构的语法格式如下。

```
Do Until <条件表达式>
循环体
[Exit Do]
循环体
Loop
```

Do While…Loop 循环语句的流程图如图9.25所示。

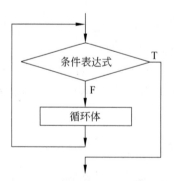

图9.25 Do Until…Loop 循环语句的流程图

【例9.14】 用 Do Until…Loop 循环语句改写例9.13。

```
Public Sub Proc9_14()
    Dim sAs Integer, i As Integer
    s = 0
```

```
    i = 1
    Do Until i > 10          '注意与 While 循环条件的区别
        s = s + i
        i = i + 1
    Loop
    MsgBox "结果为: " & s
End Sub
```

上面两个 Do 循环的条件表达式均放在循环结构的起始位置。实际上,条件表达式也可以放在循环结构的末尾。

4. Do⋯Loop While 循环语句

语法格式如下。

```
Do
循环体
[Exit Do]
循环体
Loop While <条件表达式>
```

Do⋯Loop While 循环流程图如图 9.26 所示。

5. Do⋯Loop Until 循环语句

语法格式如下。

```
Do
循环体
[Exit Do]
循环体
Loop Until <条件表达式>
```

Do⋯Loop Until 循环流程图如图 9.27 所示。

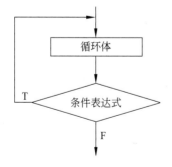

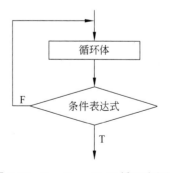

图 9.26　Do⋯Loop While 循环流程图　　　图 9.27　Do⋯Loop Until 循环流程图

这样，就有 4 种 Do 循环结构，使用方法基本相同，即根据条件表达式结果的真假决定是否继续执行循环体。4 种 Do 循环结构的循环体中必须有改变循环条件的语句或者选择性 Exit Do 语句，否则会造成死循环。

Do…Loop While|Until 与 Do While|Until…Loop 之间的主要区别在于前者是先执行循环体语句，再进行条件判断，即循环体语句至少执行一次，而后者是先进行条件判断，再执行循环体语句，有可能一次循环也不执行。

6. While…Wend 循环语句

While…Wend 循环语句与 Do While…Loop 循环语句类似，但不能在 While…Wend 循环语句中使用 Exit Do 语句。While…Wend 循环语句的语法格式如下。

```
While <条件式>
    循环体
Wend
```

While…Wend 结构主要是为了兼容 QBasic 和 QuickBASIC 而提供的。由于 VBA 中已有 Do While…Loop 循环结构，所以尽量不要使用 While…Wend 循环语句。

上述几种循环语句的共同特点是重复执行一条语句序列（循环体），不同点是控制循环重复次数的时机和方法不一样。

在循环结构中可以完整地包含另一个循环结构，称为多重循环或循环嵌套，嵌套的层数可以根据需要而定，嵌套一层称为二重循环，嵌套二层称为三重循环。

在循环结构中还可以完整地嵌套选择结构，即整个选择结构都属于循环体。在选择结构中也可以嵌套循环结构，要求整个循环结构必须完整地嵌套在一个分支内。

【例 9.15】 利用循环嵌套控制结构，实现"百钱买百鸡"的计算（取自《算经》："鸡翁一，值钱五；鸡母一，值钱三；鸡雏三，值钱一。百钱买百鸡，问鸡翁、母、雏各几何？"）。

分析：设鸡翁为 X 只，鸡母为 Y 只，鸡雏为 Z 只，则根据"百钱买百鸡"的题意有

```
5 * X + 3 * Y + Z/3 = 100        '购买 3 种鸡的钱合计刚好是 100 钱
X + Y + Z = 100                  '3 种鸡的只数合计刚好是 100 只
```

两个方程 3 个自变量，是一个"不定方程"。若采用"穷举法"，则将 X、Y、Z 有效范围内的可能取值逐一代入方程，以求得结果（结果并不唯一）。如果纯粹用手工计算，恐怕要花费较多的时间，但利用计算机，时间的问题就不需要考虑了，需要考虑的只有算法。

采用循环变量 X、Y"穷举"鸡翁和鸡母，则 X 最多为 20（因为鸡翁 5 元 1 只），而 Y 最多为 33（因为鸡母 3 元 1 只），通过循环嵌套可穷举出鸡翁和鸡母的可能只数，而鸡雏的只数可通过上面的方程推算出来。算法确定后，剩下的工作就由计算机完成。程序代码如下。

```
Private Sub Proc9_15()
    Dim XAs Integer, Y As Integer, Z As Integer
```

```
    For X = 0 To 20
        For Y = 0 To 33
            Z = 100 - X - Y
            If   5 * X + 3 * Y + Z / 3 = 100   Then
                Debug.Print "X= " & X, "Y= " & Y, "Z= " & Z
            End If
        Next
    Next
End Sub
```

例 9.15 的运行结果如图 9.28 所示。

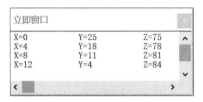

图 9.28　例 9.15 的运行结果

9.3.4　其他语句——标号和 GoTo 语句

GoTo 语句用于实现无条件转移。语法格式如下。

GoTo 标号

若程序运行遇到此结构,则会无条件转移到 GoTo 后"标号"标明的位置,并从那里继续执行下去。GoTo 语句使用时,"标号"位置必须首先在程序中定义好。

1. 使用 GoTo 跳过代码块

VBA 的 GoTo Label 语句将代码转移到名为"Label:"的位置,并从该点继续执行。
注意:"Label:"后面的冒号是用来特指标号的符号。然而,在 GoTo 后的标号名后面则不需要冒号。实际上,若添加了冒号,会得到 Label not found 的错误消息。
标号定义时名字必须从代码的最左列(第 1 列)开始输写。例如:

```
Goto ErrorHandler        '跳转到标号为 ErrorHandler 的位置执行
    ⋮
ErrorHandler:            '定义 ErrorHandler 标号位置
...
```

2. 避免使用 GoTo

GoTo 语句是早期 BASIC 语言中常用的一种流程控制语句。它的使用,尤其是过量使用,会导致程序运行跳转频繁、程序控制和调试难度加大,因此在 VB、VBA 等程序设计语言中都应尽量避免使用 GoTo 语句而代之以结构化程序语句。

在 VBA 中,GoTo 语句主要用于错误处理 On Error GoTo Label 结构。

9.4　模块

模块是 Access 数据库系统中的一个重要对象,它以 VBA 为基础编写。由于模块由编程语言创建,所以它的功能比 Access 数据库中其他对象的功能要强得多。使用模块可以将表、查询、窗体、报表等数据库对象组合在一起,可以建立用户自定义的函数,可以完成复杂的计算以及完成宏操作所不能实现的功能等。

9.4.1　模块的基本概念

模块以函数过程(Function)或子程序过程(Sub)为单元的集合方式存储,即模块是由一个个函数过程或子程序过程组成的,过程是将 VBA 的声明、语句集合在一起,作为一个命名单位的程序段,从而实现某个特定的功能。

在 Access 中,模块有两种基本类型:类模块和标准模块。

1. 类模块

Access 中的类模块是一种包含对象的模块,它可以独立存在,也可以与窗体或报表同时出现。类模块中典型的例子是窗体类模块和报表类模块,它们从属于各自的窗体或报表。在这些模块中通常都含有事件过程,如果在事件过程中添加程序代码,当窗体或报表及它们所包含的控件发生相应的事件时,就自动执行事件过程中的程序代码,通过事件过程来控制窗体或报表的行为,以及它们对用户操作的响应。

在窗体或报表的设计视图环境下,可以用两种方法进入相应的模块代码设计区域:一是单击工具栏"代码"按钮进入;二是为窗体或报表创建事件过程时,系统会自动进入。

窗体类模块和报表类模块中的过程可以调用标准模块中已经定义好的过程。

窗体类模块和报表类模块具有局部特性,其作用范围局限在所属窗体或报表内部,而生命周期则是伴随着窗体或报表的打开而开始、关闭而结束。

2. 标准模块

标准模块中包含的是通用过程或常用过程,这些过程不与任何 Access 中的对象相关联,每个过程可以是子程序过程或函数过程。

标准模块一般用于存放供其他 Access 数据库对象使用的公共过程。在系统中可以通过创建新的模块对象而进入其代码设计环境。

标准模块可以定义公共变量或通用过程供类模块里的过程调用。在各个标准模块内部也可以定义私有变量和私有过程仅供本模块内部使用。

标准模块中的公共变量和公共过程具有全局特性,其作用范围为整个应用程序,生命周期是伴随着应用程序的运行而开始、关闭而结束。

在 Access 系统中,根据需要可以将设计好的宏对象转换为模块代码。

9.4.2 创建模块

1. 创建模块

创建模块的常用方法如下。

选择"创建"功能区选项卡中的"宏与代码"组,单击"模块"或"类模块"按钮即可进入 VBE 编程环境并添加一个新的模块。

2. 创建过程

VBA 中的过程分为事件过程和通用过程。

事件过程是针对某一对象的过程,并与该对象的一个事件相联系,它附加在窗体或控件上。事件过程的一般格式如下。

```
Private Sub 对象名_事件名([形参列表])
语句组 1
[Exit Sub]
[语句组 2]
End Sub
```

其中"对象名"为窗体或控件的实际名字,即名称(Name)属性值,"事件名"不能由用户定义,而是由系统预先设置好的。响应某个事件后所执行的操作由事件过程中的代码来实现。

通用过程分为 Sub 过程(也称子程序过程)和 Function 过程(也称函数过程)两大类,其特点是可以独立建立,供事件过程或其他通用过程调用。

1) 过程

Sub 过程执行一系列操作,无返回值。Sub 过程的一般格式如下。

```
[Private|Public][Static]  Sub 子程序过程名([形参列表])
语句组 1
[Exit Sub]
[语句组 2]
End Sub
```

定义 Sub 过程是以 Sub 语句开头、以 End Sub 语句结尾的,在 Sub 和 End Sub 之间是描述操作过程的语句组,也可称为"子程序体"。语句 Exit Sub 的作用是强制退出子过程。当程序执行到 End Sub 语句时,退出 Sub 过程,返回到调用语句的后续语句继续执行。

Sub 过程名的命名规则与变量名相同。

关键字 Private 和 Public 中只能选其中之一。使用 Private,表示该过程是私有的局部过程,只能被该过程所在的窗体或标准模块中的其他过程所调用。使用 Public,表示该过程是公共的全局过程,可被应用程序中的任何窗体或任何标准模块中的过程所调用。VBA 默认所有标准模块中的子程序是 Public。关键字 Static 的作用是声明该过程中定义的变量均为静态局部变量,简称静态变量。

建立 Sub 过程的步骤如下。

（1）在 VBE 编辑窗口中选择"插入"→"过程"菜单命令,弹出"添加过程"对话框,如图 9.29 所示。

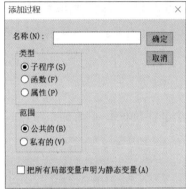

图 9.29 "添加过程"对话框

（2）在"名称"文本框中输入所建过程的名称,例如输入 proc1。

（3）在"类型"区中选择该过程的类型,这里选择"子程序"单选按钮。

（4）在"范围"区中选择该过程的作用范围。如果选择"公共的"(Public)单选按钮,则该过程在数据库中的任何地方都可以使用;如果选择"私有的"(Private)单选按钮,则该过程只能在本模块中使用,这里选择"私有的"单选按钮。

（5）单击"确定"按钮,则在代码窗口出现子程序过程框架。

以上建立的 Sub 过程也可以直接在代码窗口中输入语句 Private Sub proc1( ),按 Enter 键,自动生成 Sub 过程框架。

```
Private Sub proc1()

End Sub
```

此时,可以在 Sub 和 End Sub 之间输入程序代码。

2）Function 过程

VBA 提供了许多内部函数,在使用这些函数时,只要给出函数名和相应的参数就可得到所期望的结果。在解决实际问题时,如果没有现成的函数可用,我们可以自定义函数过程。Function 过程同 Sub 过程一样,也是由一段独立的代码组成,可以被某个过程多次调用,所不同的是 Function 过程是一种特殊的、能够返回值的过程,返回的值可以在表达式中使用。

Function 过程的一般格式如下。

```
[Private |Public][Static]  Function 函数过程名([形参列表]) [As 类型]
语句组 1
函数过程名=函数返回值
[Exit Function]
[语句组 2]
```

```
[函数过程名=数返回值]
End Function
```

Function 过程的定义以 Function 语句开头,以 End Function 语句结尾,在 Function 和 End Function 之间是描述操作过程的语句组,也称为"函数体"。其中,语句 Exit Function 的作用是强制退出函数过程。

函数名的命名规则和关键字 Private、Public、Static 的含义同 Sub 过程。

"As 类型"表示函数返回结果的数据类型。若省略,则返回变体类型值。

Function 过程与 Sub 过程不同的是执行完 Function 过程后,一定会将函数结果返回到主调程序中。因此,在函数体中必须至少有一条赋值语句接受函数的返回结果。函数体中的语句"函数过程名=函数返回值"就是将函数返回结果赋值给"函数名",此时"函数名"代表返回值带回到主调程序中。

9.4.3　过程调用和参数传递

前面介绍了 VBA Sub 过程和 Function 过程的定义,下面结合实例介绍过程的调用和过程的参数传递。

1. 过程调用

1) Sub 过程的调用

子过程的调用形式有如下两种。

```
Call 子过程名([<实参>])
```

或

```
子过程名 [<实参>]
```

【例 9.16】　Sub 过程的定义与调用示例。
在代码窗口输入如下代码。

```
Private Sub Proc9_16()
    Dim a As Integer, bAs Integer
    a = Val(InputBox("请输入第一个数:"))
    b = Val(InputBox("请输入第二个数:"))
    CallSwap(a, b)
    Debug.Print a, b
End Sub
Private Sub Swap(xAs Integer, y As Integer)
    Dim t As Integer
    If x < y Then
        t = x
```

```
        x = y
        y = t
    End If
End Sub
```

本例的功能是通过输入框分别输入两个数值型数据后，将两个数按由大到小的顺序输出。首先建立了一个名为 Proc9_16 的 Sub 过程，完成数据的输入，将两个数比较大小、必要时进行交换的代码独立出来，放在名为 Swap 的另一个 Sub 过程中，而在 Proc9_16 过程中需要该代码的位置使用语句 Call Swap(a,b)来调用即可。程序的执行过程如下。

（1）通过输入框分别输入两个整数并赋给整型变量 a 和 b。

（2）执行语句 Call Swap(a，b)，流程转向 Swap 子程序的定义处：Private Sub Swap(x As Integer，y As Integer)，并将 a 和 b 的值一一对应传给 x 和 y。这里，a、b 称为实参（实际参数），x、y 称为形参（形式参数）。

（3）执行 Swap 子程序的子程序体，通过条件语句判断 x、y 的大小，如果 x<y 则交换它们的值。最后通过 End Sub 语句退出子程序。

（4）流程转回到 Proc9_16 的 Sub 过程调用语句处，并继续执行其下面的语句"Debug.Print a，b"，在立即窗口输出两个数后退出 Proc9_16 Sub 过程。

使用 Call 语句调用子程序时，若带有实参，则实参必须用括号括起；而使用第二种形式调用时，若带有实参，则实参可直接加在子程序名后面，不需用括号括起，但子程序名和实参之间要用空格隔开。

形参是在 Sub 过程、Function 过程的定义中出现的变量，实参则是在调用某个 Sub 过程或 Function 过程时传递给 Sub 过程或 Function 过程的常量、变量、表达式或数组。通过实参和形参实现主调过程和子程序过程间的数据传递。

在参数传递过程中，实参必须与形参在个数、次序和类型上一一对应，即第一个形参接收第一个实参的值，第二个形参接收第二个实参的值，以此类推。

Sub 过程与前面介绍的事件过程不同，它不是被对象的某个事件所触发的，不与任何特定的事件相联系，而是被其他过程调用。调用 Sub 过程相当于执行该过程的程序代码（执行后返回到主调过程，并继续执行调用处下面的语句）。

2）Function 过程的调用

Function 过程的调用形式只有如下一种。

函数过程名([<实参>])

由于 Function 过程会返回一个数据，实际上，Function 过程的调用主要有两种形式。一是将 Function 过程返回值作为赋值语句的右端值赋予某个变量，其格式如下。

变量= 函数过程名([<实参>])

二是将 Function 过程返回值作为某个过程的实参成分使用。

【例 9.17】 编写一个求解三角形面积的 Function 过程 TArea()。

代码如下。

```
Public Function TArea(a As Single,b As Single,c As Single ) As Single
'新建函数 TArea,返回一个单精度型值;接受 3 个单精度型参数
Dim s As Single
If a+b>c and b+c>a and a+c>b Then        '判断能否构成三角形
    s=(a+b+c)/2
    TArea=Sqr(s*(s-a)*(s-b)*(s-c))       '求三角形面积
Else
MsgBox "无法构成三角形! ",vbCritical, "警告"
TArea=0                                  '若无法构成三角形,设置函数过程返回 0 值
Exit Function                            '结束过程运行
End If
End Function
```

在需要求解某个 3 条边的边长依次为 2、2、3 的三角形的面积时,只要调用 Function 过程 TArea（2,2,3）即可,其中 2、2、3 是实际参数。

需要特别指出的是,Function 过程可以被查询、宏等调用,因此在一些计算控件的设计中特别有用。

对于某一具体功能的实现,采用 Function 过程的形式还是 Sub 过程的形式,并没有严格的规定。通常,需要返回值的问题用 Function 过程;而只完成某些功能,不需要返回值的问题用 Sub 过程。需要注意的是:能用 Function 过程实现的问题,一定能用 Sub 过程实现,但反之不一定;再有,由于 Function 过程有返回值,所以在定义 Function 过程时,函数名也就有类型,在函数体中就要有给函数名赋值的语句,而 Sub 过程中的子程序名是不代表任何值的,因此也就没有类型。

2. 参数传递

由前面的过程定义格式可以看到,过程定义时可以设置一个或多个形参,多个形参之间用逗号分隔。其中,每个形参的完整定义格式如下。

```
[Optional] [ByVal|ByRef] [ParamArray] Varname[()] [As Type] [=DefaultValue]
```

各项含义如下。

（1）Varname:必选项,形参名称。遵循标准的变量命名约定。

（2）Type:可选项,传递给该过程的参数的数据类型。

（3）Optional:可选项,表示参数不是必需的。如果使用了 ParamArray,则任何参数都不能使用 Optional。

（4）ByVal:可选项,表示该参数按值传递。

（5）ByRef:可选项,表示该参数按地址传递。ByRef 是 VBA 的默认选项。

（6）ParamArray:可选项,只用于形参的最后一个参数,指明最后这个参数是一个 Variant 元素的 Optional 数组。使用 ParamArray 关键字可以提供任意数目的参数。但

ParamArray 关键字不能与 ByVal、ByRef 或 Optional 一起使用。

（7）DefaultValue：可选项，任何常数或常数表达式。只对 Optional 参数合法。如果类型为 object，则显式的缺省值只能是 Nothing。

含参数的过程被调用时，主调过程中的调用式必须提供相应的实参，并通过实参向形参传递的方式完成数据传递操作。

实参向形参的数据传递要注意以下几点。

（1）实参可以是常量、变量或表达式。

（2）实参数目和类型应该与形参数目和类型相匹配。除非形参定义含 Optional 和 ParamArray 选项，参数、类型可能不一致。

（3）传值调用（ByVal 选项）的"单向"作用形式与传址调用（ByRef 选项）的"双向"作用形式。

过程定义时，如果形参被说明为传值（ByVal 项），则过程调用时只是相应位置实参的值"单向"传送给形参处理，而被调用过程内部对形参的任何操作引起的形参值的变化均不会反馈、影响实参的值。由于这个过程中数据传递具有单向性，故称"传值调用"具有"单向"作用。反之，如果形参被说明为传址（ByRef 项），则过程调用是将相应位置实参的内存地址传送给形参，因而被调用过程内部对形参的任何操作实际上就是对相应实参的操作，即实参的值会随着形参的变化而变化。在这个过程中，数据的传递具有双向性，故称"传址调用"具有"双向"作用。

需要指出的是，实参可以是常量、变量或表达式 3 种方式之一。如果是常量与表达式，形参即便是传址（ByRef 项）说明，实际传递的也只是常量或表达式的值，这种情况下，过程参数"传址调用"的"双向"作用形式就不起作用。但实参是变量、形参是传址（ByRef 项）说明时，可以将实参变量的地址传递给形参，这时，过程参数"传址调用"的"双向"作用就会产生影响。

因为 ByRef 是 VBA 的缺省选项，所以例 9.16 的参数传递即为"传址调用"。

【例 9.18】 示例说明有参过程应用，其中主调过程为 test_Click()，被调过程为 GetData()。

```
'主调过程
Private Sub test_Click()
Dim a As Integer,b  As Integer
a=1                     '赋变量 a 的初始值为 1
b=1                     '赋变量 b 的初始值为 1
Debug.Print a,b
Call GetData(a,b)       '调用过程,传递实参 a 和 b(实际上是的 a 的值和 b 的地址)
Debug.Print a,b         '观察实参 a、b 的值的变化
End Sub
'被调过程
Private Sub GetData(ByVal x As Integer,y as integer)
'形参 x 被说明为传值形式的整型量
x=100                   '表达式改变形参的值
```

```
y=200                    '表达式改变形参的值
End Sub
```

运行 test_Click()过程,在立即窗口中的显示如图 9.30 所示。

由于 GetData()的第一个形式参数 x 被说明为 ByVal,因此实际参数变量 a 的值不受函数 GetData() 调用的影响,即在调用 GetData()前后的值是相同的 (均为 1);而 GetData()的第二个形式参数 y 被说明 为 ByRef(缺省设置),所以实参变量 b 的值在调用后 发生了变化,与 GetData()中 y 的值相同。

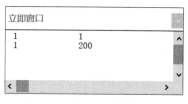

图 9.30　例 9.18 的输出结果

9.4.4　VBA 与宏

VBA 与宏都是 Access 的编程工具,编程时,可以在 VBA 代码中执行宏,也可以在宏 操作中调用 VBA 代码。

1. 在 VBA 中执行宏

在模块的过程定义中,使用 Docmd 对象的 RunMacro 方法,可以执行已创建好的宏, 调用格式如下。

```
Docmd.RunMacroMacroName[,RepeatCount][,RepeatExpression]
```

其中 MacroName 是必选项,表示当前数据库中要执行宏的有效名称;RepeatCount 是可选项,表示要执行宏的运行次数,为整数值,省略时只运行一次宏;RepeatExpression 是可选项,条件表达式,在每一次运行宏时进行计算,结果为 False(值为 0)时,停止运 行宏。

2. 将宏转换为 VBA 代码

Access 能够自动将宏转换为 VBA 的事件过程或模块,执行这些事件过程或模块的 结果与运行宏的作用相同,参见 8.3.3 节。

3. 在宏操作中使用 VBA 代码

利用宏操作命令 RunCode 可以调用 VBA 的函数(Function)过程,但不能直接调用 子程序(Sub)过程和事件过程。

9.5　VBA 程序的调试

无论怎样为程序代码进行测试与排错,程序仍可能存在错误。所谓"调试",就是找出 程序中的错误并加以改正。

9.5.1 程序的调试

在编写程序的过程中，经常会出现各种各样的错误。属于语法性质的错误，VBE 在编辑时会给出错误信息和错误原因，所以很容易改正。对于那些非语法性错误，系统往往不给出错误信息，只是运行结果不正确，此类错误纠正起来具有一定的难度，需要调试者认真观察，不断积累调试经验。

VBA 程序的调试过程就是查找、排除、修改程序中错误的过程，常常需要反复多次，直至运行结果正确为止。Access 的 VBE 编程环境提供了一套完整的调试工具和调试方法。熟练掌握这些调试工具和调试方法，可以快速、准确地找到错误所在，加以修改、完善。

1. 断点

所谓"断点"就是在过程的某个特定语句上设置一个中断程序执行的位置点。程序运行到"断点"后，仍处于可执行状态，只是暂停于设置断点的语句上，用户根据断点前、后语句的输出情况可以进行查错。"断点"的设置和使用贯穿在程序调试运行的整个过程。

"断点"设置和取消有 4 种方法。

(1) 选择语句行，单击"调试"工具栏中的"切换断点"按钮可以设置和取消"断点"。

(2) 选择语句行，单击"调试"菜单中的"切换断点"菜单项可以设置和取消"断点"。

(3) 选择语句行，按下键盘 F9 键可以设置和取消"断点"。

(4) 选择语句行，鼠标光标移至行首点击可以设置和取消"断点"。

在 VBE 环境里，设置好的"断点"行如图 9.31 所示。

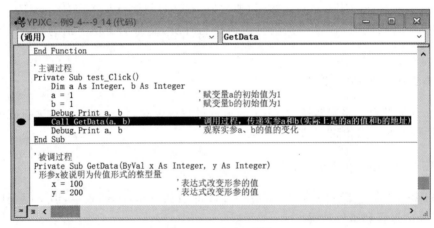

图 9.31　"断点"设置

2. 调试工具的使用

在 VBE 环境中，右击菜单空白位置，弹出快捷菜单，选中"调试"选项使其前边"√"出现，这时就会打开如图 9.32 所示的"调试"工具栏。

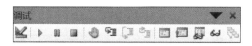

图 9.32 "调试"工具栏

"调试"工具栏中按钮功能说明见表 9.14 所示。

表 9.14 "调试"工具栏中按钮功能说明

按　钮	名　　称	功　　能
	设计模式	打开或关闭设计模式
	继续	在调试运行的"中断"阶段程序继续运行至下一个断点位置或结束程序
	中断	用于暂时中断程序运行，进行分析
	重新设置	结束正在运行的程序，重新进入模块设计状态
	切换断点	用于设置/取消"断点"
	逐语句	用于单步跟踪操作。每操作一次，程序执行一步。当遇到调用过程语句时，会跟踪到被调用过程内部去执行
	逐过程	在调试过程中，当遇到调用过程语句时，不会跟踪进入被调用过程内部，而是在本过程内单步执行
	跳出	用于被调用过程内部正在调试运行的程序提前结束被调过程代码的调试，返回到调用过程调用语句的下一条语句行
	本地窗口	打开"本地窗口"
	立即窗口	打开"立即窗口"
	监视窗口	打开"监视窗口"
	快速监视	在中断模式下，先在程序代码区选定某个变量或表达式，然后单击"快速监视"工具钮，则打开"快速监视"窗口
	调用堆栈	显示在中断模式期间活动的过程调用

调试工具一般是与"断点"配合使用进行各种调试操作。下面简要介绍"调试"工具栏上的一些主要调试工具的用法。

1）"本地窗口"按钮

用于打开"本地窗口"，如图 9.33 所示。在中断模式下，其内部自动显示出所有在当前过程中的变量声明及变量值，从中可以观察各种数据信息。

打开本地窗口后，列表中的第一项内容是一个特殊的模块变量。对于类模块，定义为 Me。Me 是对当前模块定义的当前类实例的引用。由于它是对象引用，因而可以展开显示当前实例的全部属性和数据成员。

实际上，Me 类模块变量还广泛用于 VBA 程序设计中，它不需要专门定义，可以直接

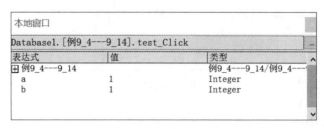

图 9.33　本地窗口

使用。一般编写类模块时，对当前模块的实例引用就可以使用 Me 关键字。

2）"立即窗口"按钮

用于打开"立即窗口"。在中断模式下，如果输入 Print ＜变量名＞，则输出的就是局部变量的值。

3）"监视窗口"按钮

用于打开"监视窗口"。单击"调试"→"编辑监视"或"调试"→"添加监视"命令，打开如图 9.34 所示添加监视对话框，在"表达式"文本框中添加或修改监视表达式。添加了表达式的"监视窗口"如图 9.35 所示。

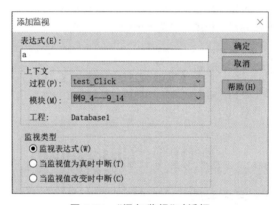

图 9.34　"添加监视"对话框

图 9.35　监视窗口

通过在监视窗口添加监视表达式的方法，可以动态了解一些变量或表达式的值的变化情况，进而对代码的正确与否有清楚的判断。

4）"快速监视"按钮

在中断模式下，先在程序代码区选定某个变量或表达式，然后单击"快速监视"按钮，则打开"快速监视"窗口，如图 9.36 所示，从中可以快速观察到该变量或表达式的当前值，达到了快速监视的效果。如果需要，还可以单击"添加"按钮，将该变量或表达式添加到随后打开的"监视窗口"窗口中，以做进一步观察分析。

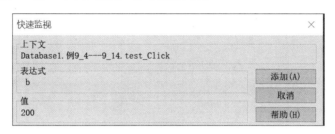

图 9.36　"快速监视"窗口

9.5.2　VBA 程序运行错误处理

当程序运行时，如果有错误发生，VBA 将停止运行并显示出错信息，这会使用户感到不方便。因此，在编写程序时，要考虑可能产生的错误，最好加上错误处理程序代码。

VBA 中提供 On Error GoTo 语句来控制当有错误发生时程序的处理，该语句的一般语法如下。

```
On Error GoTo 标号
On Error Resume Next
On Error GoTo 0
```

（1）"On Error GoTo 标号"语句在遇到错误发生时程序转移到标号所指位置代码执行。一般标号之后都是安排错误处理程序。例如：

```
On Error GoTo ErrHandler        '发生错误，跳转至 ErrHandler 位置执行
  ⋮
ErrHandler:                     '标号 ErrHandler 的位置
Call ErrorProc                  '调用错误处理过程 ErrorProc
...
```

在此例中，On Error GoTo 指令会使程序流程转移到 ErrHandle 标号位置。一般来说，错误处理的程序代码放在程序的最后。

（2）On Error Rseume Next 语句在遇到错误发生时不考虑错误而继续执行下一条语句。

（3）On Error GoTo 0 语句用于关闭错误处理。

如果没有用 On Error GoTo 语句捕捉错误，或者用 On Error GoTo 0 关闭了错误处

理,则在错误发生时系统会出现一个对话框,显示出相应的出错信息。

【例 9.19】 错误处理应用。修改例 9.10,当输入的分数为负数时,转向错误处理,提示输入正整数。

```
Private Sub Proc9_20()
    Dim fAs Integer
    f = Val(InputBox("请输入一个分数 ", "数据输入"))
    If f >= 0 Then
        Select Case f
            Case 90 To 100
                MsgBox "优秀"
            Case 80 To 89
                MsgBox "良好"
            Case 70 To 79
                MsgBox "中等"
            Case 60 To 69
                MsgBox "及格"
            Case Else
                MsgBox "不及格"
        End Select
        Exit Sub                              '正常结束
    Else
        On Error GoTo err1                    '当输入负数时,跳转到 err1
    End If
err1:
    MsgBox "输入错误,请输入一个正整数"         '信息提示
End Sub
```

实际编程时,需要对可能发生的错误进行分析、估计和判断,充分利用上述错误处理机制准确地找到错误原因并加以处理,从而编写出"健壮"的程序代码来。

9.6 VBA 数据库编程简介

前面的章节中,介绍了使用各种类型的 Access 数据库对象来处理数据的方法。实际上,要想快速、有效地管理数据,开发出更具实用价值的 Access 数据库应用程序,还应当了解和掌握 VBA 的数据库编程方法。

9.6.1 数据库引擎及其接口

VBA 是通过 Microsoft Jet 数据库引擎工具来支持对数据库的访问。所谓数据库引擎实际上是一组动态链接库(DLL),当程序运行时被连接到 VBA 程序而实现对数据库数据的访问功能。数据库引擎是应用程序与物理数据库之间的桥梁,它以一种通用接口

的方式,使各种类型物理数据库对用户而言都具有统一的形式和相同的数据访问与处理方法。

VBA 主要提供了 3 种数据库访问接口:开放数据库互连(Open Database Connectivity,ODBC)、数据访问对象(Data Access Objects,DAO)和 ActiveX 数据对象(ActiveX Data Objects,ADO)。

(1) ODBC:微软公司早期开发的用于连接不同数据源的标准语言接口,可以用来访问多种数据库管理系统的数据。使用 ODBC 开发数据库应用程序,首先建立 ODBC 数据源,然后通过 ODBC 接口函数,提交 SQL 语句并接收执行 SQL 命令的结果。由于 ODBC 是基于过程而不是面向对象的接口,在 Access 应用中,直接使用 ODBC 需要大量 VBA 函数原型声明(Declare)和一些烦琐、低级的编程,在编程以及与其他面向对象系统的集成等方面有一定的局限性。因此,实际编程中很少直接进行 ODBC 的访问。

(2) DAO:提供一个访问数据库的对象模型。利用其中定义的一系列数据访问对象,如 Database、QueryDef、RecordSet 等对象,可以编程访问和操纵本地及远程数据库中的数据,实现对数据库的各种操作。这是 Office 早期版本提供的编程模型,用来支持 Microsoft Jet 数据库引擎,并允许开发者通过 ODBC 像直接连接到其他数据库一样,连接到 Access 数据。DAO 最适用于单系统应用程序或在小范围本地分布使用,其内部已经对 Jet 数据库的访问进行了加速优化,而且其使用起来也很方便。所以如果数据库是 Access 数据库且是本地使用的话,可以使用这种访问方式。

(3) ADO:微软公司推出的新的数据访问技术,是基于组件的数据库编程接口,是一个和编程语言无关的 COM 组件系统。它的访问类型更广泛,操作性能更好,资源使用效率更高。ADO 是微软编程工具中几乎可以访问任何数据的统一的对象接口。从 Windows 2000 开始,ADO 已经成为 Windows 操作系统的标准组件。ADO 是一种 ActiveX 对象,用户可以使用 ADO 数据访问对象方便、快捷地与数据库建立连接,并通过它实现对数据库的访问。

比较 DAO 和 ADO 两种数据访问技术,ADO 是 DAO 的后继产物,它"扩展"了 DAO 所使用的层次对象模型,用较少的对象、更多的属性、方法(和参数),以及事件来处理各种操作,简单易用,微软公司已经明确表示今后把重点放在 ADO 上,对 DAO 等不再进行升级,所以 ADO 已经成为当前数据库开发的主流技术。

Microsoft Access 同时支持 ADO(含 ADO+ODBC 及 ADO+OLE DB 两种形式)和 DAO 的数据访问。

9.6.2 ActiveX 数据对象

ActiveX 数据对象(ADO)是基于组件的数据库编程接口,它是一个和编程语言无关的 COM 组件系统,可以对来自多种数据提供者的数据进行读取和写入操作。

在 Access 模块设计时要想使用 ADO 的各个组件对象,也应该增加对 ADO 库的引用。Access 的 ADO 引用库为 ADO 2.1,其引用设置方式为:先进入 VBA 编程环境 VBE,打开"工具"菜单并选择"引用"菜单项弹出"引用"对话框,如图 9.37 所示,从"可使用的引用"列表框选项中选中 Microsoft ActiveX Data Objects 2.1 Library 并单击"确定"按钮即可。

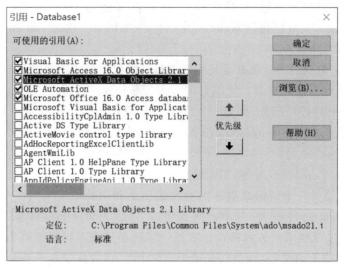

图 9.37　ADO 对象库"引用"对话框

需要指出的是，当打开一个新的 Access 数据库时，Access 可能会自动增加对 Microsoft DAO 3.6 Object Library 库和 Microsoft ActiveX Data Objects 2.1 库的引用，即同时支持 DAO 和 ADO 的数据库操作。但两者之间存在一些同名对象（如 RecordSet、Field），为此 ADO 类型库引用必须加 ADODB 短名称前缀，用于明确标识与 DAO（RecordSet）同名的 ADO 对象。

如 Dim rs As new ADODB.RecordSet 语句，显式定义一个 ADO 类型库的 RecoedSet 对象变量 rs。

1. ADO 对象模型

ADO 对象模型简图如图 9.38 所示，它也提供一系列数据对象。不过 ADO 接口与 DAO 不同，ADO 对象无须派生，大多数对象都可以直接创建（Field 和 Error 除外），没有对象的分层结构。使用时只需在程序中创建对象变量，并通过对象变量来调用访问对象方法、设置访问对象属性，从而实现对数据库的各项访问操作。其中主要对象如下。

（1）Connection 对象：用于建立与数据库的连接。通过连接可从应用程序访问数据源，它保存诸如指针类型、连接字符串、查询超时、连接超时和缺省数据库这样的连接信息。例如，可以用连接对象打开一个对 Access（mdb）数据库的连接。

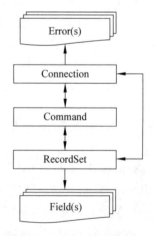

图 9.38　ADO 对象模型简图

（2）Command 对象：在建立数据库连接后，可以发出命令操作数据源。一般情况下，Command 对象可以在数据库中添加、删除或更新数据，或者在表中进行数据查询。Command 对象在定义查询参数或执行存储过程时非常有用。

（3）RecordSet 对象：表示数据操作返回的记录集。这个记录集是一个连接的数据库中的表，或者是 Command 对象的执行结果返回的记录集。所有对数据的操作几乎都是在 RecordSet 对象中完成的，可以完成指定行、移动行、添加、更改和删除记录等操作。

（4）Field 对象：表示记录集中的字段数据信息。

（5）Error 对象：用来检测和判断在数据库操作中出现的错误。

2. 使用 ADO 访问数据库的步骤和方法

（1）声明对象变量。

在代码编写窗口的通用声明段中，用 Dim 语句声明对象变量，同时创建 Connection 对象和 RecordSet 对象的实例。

```
Dim cn As New ADODB.Connection
Dim rs As New ADODB.RecordSet
```

（2）用创建的 Connection 对象实现与数据库的连接，再用创建的 RecordSet 对象打开指定记录集。

```
cn.Provider="Microsoft.jet.oledb.4.0"
cn.Open App.Path &<数据库文件名>
rs.Open<查询等参数>
```

将 cn 的 Provider 属性设置为 microsoft.jet.oledb.4.0，即设定 Connection 对象连接的数据源提供者的名称（Access 2000 及以上版本的 Access 数据库），并调用 Connection 对象的方法 Open 连接指定数据库。

如果操作本地数据库，上述语句可用 Set cn= CurrentProject.Connection 语句来代替。

（3）进行数据库访问操作（检索、追加、更新、删除）。

```
Do While Not rs.EOF          '利用循环结构遍历整个记录集直至末尾
  ⋮                          '安排字段数据的各类操作
  rs.MoveNext                '记录指针移至下一条
Loop
```

（4）关闭记录集、连接，释放相应的资源。

```
rs.Close          '关闭记录集
cn.Close          '关闭连接
Set rs=Nothing    '回收记录集对象变量占有的内存资源
Set cn=Nothing    '回收连接对象变量占有的内存资源
```

【例 9.20】　使用 ADO 方法连接当前数据库并创建"业务员信息"数据集，在"立即窗口"中显示业务员编号、姓名两个字段的值。

创建一个"ADO 示例"的标准模块，在代码窗口输入如下代码。

```
Private SubDemoRecordset()
    Dim cn As New ADODB.Connection          '声明并实例化连接对象
    Dim rs As New ADODB.Recordset           '声明并实例化数据集对象
    Set cn = CurrentProject.Connection      '设置连接对象为当前数据库
    rs.Open "select * from业务员信息", cn    '使用 RecordSet 对象的 Open 方法打开数据集
    Do While Not rs.EOF                     '利用循环结构遍历整个记录集直至末尾
        Debug.Print rs!业务员编号, rs!姓名    '安排字段数据的各类操作
        rs.MoveNext                         '记录指针移至下一条
    Loop
    rs.Close                                '关闭记录集
    cn.Close                                '关闭连接
    Set rs = Nothing                        '回收记录集对象变量占有的内存资源
    Set cn = Nothing                        '回收连接对象变量占有的内存资源
End Sub
```

运行这段代码，可以在立即窗口中看到所有业务员的编号和姓名信息。

DAO 和 ADO 中各个对象都具有自己的属性和方法。由于篇幅所限，本书不做详细介绍。

9.6.3　几个特殊的数据库处理函数

在访问数据库和处理数据时经常会用到以下几个特殊的域聚合函数。

1）DCount 函数、DAvg 函数和 DSum 函数

调用格式如下。

```
DCount(表达式,记录集[,条件表达式])
DAvg(表达式,记录集[,条件表达式])
DSum(表达式,记录集[,条件表达式])
```

DCount 函数用于返回指定记录集中的记录数；DAvg 函数用于返回指定记录集中某个字段列数据的平均值；DSum 函数用于返回指定记录集中某个字段列数据的和。它们均可以直接在 VBA、宏、查询表达式或计算控件中使用。

这里，"表达式"用于标识统计的字段；"记录集"是一个字符串表达式，可以是表的名称或查询的名称；"条件表达式"是可选的字符串表达式，用于限制函数执行的数据范围，如果忽略，函数在整个记录集的范围内计算。

【例 9.21】　在一个文本框控件中显示"业务员信息"表中不同性别业务员的人数。运行效果如图 9.39 所示。

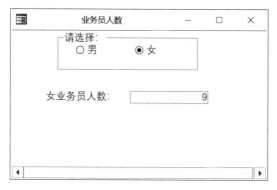

图 9.39　例 9.21 运行效果

设置文本框控件的"控件源(ControlSource)"属性为以下表达式。

```
=DCount("[业务员编号]","业务员信息","[性别]='" & IIf([fraSex]=1,"男","女") & "'")
```

添加以下窗体事件过程。

```
Private Sub fraSex_AfterUpdate()
    If fraSex = 1 Then
        Label1.Caption = "男业务员人数："
    Else
        Label1.Caption = "女业务员人数："
    End If
End Sub
```

【例 9.22】　在一个文本框控件中显示"销售情况"表中药品代码字段的值为 10001 的药品的平均销售单价。

设置文本框控件的"控件源(ControlSource)"属性为以下表达式。

```
=DAvg("销售单价","销售情况","药品代码='10001'")
```

2）DMax 函数和 DMin 函数

调用格式如下。

```
DMax(表达式,记录集[,条件表达式])
DMin(表达式,记录集[,条件表达式])
```

DMax 函数用于返回指定记录集中某个字段列数据的最大值；DMin 函数用于返回指定记录集中某个字段列数据的最小值。它们均可以直接在 VBA、宏、查询表达式或计算控件中使用。

其中，"表达式""记录集"和"条件表达式"参数的作用与 Dcount 函数中的相同。

【例 9.23】　在一个文本框控件中显示"进货情况"表中药品代码字段的值为 10001 的

药品的最大进货数量。

设置文本框控件的"控件源（ControlSource ）"属性为以下表达式。

```
=DMax("进货数量","进货情况","药品代码='10001'")
```

3）DLookup 函数

调用格式如下。

```
DLookup(表达式,记录集[,条件表达式])
```

DLookup 函数是从指定记录集里检索特定字段的值。它可以直接在 VBA、宏、查询表达式或计算控件中使用,而且主要用于检索来自外部表（而非数据源表）字段中的数据。

这里,"表达式"用于标识需要返回其值的检索字段;"记录集"和"条件表达式"参数的作用与 Dcount 函数中的相同。

如果有多个字段满足"条件表达式",DLookup 函数将返回第一个匹配字段所对应的检索字段值。

【例 9.24】 试根据窗体上一个名为 tNum 文本框控件中输入的药品代码,将"药品信息"表里对应的药品名称显示在另一个名为 tName 文本框控件中。

添加以下窗体事件过程即可。

```
Private Sub tNum_AfterUpdate()
Me!tName=DLookup("药品名称","药品信息","药品代码='" & Me!tNum & "'")
End Sub
```

这些域聚合函数是 Access 为用户提供的内置函数,通过这些函数可以方便地从一个表或查询中取得符合一定条件的值赋予变量或控件,而无须显式进行数据库的连接、打开等操作,这样编写的代码要简练许多。但是如果需要更灵活的设计,例如所查询的域没有在一个固定的表或查询里,而是一个动态的 SQL 语法,或是临时生成的、复杂的 SQL 语句,此时还是需要从 DAO 或者 ADO 中定义记录集来获取值。因为上述域聚合函数毕竟是一些预先定义好的函数,支持的功能有限。

9.7 VBA 编程实验

9.7.1 知识概要

在本章实验中,需要用到的相关知识点如下。

（1）对象、属性、事件和方法的基本概念。

（2）常量、变量与表达式。

（3）常用内部函数的使用方法。

（4）程序控制结构的语法格式及使用。

（5）过程调用和参数传递。

9.7.2　实验目的和实验内容

熟悉模块对象的基本操作；熟悉 VBA 集成开发环境；掌握 VBA 基本的数据类型、变量、常量和表达式的使用方法；掌握基本的数据输入、输出方法；了解常用内部函数的使用方法；掌握 3 种基本程序控制结构的语句格式与使用方法；了解标准模块的创建方法；了解模块调用和参数传递的方法。

具体实验内容如下。

（1）建立第一个 VBA 程序。

（2）使用选择结构。

（3）使用循环结构。

（4）过程调用和参数传递。

9.7.3　实验 1　第一个 VBA 程序

1. 实验任务

在本实验中，需要完成下列任务：新建一个窗体并添加两个命令按钮，运行窗体后，单击第一个按钮，显示一个消息框；单击第二个按钮，退出当前窗体。

2. 操作要点

（1）在数据库中新建一个窗体，该窗体包含两个命令按钮。设置它们的属性，两个命令按钮的"名称"属性分别为 Command0 和 Command1；"标题"属性分别为"显示"和"退出"，如图 9.40 所示。最后将窗体以"第一个 VBA 程序"为名保存。

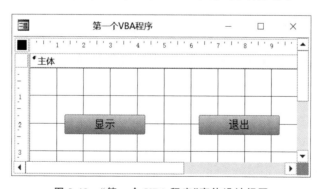

图 9.40　"第一个 VBA 程序"窗体设计视图

（2）编写"显示"命令按钮的事件过程。右击"显示"按钮对象，在弹出的快捷菜单中选择"事件生成器"菜单项。打开"Visual Basic 编辑器"（VBE），进入程序代码编辑窗口。

可以看到系统自动为"显示"按钮创建了单击事件过程的框架。

编写 Command0_Click()事件过程代码如下。

```
Private Sub Command0_Click()
    MsgBox "我的第一个 VBA 程序!"
End Sub
```

（3）编写"退出"命令按钮的事件过程。与步骤（2）类似,编写 Command1_Click()事件过程的代码如下。

```
Private Sub Command1_Click()
    DoCmd.Close acForm, "第一个 VBA 程序"
End Sub
```

（4）关闭 VBE,返回窗体设计视图,运行窗体。当单击"显示"按钮时,系统将调用已编写好的事件过程来响应该按钮的"单击"事件,即弹出如图 9.41 所示一个消息框。当单击"退出"按钮时,系统将执行语句"DoCmd.Close acForm, "第一个 VBA 程序"",关闭当前窗体。

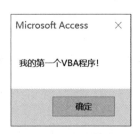

图 9.41　消息框

9.7.4　实验 2　选择结构

1. 实验任务

在本实验中,需要分步完成下列任务。

（1）创建一个判断奇偶性的窗体,使用双分支选择结构编写程序代码,以判断输入整数的奇偶性。

（2）创建一个判断闰年的窗体,使用嵌套的选择结构编写程序代码,以判断输入年份是否是闰年。

（3）创建一个成绩等级判定窗体,使用多种选择结构编写程序代码,以判断输入分数对应的成绩等级：90～100 为优秀,80～89 为良好,70～79 为中等,60～69 为及格,0～59 为不及格。

2. 操作要点

1）双分支选择结构

（1）在数据库中新建一个窗体,在窗体上添加一个非绑定型文本框和两个命令按钮,并设置它们的属性。文本框的"名称"属性为 Text0;命令按钮的"名称"属性分别为 Command0 和 Command1,"标题"属性分别为"判断"和"退出",如图 9.42 所示。最后将窗体以"判断奇偶性"为名保存。

（2）编写"判断"命令按钮的事件过程。事件过程代码参考例 9.6。

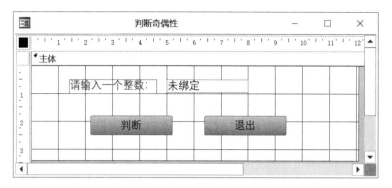

图 9.42 "判断奇偶性"窗体设计视图

(3) 与(2)类似,编写"退出"按钮的事件过程。

(4) 关闭 VBE,返回窗体设计视图,运行窗体,在文本框中输入一个整数,当单击"判断"按钮时,系统将调用已编写好的事件过程来响应该按钮的"单击"事件,即弹出一个消息框,显示该数的奇偶性。当单击"退出"按钮时,系统将退出当前窗体。

2) 选择结构的嵌套

(1) 在设计视图中,打开步骤 1)所建"判断奇偶性"窗体。单击"文件"→"对象另存为"命令,在"另存为"对话框中,将窗体另存为"判断闰年"。将标签"请输入一个整数:"更改为"请输入年份:"。

(2) 更改 Command0_Click()事件过程代码,事件过程代码参考例9.7。

(3) 关闭 VBE,返回窗体设计视图,运行窗体。在文本框中输入一个年份,当单击"判断"按钮时,系统将调用已编写好的事件过程来响应该按钮的"单击"事件,即弹出一个消息框,显示该年份是否是闰年。当单击"退出"按钮时,系统将退出当前窗体。

本操作要建立的窗体,与实验 1 所建窗体有许多相同之处,故通过现有窗体另存为,再更改属性和事件代码来建立新窗体,而不是另建新窗体。这种方法值得注意。

3) 多种选择结构比较

(1) 在数据库中新建一个窗体,在窗体上添加 2 个非绑定型文本框和 4 个命令按钮,并设置它们的属性。命令按钮的"名称"属性分别为 Command0、Command1、Command2 和 Command3,"标题"属性分别为 If-Then-Else、If-Then-ElseIf、Select Case 和"退出";文本框的"名称"属性为 Text0 和 Text1,如图 9.43 所示。最后将窗体以"成绩等级判定"为名保存。

(2) 编写命令按钮的事件过程。事件过程代码参考例9.8~例9.10。

(3) 关闭 VBE。返回窗体设计视图,运行窗体。在"请输入一个分数(百分制):"文本框中输入一个分数,当单击不同命令按钮时,系统将调用已编写好的事件过程来响应该按钮的"单击"事件,在"等级"文本框中显示成绩的等级。当单击"退出"按钮时,系统将退出当前窗体。比较不同的选择结构的用法,体会各种选择结构的优缺点。

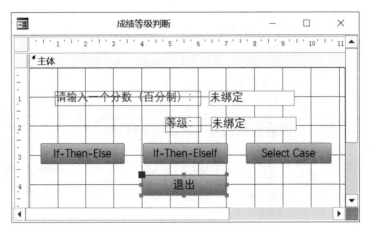

图 9.43　"成绩等级判定"窗体设计视图

9.7.5　实验 3　循环结构

1. 实验任务

在本实验中,需要分步完成下列任务。

(1) 设计一个窗体,单击窗体上不同的命令按钮,使用不同的循环语句计算 $1+2+3+\cdots+N$ 的结果,N 由输入框函数输入,并在消息框中显示运算结果。

(2) 设计一个窗体,单击窗体上的命令按钮,使用嵌套的循环结构计算"$x^2+y^2+z^2=1000$"的非负整数解,并在列表框中显示计算结果。

2. 操作要点

1) 多种循环结构比较

(1) 在数据库中新建一个名为"循环结构"窗体。该窗体包含 6 个命令按钮,"名称"属性分别为 Command0、Command1、Command2、Command3、Command4、Command5,它们的"标题"属性设置如图 9.44 所示。

(2) 相关命令按钮事件过程代码参考例 9.11、例 9.13、例 9.14。

(3) 运行窗体,当单击不同按钮时,系统将调用已编写好的事件过程来响应该按钮的"单击"事件,弹出一个输入对话框。用户输入一个整型数据,例如 100,单击"确定"按钮,显示如图 9.45 所示的结果输出对话框。

2) 循环结构的嵌套

(1) 在数据库中新建一个窗体。该窗体包括一个非绑定型列表框和一个命令按钮。

(2) 设置控件属性。命令按钮的"名称"属性为 Command0,"标题"属性为"计算";列表框的"名称"属性为 List1,"行来源类型"属性为"值列表";设置窗体的"记录选择器""导航按钮"和"分隔线"属性为"否",如图 9.46 所示。将窗体以"循环结构嵌套"为名保存。

(3) 编写"计算"命令按钮的事件过程。在 Command0_Click() 事件过程中输入以下

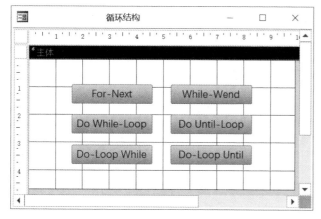

图 9.44 "VBA：循环结构"窗体设计视图

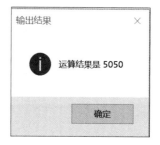

图 9.45 结果输出对话框

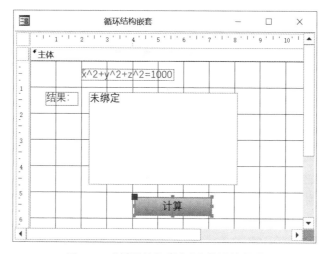

图 9.46 "循环结构嵌套"窗体设计视图

"$x^2 + y^2 + z^2 = 1000$"非负整数解的代码。

```
Private Sub Command0_Click()
Dim x As Integer, y As Integer, z As Integer
    For x = 0 To 31
        For y = 0 To 31
            For z = 0 To 31
                If x * x +  y * y + z * z = 1000 Then
                    List1.AddItem ("x=" & x &"   y=" & y & "   z=" & z)
                End If
            Next
        Next
    Next
End Sub
```

（4）关闭 VBE，返回窗体设计视图，运行窗体。单击"计算"按钮时，系统将调用已编写好的事件过程来响应该按钮的"单击"事件，在列表框中显示计算结果，如图 9.47 所示。

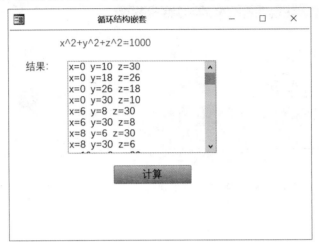

图 9.47 "循环结构嵌套"运行结果

9.7.6 实验 4 过程调用和参数传递

1. 实验任务

在本实验中，需要完成下列任务。

（1）设计一个窗体，在文本框中输入半径，在选项按钮组中选择需要计算的内容，单击命令按钮，在消息框中显示运算结果。

（2）设计一个窗体，在文本框中输入三角形的 3 条边长，在结果文本框中显示运算结果。

2. 操作要点

1）事件过程调用自定义函数过程

（1）在数据库中设计一个名为"模块调用-圆相关计算"的窗体。窗体设计视图如图 9.48 所示。文本框的"名称"属性为 Text1，选项按钮组的"名称"属性为 Frame1，3 个选项按钮的"选项值"属性依次为 1、2、3。

（2）新建模块。在数据库窗口选择"创建"选项卡，单击"宏与代码"组中的"模块"按钮，建立标准模块，相关代码设计如下。

```
Option Compare Database
Const PI = 3.1415
Public Function perimeter(x As Double) As Double
    perimeter = 2 * PI * x
```

```
End Function
Public Function area(x As Double) As Double
    area = PI * x * x
End Function
Public Functionvolume (x As Double) As Double
    volume = 4 / 3 * PI * x * x * x
End Function
```

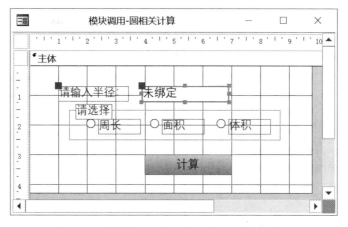

图 9.48 "模块调用-圆相关计算"窗体设计视图

（3）编写"计算"命令按钮的事件过程。

```
Private Sub Command0_Click()
    Dim r As Double
    r = Val(Text1)
    Select Case Frame1.Value
        Case 1
            MsgBox "圆的周长是:" + Str(perimeter(r)), vbInformation, "计算结果"
        Case 2
            MsgBox "圆的面积是:" + Str(area(r)), vbInformation, "计算结果"
        Case 3
            MsgBox "球的体积是:" + Str(volume(r)), vbInformation, "计算结果"
    End Select
End Sub
```

（4）保存窗体设计及标准模块。标准模块命名为"函数调用模块"。运行窗体,观察运行结果,体会过程调用和参数传递的方法。

2）计算控件调用自定义函数过程

（1）在数据库中设计一个名为"模块调用-求三角形面积"的窗体。窗体设计视图如图 9.49 所示。文本框的"名称"属性依次为 Text0、Text1、Text2、Text3。

（2）在上一任务中创建的"函数调用模块"中添加计算三角形面积的函数,代码参见

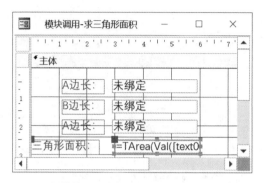

图 9.49 "模块调用-求三角形面积"窗体设计视图

例 9.17。

（3）设置 Text3 的"控件源（ControlSouce）"属性为如下表达式。

```
=TArea(Val([text0]),Val([text1]),Val([text2]))
```

（4）保存窗体设计及标准模块。运行窗体，观察运行结果，体会过程调用和参数传递的方法。

9.7.7 进阶实验

参考前面的学习内容，创建一个"VBA 进阶实验"数据库。

（1）在该数据库中创建名为 M7_1 的标准模块，并插入 prg1 过程。在 prg1 中输入代码，该代码的功能为：利用随机函数产生两个小于 100 的随机整数 m 和 n，并求出 m 和 n 之间的所有奇数，在立即窗口中输出。

（2）创建一个名称为"血红蛋白判断"的窗体，可根据性别和血红蛋白值判断血红蛋白含量是否正常。女性血红蛋白在 110～150g/l 是正常的，小于 110g/l 属于偏低，大于 150g/l 属于偏高；男性血红蛋白在 120～160g/l 是正常的，小于 120g/l 属于偏低，大于 160g/l 属于偏高。运行时，先选择性别，然后输入一个血红蛋白值。若单击单选按钮"女"，输入 155，则显示"血红蛋白偏高！"；若单击单选按钮"男"，输入 115，则显示"血红蛋白偏低！"；若单击单选按钮"男"，输入 155，则显示"正常，请继续保持！"，程序运行时显示如图 9.50 所示。单击"清空"按钮，则清除两个文本框中的内容。

（3）创建一个名称为"变换颜色"窗体，窗体上有一个标签，两个命令按钮。设置标签的字体为 36 磅，加粗、倾斜；窗体的标题为"变换颜色"。单击"开始"按钮，则标签上的文字"色彩缤纷"每隔 0.5 秒随机变换颜色；单击"停止"按钮，则标签颜色停止变化，并且字体不加粗、不倾斜。运行时某一时刻的界面如图 9.51 所示。

（4）创建一窗体，窗体上有一个文本框和一个命令按钮。单击命令按钮后，求出 1－2＋3－4＋5－6＋7…－98＋99 的结果，在消息框中显示后，将结果放入文本框中。

（5）在该数据库中添加一名为"求两个数之间的奇数和"的标准模块，并插入一过程

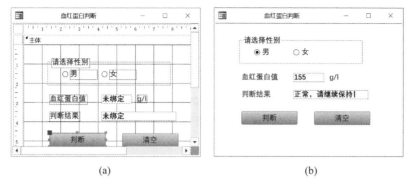

| (a) | (b) |

图 9.50 "血红蛋白判断"窗体及运行效果

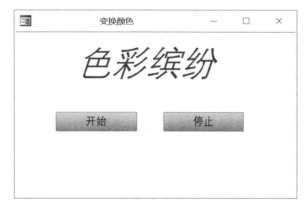

图 9.51 "变换颜色"窗体运行效果

prg1。在 prg1 中输入代码,该代码的功能为:通过 inputbox 函数输入两个数 a1 和 a2,在消息框中显示出 a1 和 a2 之间的所有奇数和。

(6)在该数据库中添加如图 9.52 所示名为"反序操作"的窗体,在"输入序数:"文本框中输入一个整数,单击"反序操作"按钮,在"反序数:"文本框中则显示反序数。例如输入为 123,则输出为 321。

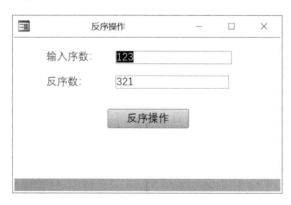

图 9.52 "反序操作"窗体运行效果

练习与思考

一、判断题

1. 在 VBA 中，模块变量也可以使用 Dim 语句声明。   （   ）

2. 在 Access 中，可以将宏转换成模块对象。   （   ）

3. 在 Access 中，模块包含了一个声明区域和一个子过程或函数过程。   （   ）

4. 在 Access 中，在模块的声明区域，用 Private 关键字说明的变量是模块范围的变量。

         （   ）

5. 在 VBA 中，在模块中执行设计好的宏可以使用 DoCmd 对象的 RunMacro 方法。

         （   ）

二、选择题

1. 以下关于 VBA 运算符优先级比较，正确的是（   ）。

    A. 算术运算符＞逻辑运算符＞关系运算符

    B. 逻辑运算符＞关系运算符＞算术运算符

    C. 算术运算符＞关系运算符＞逻辑运算符

    D. 以上均是错误的

2. 定义了二维数组 B(2 to 6,4)，则该数组的元素个数为（   ）。

    A. 25   B. 36   C. 20   D. 24

3. 在 VBA 代码调试过程中，能够显示出所有在当前过程中变量声明及变量值信息的是（   ）。

    A. 快速监视窗口   B. 监视窗口

    C. 立即窗口   D. 本地窗口

4. 表达式 4＋5\6 ＊ 7/8 Mod 9 的值是（   ）。

    A. 4   B. 5   C. 6   D. 7

5. 在 VBA 中，如果没有显式声明或用符号来定义变量的数据类型，变量的默认数据类型为（   ）。

    A. Boolean   B. Int   C. String   D. Variant

三、思考题

1. 什么是对象？对象的事件和方法有什么区别？

2. 在变量声明中，关键字 Private、Public 和 Static 各有什么作用？

3. 类模块和标准模块有什么区别？

4. 传值调用与传址调用有什么区别？

5. 举例说明连接运算符"＋"和 & 的区别。

第 10 章　药品进、销、存管理系统

数据库应用系统的开发是指在已有的数据库管理系统的基础上建立数据库应用的过程。这个过程需要将数据库管理系统与实际的应用对象紧密结合起来,构成一个有机的整体。通常可以将数据库应用系统的开发过程分为 4 个阶段:需求分析阶段、系统设计阶段、系统实现阶段和系统测试阶段。

前面的章节已经介绍了每个阶段的主要任务以及 Access 数据库管理系统中 6 大对象的创建方法,本章将通过一个简单"药品进、销、存管理系统"的开发实例,介绍如何使用 Access 开发一个数据库应用系统,以使读者更清晰完整地理解 Access 数据库程序设计的过程和方法。

10.1　"药品进、销、存管理系统"功能设计

药品管理是商品管理的一种。一些大、中型的医院,药品专卖店或药房,往往存在对药品的进货、销售、库存(简称进销存,在图中的数据库名用这个)进行管理的需求。采用传统的管理方式费工费时、效率低下。在本实例中,我们将设计一个具有代表意义的药品进销存管理系统,它能够实现用计算机信息管理的方法对药品的进、销、存进行自动化管理。

本系统将涉及多个窗体的制作,从而实现多项管理功能。主要包括对药品信息的管理,它专门用于对药品的进货来源、生产商家与进货价格方面的管理;对药品进货的管理;对药品销售的管理;对药品库存盘存的管理。在这些数据管理中,还可以实现一些数据的自动计算功能。

系统主要的功能模块如图 10.1 所示。

本实例涉及的制作内容较多,我们只制作了"药品信息管理"和"药品进货管理"的界面,"药品信息管理"功能模块采用"宏"的方式实现,"药品进货管理"功能模块采用"事件过程代码"的方式实现,其他两个管理的功能模块实现可以参照前两个模块的实现思想和方法,读者自行完成。

需要特别说明的是:本实例只是一个模拟的数据库应用系统,主要是为了演示数据库应用系统的开发流程,并不是真实的应用系统。

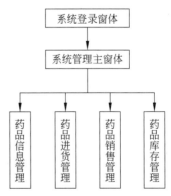

图 10.1　系统主要的功能模块

10.2　数据库及数据表的设计与建立

在创建该应用系统之前，我们首先设计和创建"药品进、销、存管理系统"中所需要的一系列数据表，其中包括药品信息、进货情况、销售情况、药品厂商和业务员信息 5 张表。

数据表是进行数据访问与存取的对象。对于任何一个数据库应用系统，其数据处理的对象均是数据表。界面只是一种外在的表现，因此系统中各种各样界面制作的目的就是通过界面中的控件对数据表中的数据进行存取、访问或查询和打印等操作，所以首先需要设计的是数据库中的各种数据表。

本实例所涉及的数据表，以及各表间存在的关系，在第 5 章中已经详细介绍，并在该章实验中完成。

10.3　查询的设计与建立

为了满足不同要求的信息检索，在本实例中创建了各类查询，包括"药品基本信息查询""进货情况查询""进货统计查询"，各查询的设计视图如图 10.2～图 10.4 所示。

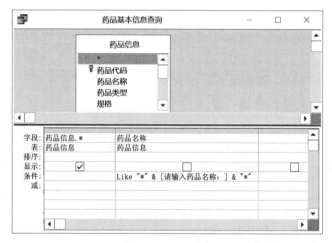

图 10.2　"药品基本信息查询"设计视图

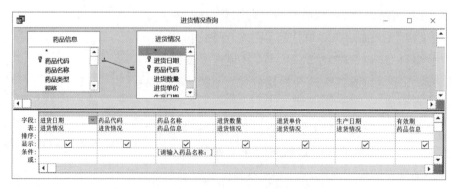

图 10.3　"进货情况查询"设计视图

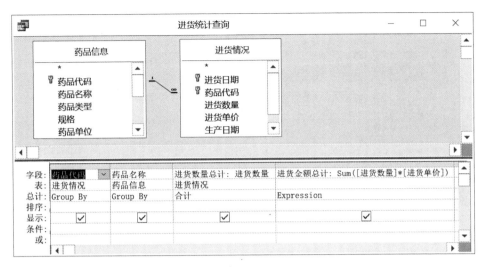

图 10.4　"进货统计查询"设计视图

10.4　报表的设计与建立

若要将数据打印输出到纸张上,需要设计各种报表将数据按某种格式显示出来,在本实例中设计了两张报表:"药品基本信息报表"和"进货情况报表"。设计视图如图 10.5 和图 10.6 所示。其中,"进货情况报表"中主体节的"进货金额"、药品代码页脚中的"进货数量"总计、"单价"平均值、"进货金额"总计都是计算型文本框,它们的"控件来源"属性分别为"=[进货数量]*[进货单价]""=Sum([进货数量])""=Avg([进货单价])""=Sum([进货数量]*[进货单价])"。"进货情况报表"的输出如图 10.7 所示。

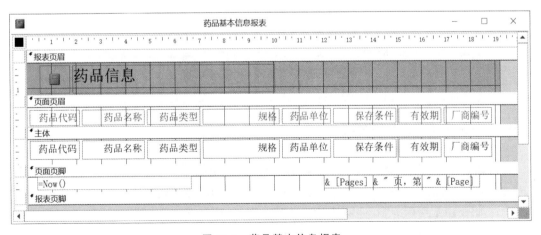

图 10.5　药品基本信息报表

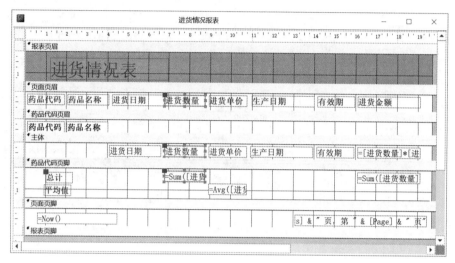

图 10.6　进货情况报表

药品代码	药品名称	进货日期	进货数量	进货单价	生产日期	有效期	进货金额
10001	银黄胶囊						
		2019/3/2	200	￥16.40	2018/11/22	2	￥3,280.00
		2019/4/3	150	￥16.40	2018/12/24	2	￥2,460.00
		2019/5/1	100	￥16.40	2019/1/21	2	￥1,640.00
		2019/6/6	100	￥16.40	2019/2/26	2	￥1,640.00
		2019/7/3	150	￥16.40	2019/3/25	2	￥2,460.00
		2019/8/31	250	￥16.40	2019/5/23	2	￥4,100.00
		2019/11/3	150	￥16.40	2019/7/26	2	￥2,460.00
		2019/12/2	100	￥16.40	2019/8/21	2	￥1,640.00
		2019/2/1	100	￥16.40	2018/10/24	2	￥1,640.00
	总计		1300				￥21,320.00
	平均值			￥16.40			
10002	镇痛片						
		2019/5/1	10	￥11.95	2019/1/21	3	￥119.50

图 10.7　进货情况报表输出（局部）

10.5　窗体的设计与建立

窗体是用户与数据库之间的交互接口，用户通过窗体来浏览数据、运行查询、打印报表、控制程序的执行流程。本实例中设计了不同类型的窗体来实现这些目的。

在如图 10.8 所示的"欢迎窗体"中，设置窗体的"计时器间隔"属性为 1000，要求用户在 30 秒内完成登录，在窗体中显示时间的倒计时，若超时，系统将给出提示并自动终止整个登录过程；限制登录次数不能超过 3 次，如果登录时出现错误则给出剩余次数提示；如果连续 3 次出现登录错误，则给出提示并退出登录过程，如图 10.9 所示。

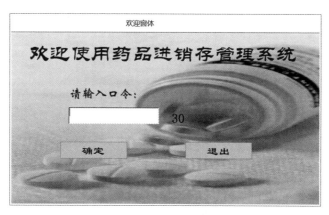

图 10.8　欢迎窗体

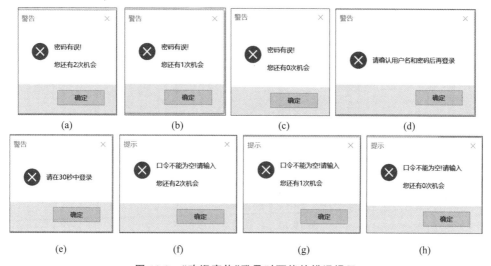

图 10.9　"欢迎窗体"登录时可能的错误提示

　　上述功能的实现都由事件过程代码完成,具体代码见 10.7 节图 10.20。

　　系统中,其他窗体的窗体视图如图 10.10～图 10.14 所示,命令按钮的功能实现,具体参考 10.6 节。

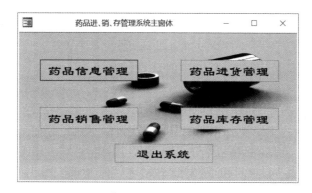

图 10.10　药品进、销、存管理系统主窗体

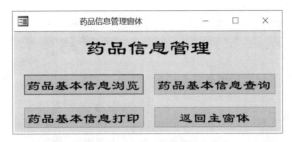

图 10.11　药品信息管理窗体

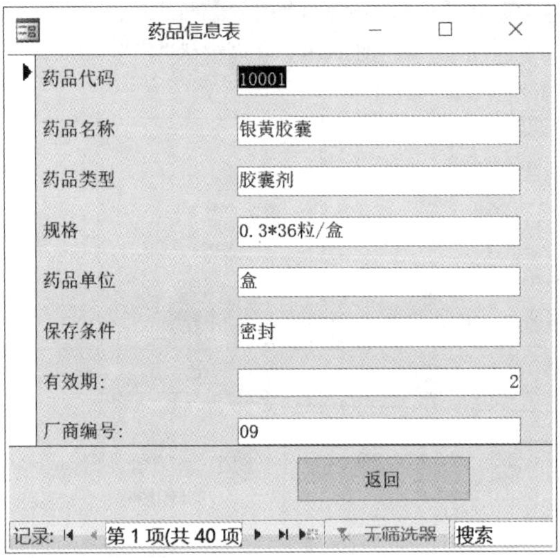

	药品信息表	—	□	×

▶ 药品代码　　　10001

药品名称　　　银黄胶囊

药品类型　　　胶囊剂

规格　　　　　0.3*36粒/盒

药品单位　　　盒

保存条件　　　密封

有效期：　　　　　　　　　　　　2

厂商编号：　　09

返回

记录：|◀　第1项(共40项)▶ ▶|▶×　无晒选器　搜索

图 10.12　药品基本信息窗体

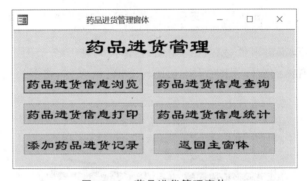

图 10.13　药品进货管理窗体

　　如图 10.15 所示"添加进货记录"窗体，其中的"药品代码"和"经手人编号"的输入控件采用组合框控件，"行来源类型"属性为"表/查询"，"行来源"属性分别设置为"SELECT 药品信息.药品代码 FROM 药品信息"和"SELECT 业务员信息.业务员编号 FROM 业务员信息"，以保证输入数据的正确性。命令按钮的具体代码见 10.7 节图 10.21。

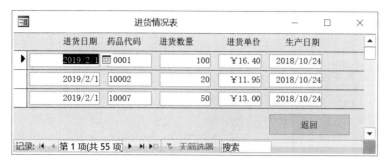

图 10.14　药品进货情况信息

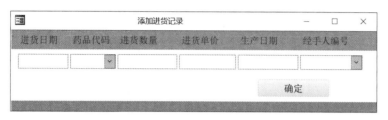

图 10.15　"添加进货记录"窗体

10.6　宏的设计与应用

宏能够通过响应窗体中控件的事件过程,来实现对程序流程的控制。本实例中设计了自动运行宏和多个操作序列宏。自动运行宏的设计如图 10.16 所示。

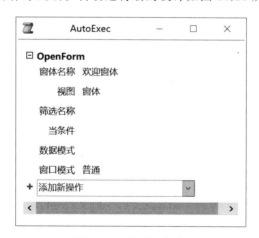

图 10.16　自动运行宏

系统主要功能和转换关系如图 10.17 所示,对于图中那些功能为打开相应的查询或报表的按钮没有画出相应的流程线。除了"欢迎窗体"中的登录程序和"药品进货管理"模块由事件过程代码实现外,均由宏实现。宏操作的设计比较简单,可以设计成单个的操作序列宏，也可以设计成宏组，然后设置窗体中各个按钮的"单击"事件属性为相应的宏名即可，在此不再赘述。设计好的宏对象列表如图 10.18 所示。

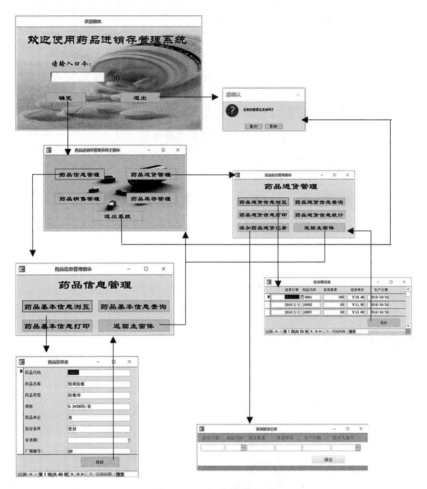

图 10.17　窗体转换关系

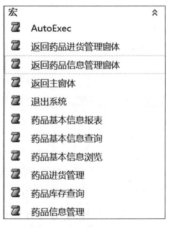

图 10.18　宏对象列表

10.7 事件过程代码的设计

在如图 10.8 所示"欢迎窗体"中,要实现对登录次数和时间的控制,可以使用 VBA 编写程序代码实现此功能。具体代码如图 10.19 所示。

```
Option Compare Database
Dim second As Integer                                    '计时器变量
Dim lcount As Integer                                    '计次变量
Private Sub CmdOK_Click()
    lcount = lcount + 1                                  '计次变量+1
    If Len(Nz(Me!TxtPassWord)) = 0 And lcount <= 3 Then  '口令为空时的处理
        MsgBox "口令不能为空!请输入" + Chr(13) + Chr(13) + "您还有 " & 3 - lcount & "次机会", _
            vbCritical, "提示"
        Me!TxtPassWord.SetFocus                          '设置输入焦点在TxtPassWord文本框
    Else
        If UCase(Me!TxtPassWord) = "ABCDEF" Then         '密码为: abcdef, 不分大小写
            Me.TimerInterval = 0                         '终止Timer事件继续发生
            lcount = 0                                   '登录成功, 将计数器清0
            DoCmd.Close
            DoCmd.OpenForm "药品进销存管理系统主窗体"
        Else
            MsgBox "密码有误!" + Chr(13) + Chr(13) + "您还有 " & 3 - lcount & "次机会", _   '密码有误时的处理
                vbCritical, "警告"
            Me!TxtPassWord.SetFocus                      '设置输入焦点在"TxtPassWord"文本框
        End If
    End If
    If lcount >= 3 Then
        MsgBox "请确认用户名和密码后再登录", vbCritical, "警告"
        DoCmd.Close
    End If
End Sub
Private Sub Form_Open(Cancel As Integer)
    second = 0                                           '时间计数器清0
    lcount = 0                                           '登录计次变量清0
End Sub
Private Sub Form_Timer()
    If second > 30 Then
        MsgBox "请在30秒中登录", vbCritical, "警告"
        DoCmd.Close
    Else
        Me!LabNum.Caption = 30 - second                 '倒计时显示
    End If
    second = second + 1                                  '计时器+1
End Sub
```

图 10.19 "欢迎窗体"事件过程代码

"药品进货管理"窗体上各个命令按钮的"单击"事件过程由 VBA 代码实现,通过调用 DoCmd 对象的方法把相关的数据库对象联系起来,具体代码如图 10.20 所示。

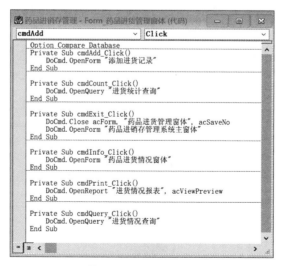

```
Option Compare Database
Private Sub cmdAdd_Click()
    DoCmd.OpenForm "添加进货记录"
End Sub

Private Sub cmdCount_Click()
    DoCmd.OpenQuery "进货统计查询"
End Sub

Private Sub cmdExit_Click()
    DoCmd.Close acForm, "药品进货管理窗体", acSaveNo
    DoCmd.OpenForm "药品进销存管理系统主窗体"
End Sub

Private Sub cmdInfo_Click()
    DoCmd.OpenForm "药品进货情况窗体"
End Sub

Private Sub cmdPrint_Click()
    DoCmd.OpenReport "进货情况报表", acViewPreview
End Sub

Private Sub cmdQuery_Click()
    DoCmd.OpenQuery "进货情况查询"
End Sub
```

图 10.20 "药品进货管理"窗体事件过程代码

　　"添加进货记录"窗体的事件过程代码如图 10.21 所示，用 DoCmd 对象的 RunSql 方法，运行 SQL 命令"Insert Into"对"进货情况"表添加记录。

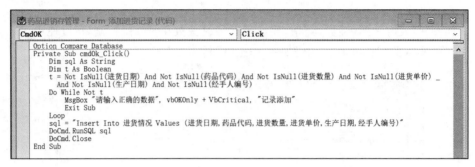

图 10.21　"添加进货记录"窗体事件过程代码

10.8　系统运行

　　上述工作完成后，需要进行反复的测试和调试，以保证系统的顺利运行。

　　打开"药品进销存管理系统.accdb"数据库文件，系统自动运行 AutoExec 宏，从而打开"欢迎窗体"，如图 10.8 所示，在规定的时间内输入正确的口令 abcdef，则进入如图 10.10 所示系统主窗体；若超过规定时间或输入口令错误，则给出错误提示。在系统主窗体中可以选择不同按钮，完成各项功能操作。

图 书 资 源 支 持

感谢您一直以来对清华版图书的支持和爱护。为了配合本书的使用，本书提供配套的资源，有需求的读者请扫描下方的"书圈"微信公众号二维码，在图书专区下载，也可以拨打电话或发送电子邮件咨询。

如果您在使用本书的过程中遇到了什么问题，或者有相关图书出版计划，也请您发邮件告诉我们，以便我们更好地为您服务。

我们的联系方式：

地　　　址：北京市海淀区双清路学研大厦 A 座 714

邮　　　编：100084

电　　　话：010-83470236　　010-83470237

客服邮箱：2301891038@qq.com

QQ：2301891038（请写明您的单位和姓名）

资源下载：关注公众号"书圈"下载配套资源。

资源下载、样书申请

书 圈

获取最新书目

观看课程直播